心内科疾病诊治精要

主 编 赵新华 胡宇宁 何晓青 等

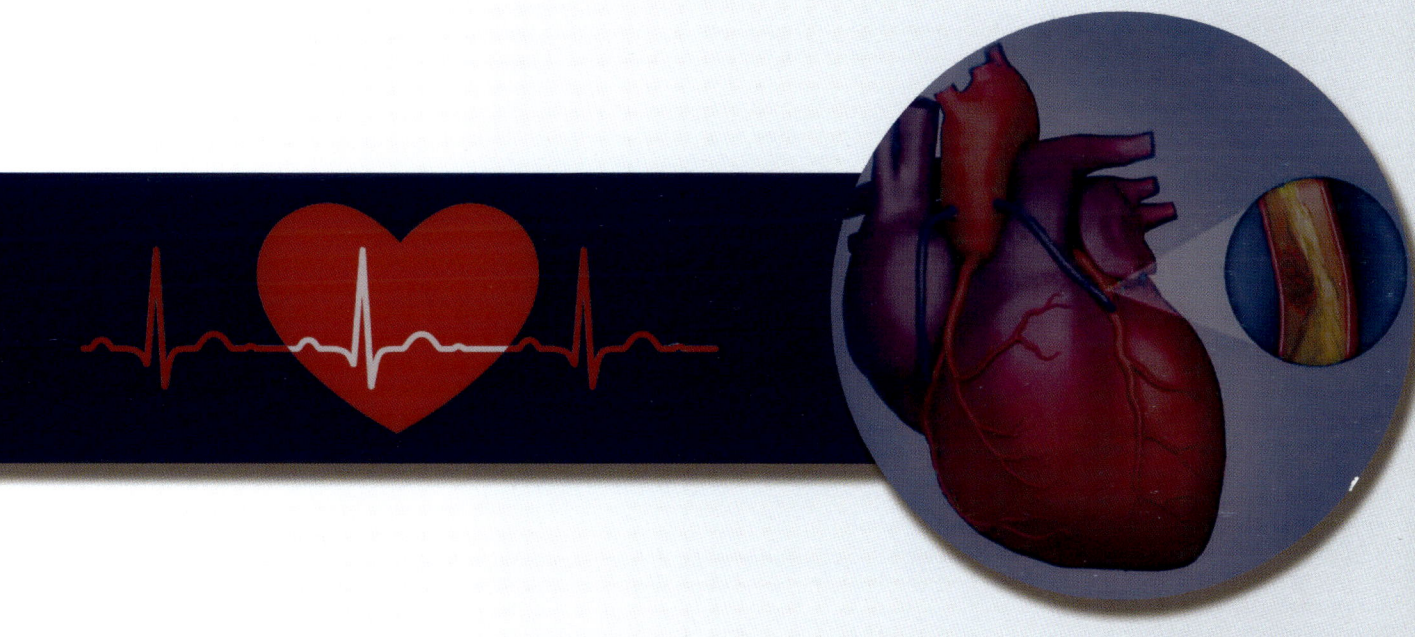

河南大学出版社
HENAN UNIVERSITY PRESS
·郑州·

图书在版编目（CIP）数据

心内科疾病诊治精要 / 赵新华等主编 . —— 郑州：河南大学出版社，2020.1
ISBN 978-7-5649-4128-4

Ⅰ . ①心… Ⅱ . ①赵… Ⅲ . ①心脏血管疾病 – 诊疗 Ⅳ . ① R54

中国版本图书馆 CIP 数据核字 (2020) 第 023625 号

责任编辑： 阮林要
责任校对： 林方丽
封面设计： 卓弘文化

出版发行：	河南大学出版社
	地址：郑州市郑东新区商务外环中华大厦 2401 号
	邮编：450046
	电话：0371-86059750（高等教育与职业教育出版分社）
	0371-86059701（营销部）
	网址：hupress.henu.edu.cn
印　刷：	广东虎彩云印刷有限公司
版　次：	2020 年 1 月第 1 版
印　次：	2020 年 1 月第 1 次印刷
开　本：	880mm×1230mm　1/16
印　张：	11.75
字　数：	381 千字
定　价：	72.00 元

（本书如有质量问题，请与河南大学出版社营销部联系调换）

编 委 会

主　编　赵新华　胡宇宁　何晓青　刘丽萍
　　　　　林佑妮　尚莎莎

副主编　宋瑞华　翟　颖　张　娟　张　宁
　　　　　胡旭红　周　琼

编　委（按姓氏笔画排序）

　　　　　刘丽萍　深圳市龙华区中心医院
　　　　　何晓青　广州医科大学附属第三医院
　　　　　宋瑞华　长治医学院附属和济医院
　　　　　张　宁　郑州人民医院
　　　　　张　娟　郑州大学第二附属医院
　　　　　陈武奇　广东省第二人民医院
　　　　　林佑妮　梅州市人民医院（中山大学附属梅州医院）
　　　　　尚莎莎　河南中医药大学第一附属医院
　　　　　周　琼　荆州市第一人民医院
　　　　　赵新华　连云港市第一人民医院
　　　　　胡旭红　河南中医药大学第一附属医院
　　　　　胡宇宁　黄山首康医院
　　　　　翟　颖　吉林省中医药科学院

前言

随着医学科技的发展，心血管疾病在防控与诊断方面取得了长足的进步。但是，由于社会环境、自然环境的改变和不健康生活方式等因素，致使心血管疾病仍然是威胁人类健康的头号杀手。心血管疾病的发病率在人口死亡原因中所占的比例正逐渐向发达国家靠拢，这已经成为备受社会关注的问题之一。因为心血管疾病患者不同个体间存在差异，所以广大医务工作者要不断提高心血管疾病的治疗水平，在遵循心血管疾病普遍规律的同时要注意个体的特殊性，熟练使用临床监护设备，将心血管的理论知识灵活应用于临床，更好地为广大患者提供优质服务。

本书首先介绍了心血管系统的结构、心脏电生理特点、心血管疾病辅助检查技术、心内科常用监护技术等基础内容，然后详细叙述了心内科常见症状、高血压、冠心病、心脏瓣膜病、心肌疾病、快速性心律失常、缓慢性心律失常、心力衰竭、周围血管疾病等临床常见心内科疾病。本书依据最近国内外心血管疾病循证医学和相关指南与专家共识，不仅较全面地反映心血管疾病领域诊断与防治的新进展和新理念，同时还将本书编者临床实践中的点滴经验汇编入册，理论结合实际，紧贴临床，学以致用，可供各级医院心内科主治医师、进修医师及医学院校师生参考阅读。

本书编者都是有着丰富临床经验、从事临床一线工作的临床医师，但由于水平有限，且医学发展日新月异，书中难免有不足和疏漏之处，敬请同行专家及广大读者不吝指正。

编 者

2020 年 1 月

目 录

第一章 心血管系统的结构 ... 1
- 第一节 心血管系统组成 ... 2
- 第二节 血管吻合及侧支循环 ... 5
- 第三节 血管的配布规律及变异与异常 ... 6

第二章 心脏电生理特点 ... 8
- 第一节 心肌细胞的分类与电生理特性 ... 9
- 第二节 心脏特殊传导系统不同部位的电生理特点 ... 12
- 第三节 心脏冲动的起始与传导 ... 19
- 第四节 心脏电生理检查 ... 20

第三章 心血管疾病辅助检查技术 ... 22
- 第一节 心脏X线检查 ... 23
- 第二节 心脏CT ... 26
- 第三节 心脏MRI ... 29
- 第四节 MR血管成像 ... 31
- 第五节 放射性核素检查 ... 35

第四章 心内科常用监护技术 ... 37
- 第一节 血流动力学监护 ... 38
- 第二节 心阻抗血流图无创伤性监测血流动力学技术 ... 43
- 第三节 心音图监护技术 ... 53

第五章 心内科常见症状 ... 60
- 第一节 呼吸困难 ... 61
- 第二节 胸痛 ... 63
- 第三节 心悸 ... 65
- 第四节 昏厥 ... 66
- 第五节 发绀 ... 68
- 第六节 水肿 ... 69
- 第七节 咯血 ... 70
- 第八节 咳嗽 ... 71

第六章 高血压 ... 72
- 第一节 原发性高血压 ... 73

第二节　继发性高血压 ... 83
　　第三节　难治性高血压 ... 87
第七章　冠心病 ... 93
　　第一节　慢性稳定型心绞痛 ... 94
　　第二节　不稳定型心绞痛 ... 100
　　第三节　急性心肌梗死 ... 107
第八章　心脏瓣膜病 ... 113
　　第一节　概述 ... 114
　　第二节　二尖瓣狭窄 ... 114
　　第三节　二尖瓣关闭不全 ... 118
　　第四节　二尖瓣脱垂综合征 ... 121
　　第五节　主动脉瓣狭窄 ... 123
第九章　心肌疾病 ... 127
　　第一节　扩张型心肌病 ... 128
　　第二节　肥厚型心肌病 ... 132
　　第三节　限制型心肌病 ... 135
第十章　快速性心律失常 ... 140
　　第一节　窦性心动过速 ... 141
　　第二节　期前收缩 ... 142
　　第三节　窦房结折返性心动过速 ... 146
　　第四节　房性心动过速 ... 147
第十一章　缓慢性心律失常 ... 149
　　第一节　窦性心动过缓 ... 150
　　第二节　窦性停搏或窦性静止 ... 151
　　第三节　窦房传导阻滞 ... 152
　　第四节　病态窦房结综合征 ... 153
第十二章　心力衰竭 ... 158
　　第一节　急性心力衰竭的诊断 ... 159
　　第二节　急性心力衰竭的临床评估和治疗目标 ... 163
　　第三节　急性左心衰竭的治疗 ... 164
　　第四节　急性右心衰竭的治疗 ... 170
第十三章　周围血管疾病 ... 172
　　第一节　主动脉夹层 ... 173
　　第二节　急性动脉栓塞 ... 176
　　第三节　腹主动脉瘤 ... 179
参考文献 ... 183

第一章 心血管系统的结构

脉管系统（angiological system）是一套连续的封闭管道系统，分布于人体各部，包括心血管系统（cardiovascular system）和淋巴系统（lymphatic system）。心血管系统由心、动脉、毛细血管和静脉组成，其内的血液循环流动。淋巴系统包括淋巴管道、淋巴器官和淋巴组织。淋巴管道收集和运输淋巴液，并将其注入静脉，故可将淋巴管道视为静脉的辅助管道；淋巴器官和淋巴组织具有产生淋巴细胞和抗体，参与免疫等功能。

心血管系统的主要功能是物质运输，将由消化系统吸收的营养物质和肺摄入的氧运送到全身各系统器官的组织和细胞，同时将组织和细胞产生的溶于水的代谢产物及二氧化碳运送到肾、皮肤、肺，排出体外，以保证机体新陈代谢的不断正常进行，并将内分泌系统（包括内分泌器官、分散在体内各部的内分泌组织等）所分泌的激素与生物活性物质输送至相应的靶器官，以实现机体的体液调节。此外，心血管系统还具有内分泌功能，如心肌细胞可产生和分泌心房钠尿肽、肾素和血管紧张素、B 型钠尿肽和抗心律失常肽等，血管平滑肌能合成与分泌肾素、血管紧张素，血管内皮细胞可合成与分泌内皮素、内皮细胞生长因子等。这些激素和生物活性物质参与机体多种功能的调节。

第一节　心血管系统组成

一、心血管系统的组成

心血管系统由心、动脉、静脉和连于动、静脉之间的毛细血管组成。

1. 心

心（heart）主要由心肌组成，是连接动、静脉的枢纽及心血管系统的"动力泵"。心腔被房间隔和室间隔分为互不相通的左、右两半，每半又经房室口分为心房和心室，故心有 4 个腔室：左心房、左心室、右心房和右心室。同侧的心房和心室之间借房室口相通。心房接受静脉，以引流血液回心；心室发出动脉，以输送血液出心。左、右房室口和动脉口处均有瓣膜，它们颇似泵的阀门，可顺血流而开放，逆血流而关闭，以保证血液定向流动。

2. 动脉

动脉（artery）是运送血液离心的血管。动脉由心室发出，在行程中不断分支，越分越细，最后移行为毛细血管。动脉内血液压力高，流速较快，因而动脉管壁较厚，富有弹性和收缩性等特点。在活体的某些部位还可扪到动脉随心跳而搏动。

3. 静脉

静脉（vein）是引导血液回心的血管。小静脉由毛细血管静脉端汇合而成，在向心回流过程中不断接受属支，越合越粗，最后注入心房。与相应动脉比，静脉管壁薄，管腔大，弹性小，容血量较大。

4. 毛细血管

毛细血管（capillary）是连接动、静脉的管道，彼此吻合成网。除软骨、角膜、晶状体、毛发、牙釉质和被覆上皮外，遍布全身各处。血液由其动脉端经毛细血管网流至静脉端。毛细血管数量多，管壁薄，通透性大，管内血流缓慢，是血液与组织液进行物质交换的场所。

二、血管壁的一般构造

血管的各级管道，其基本组织成分为内皮、肌组织、结缔组织，并具有共同的排列模式，即组织呈层状同心圆排列。

（一）动、静脉管壁的组织学结构

由于各段血管的功能不同，其管壁的微细结构也有所差异。除毛细血管外，动脉、静脉管壁有着共同的结构特点，从管腔面向外依次分为内膜、中膜和外膜（图1-1）。

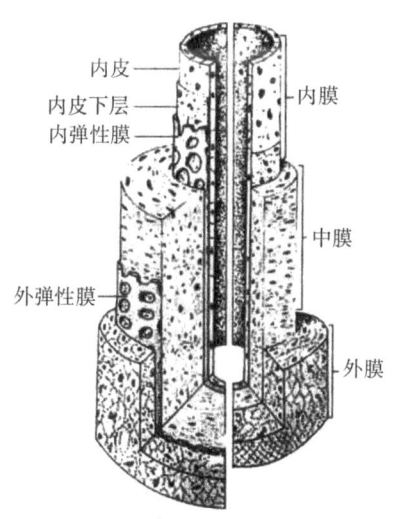

图1-1 动、静脉管壁结构模式图

1. 内膜

内膜（tunica intima）为血管壁的最内层，是3层中最薄的一层，由内皮、内皮下层和内弹性膜组成。

（1）内皮（endothelium）：是衬贴于血管腔面的一层单层扁平上皮。内皮细胞很薄，含核的部分略厚，细胞基底面附着在基膜上。内皮细胞长轴与血流方向一致，表面光滑，利于血液的流动。电镜观察内皮细胞具有下列结构特征：

胞质突起：为内皮细胞游离面胞质向管腔伸出的突起，大小不等，形态多样，呈微绒毛状、片状、瓣状、细指状或圆柱状等，它们扩大了细胞的表面积，有助于内皮细胞的吸收作用及物质转运作用，此外，突起还能对血液的流体力学产生影响。

质膜小泡：质膜小泡（plasmalemmal vesicle）又称吞饮小泡（pinocytotic vesicle），是由细胞游离面或基底面的细胞膜内凹，然后与细胞膜脱离形成。质膜小泡可以互相连通，形成穿过内皮的暂时性孔道，称为穿内皮性管（transendothelial channel）。质膜小泡以胞吐的方式，完成血管内、外物质运输的作用；质膜小泡还可能作为膜储备，备用于血管的扩张或延长、窗孔、穿内皮性管、内皮细胞微绒毛的形成等。

Weibel-Palad 小体（W-P 小体）：又称细管小体（tubular body），是内皮细胞特有的细胞器，呈杆状，外包单位膜，长约3μm，直径0.1~0.3μm，内有许多直径约为15 nm 的平行细管。其功能可能是参与凝血因子Ⅷ相关抗原的合成和储存。

其他：相邻内皮细胞间有紧密连接和缝隙连接（gap junction），胞质内有发达的高尔基复合体、粗面内质网、滑面内质网等细胞器。还可见微丝，其收缩可改变间隙的宽度和细胞连接紧密程度，影响和调节血管的通透性。

内皮细胞有复杂的酶系统，能合成与分泌多种生物活性物质，如血管紧张素Ⅰ转换酶、血管内皮生长因子（vascular endothelial growth factor，VEGF）、前列环素（prostacyclin，PGI_2）、内皮素（endothelin，ET）等。在维持正常的心血管功能方面起重要作用。

（2）内皮下层：内皮下层（subendothelial layer）是位于内皮和内弹性膜之间的薄层结缔组织，含有少量的胶原纤维和弹性纤维，有时有少许纵行平滑肌。

（3）内弹性膜：内弹性膜（internal elastic membrane）由弹性蛋白组成，膜上有许多小孔。在血管横切面上，由于血管壁收缩，内弹性膜常呈波浪状。通常以内弹性膜作为动脉内膜与中膜的分界。

2. 中膜

中膜（tunica media）位于内膜和外膜之间，其厚度及组成成分因血管种类不同而有很大差别。大动脉中膜以弹性膜为主，其间有少许平滑肌；中、小动脉以及静脉的中膜主要由平滑肌组成，肌间有弹性纤维和胶原纤维。

血管平滑肌细而有分支，肌纤维间有中间连接和缝隙连接。平滑肌细胞可与内皮细胞形成肌-内皮连接（myoendothelial junction），平滑肌通过该连接，与血液或内皮细胞进行化学信息交流。血管平滑肌可产生胶原纤维、弹性纤维和无定形基质。胶原纤维起维持张力的作用，具有支持功能；弹性纤维具有使扩张的血管回缩的作用；基质中含蛋白多糖，其成分和含水量因血管种类不同而略有不同。

3. 外膜

外膜（tunica adventitia）由疏松结缔组织组成，结缔组织细胞以成纤维细胞为主，当血管损伤时，成纤维细胞具有修复外膜的能力。纤维主要为螺旋状或纵向走行的胶原纤维和弹性纤维，并有小血管和神经分布。有的动脉在中膜和外膜交界处还有外弹性膜（external elastic membrane），也由弹性蛋白组成，但较内弹性膜薄。

（二）血管壁的营养血管和神经

管径1 mm以上的动脉和静脉管壁中，都有小血管分布，称为营养血管（vasa vasorum）。其进入外膜后分支形成毛细血管，分布到外膜和中膜。内膜一般无血管，营养由管腔内的血液直接渗透供给。

血管壁上有神经分布，主要分布于中膜与外膜的交界部位。一般而言，动脉神经分布密度较静脉高，以中、小动脉最为丰富。它们能够调节血管的收缩和舒张。毛细血管是否存在神经分布尚有争议。

三、血液循环

在神经体液调节下，血液在心血管系统中循环不息。

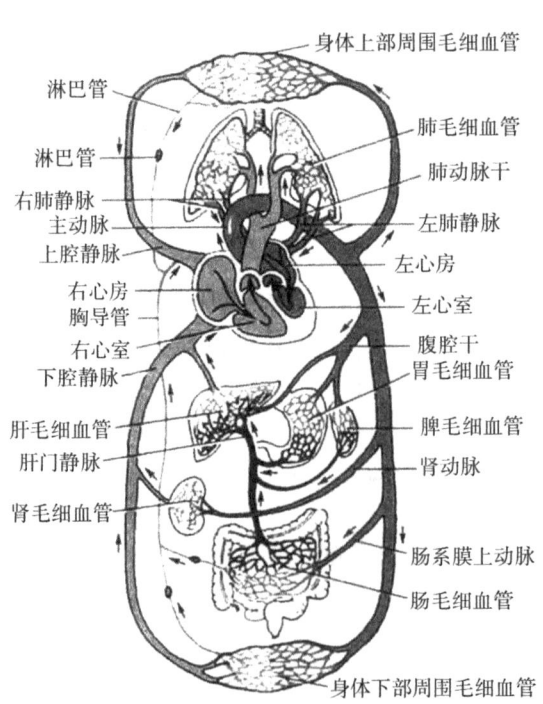

图1-2 血液循环示意图

体循环（systemic circulation），又称大循环（greater circulation）。血液由左心室搏出，经主动脉及其分支到达全身毛细血管，血液通过毛细血管壁与周围的组织、细胞进行物质和气体交换，再通过各级静脉回流，最后经上、下腔静脉及小冠状窦回至右心房。体循环的路径：左心室→主动脉→各级动脉→毛细血管→各级静脉→上、下腔静脉→右心房（图1-2）。

肺循环（pulmonary circulation），又称小循环（lesser circulation）。血液由右心室搏出，经肺动脉干及其各级分支到达肺泡毛细血管进行气体交换，再经肺静脉回至左心房。肺循环路径：右心室→肺动脉干→各级肺动脉→肺内毛细血管→各级肺静脉→肺静脉→左心房（图1-2）。

体循环和肺循环同时进行，体循环的路程长，流经范围广，以动脉血滋养全身各部器官，并将全身各部的代谢产物和二氧化碳运回心。肺循环路程较短，只通过肺，主要使静脉血转变成含氧饱和的动脉血。

两个循环途径通过左、右房室口互相衔接。因此，两个循环虽路径不同、功能各异，但都是人体整个血液循环的一个组成部分。血液循环路径中任何一部分发生病变，如心瓣膜病、房室间隔缺损、肺疾病等都会影响血液循环的正常进行。

第二节　血管吻合及侧支循环

一、血管吻合

人体的血管除经动脉－毛细血管－静脉相通连外，在动脉与动脉、静脉与静脉，甚至动脉与静脉之间，也可凭借血管支（吻合管或交通支）彼此连接，形成血管吻合（图1-3a）。

（一）动脉－动脉吻合

在许多部位或器官的两动脉干之间借交通支相连所形成的吻合（如脑底动脉之间）。此类吻合多在经常活动或易受压部位，其邻近的多条动脉分支互相吻合成动脉网（如关节网），在经常改变形态的器官，两动脉末端或其分支可直接吻合形成动脉弓（如掌浅弓、掌深弓等）。这些吻合都有缩短循环时间和调节血流量的作用。

（二）静脉－静脉吻合

静脉与静脉之间的吻合数量更大，形式更多。除具有和动脉相似的吻合形式外，在某些部位，特别是容积变动大的器官的周围或器官壁内常形成静脉丛，以保证在器官扩大或腔壁受到挤压时局部血流依然畅通。

（三）动脉－静脉吻合

在体内的许多部位，如指尖、趾端、唇、鼻、外耳皮肤、生殖器勃起组织等处，小动脉和小静脉之间可借吻合支直接相连，形成小动静脉吻合。这种吻合具有缩短循环途径，调节局部血流量和体温的作用。

二、侧支循环

较大的动脉主干在行程中常发出侧支（collateral vessel），也称侧副管，它与主干血管平行，可与同一主干远侧所发的返支或另一主干的侧支相连而形成侧支吻合。正常状态下，侧支管径比较细小，但当主干阻塞时，侧支血管逐渐增粗，血流可经扩大的侧支吻合到达阻塞以下的血管主干，使血管受阻区的血液循环得到不同程度的代偿性恢复。这种通过侧支吻合重建的循环称为侧支循环（collateral circulation）或侧副循环。侧支循环的建立体现了血管的适应能力和可塑性，对于保证器官在病理状态下的血液供应具有重要意义（图1-3b）。

体内少数器官内的相邻动脉之间无吻合，这种动脉称终动脉。终动脉的阻塞易导致其供血区的组织缺血甚至坏死。视网膜中央动脉被认为是典型的终动脉。如果某一动脉与邻近动脉虽有吻合，但当此动脉阻塞后，邻近动脉不足以代偿其血液供应，这种动脉称功能性终动脉，如脑、肾和脾内的一些动脉分支。

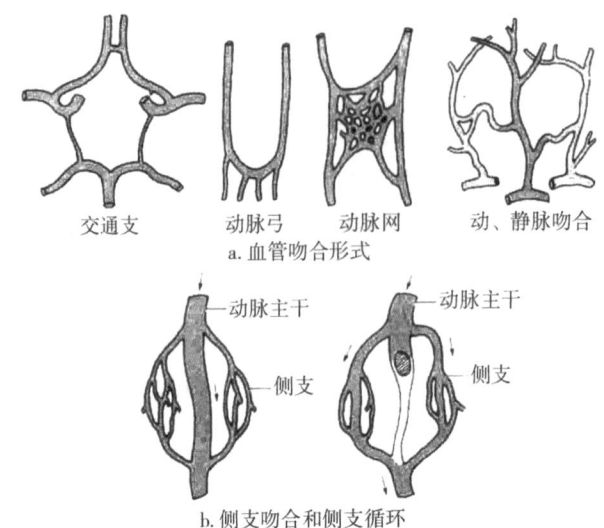

图 1-3　血管吻合和侧支循环示意图

第三节　血管的配布规律及变异与异常

人体每一大的区域都有一条动脉主干，如头颈部的颈总动脉等。动脉、静脉和神经多相互伴行，并被结缔组织鞘包绕，组成血管神经束。一般动脉的位置与静脉相比通常要更深一些，但也有几支表浅动脉，如颞浅动脉等。静脉按其功能又称为容量性血管。静脉具有分布范围广、属支多、容血量大、血压低等特点。静脉依据位置的深浅可分为浅静脉和深静脉。浅静脉位于皮下的浅筋膜内，不与动脉伴行，最后注入深静脉。临床上常经浅静脉注射、输液、输血、取血和插入导管等。深静脉位于深筋膜的深面或体腔内。大部分深静脉与同名动脉伴行，常为2条，如四肢远侧端的深静脉等。

胚胎时期，血管是在毛细血管网的基础上发展起来的。在发育过程中，由于功能需要以及血流动力因素的影响，有些血管扩大形成主干或分支，有些退化或消失，有的则以吻合管的形式存留下来。由于某种因素的影响，血管的起始或汇入、管径、数目和行程等常有不同变化。因此，血管的形态、数值并非所有人一致，有时可出现血管的变异或畸形。

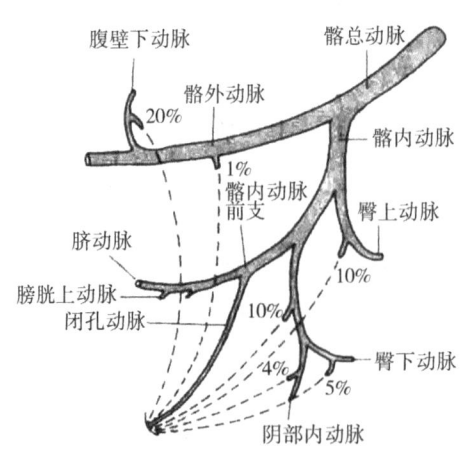

图 1-4　闭孔动脉的变异

变异血管与正常血管的形态学改变不明显，一般不影响生理功能，这包括血管的来源、分支、数量、行程、管径及形状等。有的血管变异比较简单，如颈内动脉的迂曲；有的相对较复杂，如整条血管的缺如等。血管的异常或畸形则可能造成一定的功能障碍或存在一定的临床风险。而最常见的血管走行变异几乎具有无限的可能性，从微细的变化到巨大的改变，但对于某个血管而言，如髂内动脉的分支闭孔动脉（图1-4），其大多数的走行变异情况多局限于2～3种。

第二章 心脏电生理特点

心房和心室不停进行有序而协调的收缩和舒张交替的活动是心脏实现泵血功能、推进血液循环的必要条件。心肌组织是人体可激动的组织之一，心肌细胞的动作电位则是触发心肌收缩和泵血的动因，因此掌握心肌细胞的电生理活动规律具有重要的意义。

第一节 心肌细胞的分类与电生理特性

一、心肌细胞的分类

根据形态及功能不同，心肌细胞分为5种类型。

1. P细胞

P细胞又称起搏细胞，在所有心肌细胞中体积最小。P细胞是自律性细胞，具有起搏功能，主要分布在窦房结与房室结中，尤其在窦房结最丰富。

2. 过渡细胞

过渡细胞又称T细胞，主要分布在窦房结、房室结及其周围，其功能为将P细胞产生的激动传播到心房肌细胞，起到桥梁作用。

3. 心房肌、心室肌细胞

心房肌细胞比心室肌细胞短而细，两者主要功能均为起到收缩作用。

4. 浦肯野纤维

浦肯野纤维比心室肌细胞大，其在心内膜下变成过渡细胞，最后变成心肌细胞。

二、心肌细胞跨膜电位与分类

1. 心肌细胞跨膜电位

心肌细胞膜内外的电位变化称为跨膜电位或膜电位，包括细胞处于静息时即细胞未受刺激时的静息电位和细胞兴奋的动作电位。正常情况下，细胞内阴离子主要是大分子有机阴离子（A^-），阳离子主要是较小的水合钾离子（K^+）。细胞外液中阴离子主要是水合钠离子（Na^+），阴离子主要为氯离子（Cl^-）。细胞内液钾离子的浓度为细胞外液的20~30倍，而细胞外液中的钠离子浓度为细胞内液的10~20倍，心肌细胞膜上各种离子通道对带电荷的阴阳离子具有不同的通透性，加之细胞膜的半透性及离子泵的作用，造成细胞膜内外各种离子的不均匀分布，进而产生静息电位和动作电位。

2. 心肌细胞跨膜电位的类型

（1）快反应细胞：快反应细胞是指动作电位0相的上升速度较高，呈快速除极，传导速度较快的细胞，又称快速纤维。正常情况下，快反应细胞具有以下电生理特点：①静息电位较大，约为 -90 mV；②阈电位在 -70~-60 mV 的水平；③动作电位0相上升速率较高，如浦肯野纤维网可达 1 000 V/s，且有明显的超射现象；④动作电位的振幅较大，膜电位可由 -90~-80 mV 迅速上升至 +25~+35 mV；⑤激动的传导速度快（1.5~5.0 m/s）且易向邻近细胞传布，一般不易受损，故传导安全性高；⑥兴奋性和传导性恢复较快，在复极尚未完全结束之前即可恢复。快反应细胞包括心房肌、心室肌、心房内特殊传导组织（结间束和房间束）以及心室内特殊传导组织（希氏束和浦肯野纤维）的细胞。

（2）慢反应细胞：慢反应细胞是指动作电位0相上升速率较低，传导速度缓慢（0.01~0.1 m/s）

的细胞，又称缓慢纤维。慢反应细胞的电生理特点：①静息电位低（-70 ~ -60mV）；②阈电位为 -40 ~ -30 mV；③动作电位 0 相的上升速率较低（低于 12 V/s），超射现象不明显；④动作电位的幅度较低，膜电位仅可上升 0 ~ +15 mV；⑤传导速度缓慢，易发生阻滞，单向阻滞往往发生在缓慢反应纤维处，故慢反应的安全性较低，易致心律失常；⑥兴奋性和传导性完全恢复缓慢，要在复极结束后稍长时间方能出现。慢反应细胞包括窦房结、房室结、房室环和二尖瓣、三尖瓣的瓣叶等组织的慢反应细胞。

三、心肌细胞电生理

大量心肌细胞的电活动是心脏电生理的基础。心肌兴奋过程中，各种离子通道相继开放和关闭，引起跨膜细胞离子流的变化。与普通细胞不同，心肌细胞具有独特的电生理特性，为心肌的正常兴奋和收缩提供了基础。心肌细胞的电生理特性是以心肌细胞膜的生物电活动为基础，包括兴奋性、自律性和传导性。广义的心肌细胞除了包含一般的心房肌和心室肌工作细胞，还包括组成窦房结、房内束、房室交界部、房室束（希氏束）和浦肯野纤维等特殊分化了的心肌细胞。前者含有丰富的肌原纤维，执行收缩功能，故又称为工作细胞。工作细胞不能自动地产生节律性兴奋，即不具有自动节律性，但具有兴奋性，可以在外来刺激作用下产生兴奋，并能传导兴奋，但与相应的特殊传导组织相比较，传导性较低。窦房结、房内束、房室交界部、房室束（希氏束）和浦肯野纤维等组成了心脏起搏传导系统，其所含肌原纤维极少，无收缩功能；但具有传导性和自动产生节律性兴奋的能力，故称为自律细胞。自律细胞是心脏自律性活动的功能基础。

1. 心肌细胞的兴奋性

心肌细胞是可兴奋细胞，在受到外界刺激的条件下产生兴奋。心肌细胞每产生一次兴奋，其膜电位将发生一系列有规律的变化，细胞膜上的离子通道由备用状态经历激活、失活和复活等过程，细胞的兴奋性也随之发生相应的周期性改变。兴奋性的这种周期性变化，影响着心肌细胞对重复刺激的反应能力，对心肌的收缩反应和兴奋的产生及传导过程具有重要作用。下面以心室肌细胞为例，了解心肌细胞兴奋过程中离子通道及离子流的变化。心室肌细胞动作电位分为 5 期，由除极化过程和复极化过程所组成。

0 期：心室肌细胞受刺激兴奋后引起 Na^+ 通道开放，造成 Na^+ 的内流。由于细胞膜 Na^+ 通道分布的密度最大，故大量 Na^+ 顺电-化学梯度由膜外快速进入膜内，形成 Na 离子流（I_{Na}），进一步使细胞膜去极化，膜内电位由静息时的 -90 mV 急剧上升到 +30 mV。此期的影响因素是 Na^+ 通道，Na^+ 通道激活迅速、开放速度快，失活也迅速。当膜去极化到 0 mV 左右时，Na^+ 通道开始失活而关闭，最后终止 Na^+ 的继续内流。应该了解的是，Na^+ 通道关闭后，还有为数很少的 I_{Na}，其失活过程很慢或几乎不失活，虽然其对心肌动作电位，甚至静息电位都发生一定的作用，但是对动作电位 0 相却无明显作用，因此称之为晚 Na^+ 电流。

1 期：心肌细胞膜对 Na^+ 的通透性迅速下降，加上 Na^+ 通道关闭，Na^+ 停止内流。同时细胞膜内 K^+（I_{to}）快速外流，造成细胞膜内外电位差，与 0 期构成峰电位。

2 期：因 Ca^{2+} 缓慢内流和有少量 K^+（I_{k1}）缓慢外流使心肌细胞动作电位时程较长，形成一个平台期。心肌细胞膜上有一种电压门控式慢 Ca^{2+} 通道，当心肌膜去极化到 -40 mV 时被激活。Ca^{2+} 顺浓度梯度向膜内缓慢内流使膜倾向于去极化，在平台期早期，Ca^{2+} 的内流和 K^+ 的外流所负载的跨膜正电荷量相等，膜电位稳定于 1 期复极所达到的 0 mV 水平。随后 Ca^{2+} 通道逐渐失活，K^+ 外流逐渐增加，膜外正电荷量逐渐增加，膜内外形成电位差，形成平台晚期。

3 期：Ca^{2+} 通道失活，Ca^{2+} 停止内流，此时心肌细胞膜对 K^+ 的通透性恢复并增高，K^+ 迅速外流，膜电位恢复到静息电位，完成复极化过程。3 期复极化发展十分迅速。

4 期：膜复极化完毕后和膜电位恢复并稳定在 -90 mV 的时期。通过 Na-K 泵和 Ca^{2+}-Na^+ 离子交换作用，将内流的 Na^+ 和 Ca^{2+} 排出膜外，将外流的 K^+ 转运入膜内，使细胞内外离子分布恢复到静息状态水平，从而保持心肌细胞正常的兴奋性。

心肌细胞 1 次兴奋过程中，由 0 期开始到 3 期膜内电位恢复到 -60 mV 的期间是不能再产生动作电位的时期，称为有效不应期。从有效不应期完毕（膜内电位约 -60 mV）到复极化基本上完成（约 -80 mV）

的这段时间，为相对不应期。在膜电位由 −80 mV 恢复到 −90 mV 这一段时期内，其膜电位值低于静息电位，而 Na⁺ 通道已基本恢复到可被激活的正常备用状态，故一个低于阈值的刺激即可引起一次新的兴奋，此即超常期（图 2-1）。

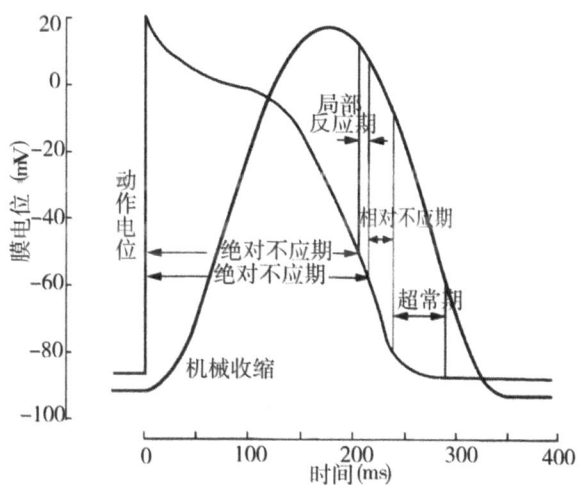

图 2-1　心室肌动作电位与各不应期关系示意图

2. 心肌细胞的自律性

自律性是指不存在外刺激的条件下心肌细胞能自动产生节律性兴奋的能力。正常情况时，仅小部分心脏细胞具有自律性。能产生自律性的细胞属于特殊传导系统，包括窦房结、房室结、房室束以及心室内的浦肯野纤维细胞等。这些细胞具有一个共同的特征：在舒张期中产生自动除极，亦称为舒张期除极。在不同的起搏组织，自动除极的速度不同，最快的舒张期除极速度见于窦房结细胞。与心室肌细胞相比，这类细胞 0 期去极化的幅度小、时程长、去极化速率较慢，没有明显的复极 1 期和 2 期，4 期自动去极化速度快。0 期是由于 L 型 Ca^{2+} 通道激活，Ca^{2+} 内流。3 期复极是由于 L 型 Ca^{2+} 通道逐渐失活，Ca^{2+} 内流相应减少，及 I_K 通道的开放，K^+ 外流增加。4 期自动去极化机制：① I_K：复极至 −60 mV 时，因失活逐渐关闭，导致 K^+ 外流衰减，是最重要的离子基础；② I_{Ca}-T：在 4 期自动去极化到 −50 mV 时，T 型 Ca^{2+} 通道激活，引起少量 Ca^{2+} 内流参与 4 期自动去极化后期的形成；③ I_f：窦房结细胞最大复极电位只有 −70 mV，I_f 不能充分激活，在 P 细胞 4 期自动去极化中作用不大。心肌自律性产生的原因是 4 期自动去极化，其中 4 期自动去极化的速度及最大舒张电位与阈电位之间的差距是决定和影响自律性的主要原因（图 2-2）。在心脏特殊传导系统中，窦房结的自律性为 100 次/min，房室交界区为 50 次/min，浦肯野细胞为 25 次/min。

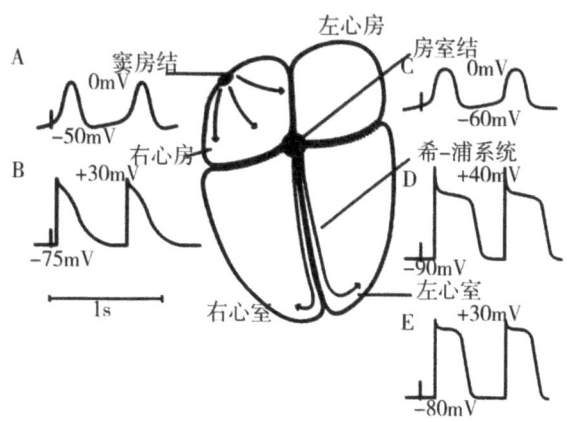

图 2-2　特殊传导系统各部位的动作电位

3. 心肌细胞的传导性

心肌细胞的传导性是指其传导兴奋的能力，通常以其传导兴奋速度的快慢作为衡量的标准。正常心脏节律的起搏点是窦房结，它所产生的自动节律性兴奋，可依次通过心脏的特殊传导系统，先后传到心房肌和心室肌的工作细胞，使心房和心室依次产生有节律性的收缩活动。其特点是通过细胞间的间盘进行直接的传导；兴奋通过特殊传导系统有序传导；在不同心肌细胞中传导速度不一，其中窦房结内的传导速度较慢，为 0.01～0.1 m/s；房内束的传导速度较快，为 1.0～1.2 m/s；房室交界区的传导速度最慢，仅为 0.05～0.1 m/s；房室束及其左右分支的浦肯野纤维的传导速度最快，分别为 1.2～2.0 m/s 与 2.0～4.0 m/s。

心肌是可激活的组织，激活的心肌产生电活动，并扩布到整个心脏。心肌的电活性主要表现在动作电位上，而动作电位是由于不同的离子通道的开放与关闭、离子的内流与外流构成的。不同的心肌细胞动作电位有差别，窦房结和房室结除极以 Ca^{2+} 内流为主，表现为慢反应动作电位；浦肯野细胞和工作心肌细胞除极以 Na^+ 内流为主，表现为快反应电位。动作电位 4 期除极是自律性基础，正常自律性起自窦房结，经结间传导到达房室结，再经希氏束浦肯野纤维系统传布整个心室。

第二节　心脏特殊传导系统不同部位的电生理特点

心脏的正常传导系统由特殊心肌纤维组成，包括窦房结及其相邻部分、结间束、房室结及其相邻部分、希氏束、束支、浦肯野纤维（图 2-3）。心脏传导系统的功能是发生冲动并传导到心脏各部，使心房肌和心室肌按一定节律收缩。

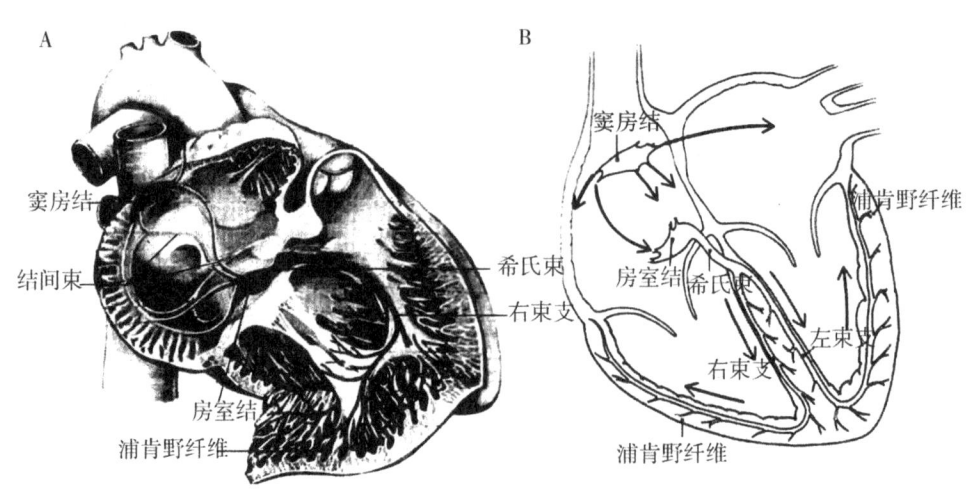

图 2-3　心脏特殊传导系统示意图
A. 心脏特殊传导系统及右心室解剖示意图；B. 心脏传导系统示意图纤维

一、窦房结

1. 解剖与激动传导特点

窦房结是卵圆形的柱体，由英国解剖学家 Keith 发现。窦房结位于上腔静脉和右心耳的界沟内，大部分结构在心外膜下，有些纤维深向肌层，长 1～2 cm，宽 0.5 cm，由一组染色浅、纹路稀疏，并含有染色较深的胞核的 P 细胞组成并成簇分布在一起。P 细胞由胶原性、弹性及网织纤维包裹，P 细胞是窦房结的自律细胞，也是心脏中最高级的起搏组织，起搏细胞仅占窦房结体积的 0.5%。由于窦房结上缝隙连接较少，其周围由纤维组织和血管及脂肪所包绕，因此不能与周围细胞紧密连接，而使窦房结细胞与结外相对游离。窦房结周围组织形成的阻滞区，使窦房结的冲动只能从有限的途径传出，窦房结的这种特殊结构保证了窦房结细胞低的静息电位能引起正常的起搏活动。

窦房结的起搏节律决定整个心脏的活动频率。窦房结内的 P 细胞激动不是由单一起搏细胞发放，而是一群起搏细胞同步发放。早在 1978 年 Boineau 等提出起搏复合体的概念，直至 2003 年 Schessler 进一步完善了这个学说。窦房结起搏复合体是指窦房结的起搏活动不是开始于窦房结内固定的细胞，而是有多个优势起搏点，其中起搏速率高的细胞决定整个窦房结的节律。一般情况下，窦房结中段细胞起搏速率最高，而窦房结的头端和尾端是起搏冲动的传出点。研究表明，人的窦房结有 4 个优先传出途径。从窦房结发生冲动后，沿结周优先传出途径传导，通过右心房，经 Bachmann 束，冠状窦肌肉，或前上/后下房中隔连接传导至左心房。

窦房结的血液供应由 1 条横贯窦房结中心的窦房结动脉供应，该动脉 65% 者来自右冠状动脉，而 35% 者来自左冠状动脉的回旋支。窦房结内动脉管径所占面积是邻近心房壁小动脉管径所占面积的 8 倍。血液供应相当于附近心房肌的 15 倍。窦房结有丰富的自主神经支配，特别是胆碱能神经纤维极其丰富，而肾上腺能神经纤维数量较少。因此，迷走神经对窦房结功能的影响较大。

2. 窦房结的电生理特点

窦房结细胞属于慢反应细胞，钙离子经过慢通道内流形成 0 相除极，当膜除极化达到阈电位（膜内约为 -40 mV）时，慢通道被激活而开放，细胞外的钙离子通过慢通道缓慢内流，形成慢钙内向电流，而导致细胞膜的缓慢除极化（图 2-4）。

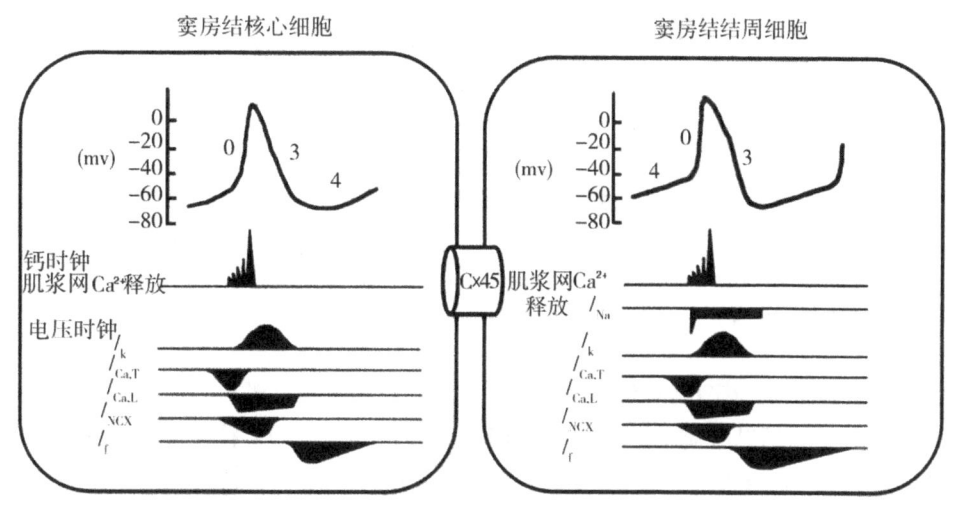

图 2-4 窦房结、结周细胞的电活动

图中可见窦房结核心细胞与结周细胞动作电位系统略有差别，离子通道显示核心细胞缺失 I_{Na} 电流

3. 窦房结起搏功能的机制

起搏功能是窦房结的主要功能。I_f 通道是窦房结细胞具有起搏功能的重要阳离子通道，其与 Na^+、K^+ 和 Ca^{2+} 阳离子通道不同，属于非特异性通道。该通道开放受双重门控激活。当跨膜电位 -60 mV 时，I_f 通道开放，此时大量 Na^+ 内流，而小量 K^+ 外流，使跨膜电位负值变小，形成自动化除极的早期。当跨膜电位达到 -40 mV 时（除极的阈电压），$I_{Ca^{2+}-T}$ 通道开放，大量 Ca^{2+} 内流，形成 0 相除极。此后，即自动化除极的后 1/3 处时，跨膜电位恢复到 -60 mV 时，$I_{Ca^{2+}-T}$ 通道被激活、开放，经 T 通道的 Ca^{2+} 内流进而完成自动化除极的后期（图 2-5）。应该提及的是，由于窦房结细胞上的 Na^+ 通道很少，故其动作电位没有 0 相的快速去极化。此外，决定窦房结自律性高低有三个因素：① 自动化除极的去极化速率；② 自动化除极的最大舒张期电位；③ 自动化除极的阈电位。随着自动化除极电流的强弱，使 4 相除极斜率大小不等，起搏电流越强，斜率越大，自律性就越高；否则自律性越低（图 2-6）。

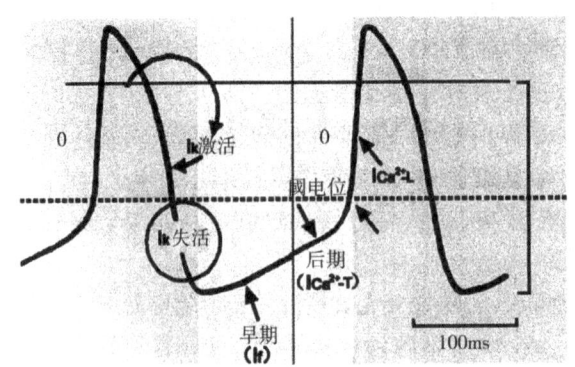

图 2-5 窦房结舒张期自动化除极示意图

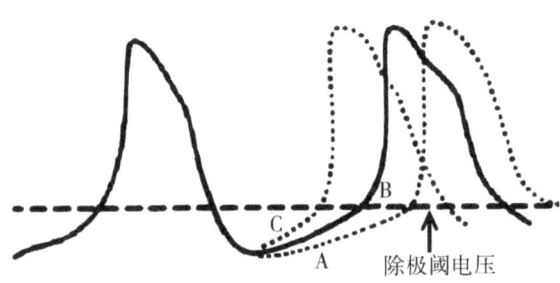

图 2-6 窦房结自律性示意图

在除极阈电压不变的情况下，窦房结电流越强，其自动化除极斜率越大，自律性就越高，表现为窦性心律的频率增快（C），随着窦房结电压强度降低，自动化除极斜率变缓，自律性降低（B、A）

除上述机制外，目前认为窦房结的起搏机制是窦房结细胞起搏活动的双（偶联）时钟机制。细胞膜上的离子流活动导致了窦房结细胞的节律活动，即膜时钟，亦称为膜节律。窦房结细胞起搏的双时钟机制是膜时钟和 Ca^{2+} 时钟呈偶联关系。Ca^{2+} 时钟虽然有自发的节律，但其受膜时钟节律的调整，而使之同步，完成精细的配合。

最近报道表明，用 Ryanodine 阻断肌质网的 Ca^{2+} 释放（抑制 Ca^{2+} 时钟），能使窦房结细胞节律变慢，如果此时给予异丙肾上腺素（ISO），可使膜时钟加快，其结果是促进窦房结结周细胞起搏加快而出现期前收缩（窦性期前收缩）。该报道进一步证实了窦房结细胞起搏的偶联时钟机制。

二、结间束

结间束是 1963 年由 Jame 发现并提出的。但目前从解剖学角度，的确存在 3 条结间束，而人类尚无证据表明存在结间传导束。尽管如此，房内确实存在优势传导通路，这些途径的肌纤维与其他处的心房肌纤维相同，在靠近房室结的房间隔和三尖瓣环处的肌细胞大小、形态与心房肌纤维有差别，有的类似于浦肯野纤维，有的类似于结样细胞。电镜下，这些途径细胞从相似于传导细胞到发育完好的工作型细胞都有，其传导途径上有很大不同，传导速度也不等，可能与心房肌纤维的空间和几何排列有关，而不是特定的传导束。因此，窦性激动既可经过上述优势通路传导，也可通过不同类型的心房肌直接传导。

三、心房肌细胞

心房肌细胞属于快反应细胞，其动作电位 0 相的上升速度较快，传导速度（0.15～5.0 m/s）明显快于窦房结（0.01～0.1 m/s）。心房肌细胞的动作电位的特点是动作电位时程短，即复极较快，而静息电位较小（图2-7）。比较结构与外观，左、右心房均有明显不同，相比之下，右心房的结构比较复杂，除窦房结位于右心房之外，窦房结附近还有界嵴和梳状肌，左、右心房之间还有Bachmann束。虽然这些部位的单个心房肌细胞在显微镜下的形态无明显差别，但是其动作电位却略有差异。心房肌细胞的动作电位比起同一心脏的心室肌细胞的动作电位时程短。由于左心房心肌细胞的外向K^+电流大于右心房，因此左心房心肌细胞的动作电位短于右心房。动作电位时程短导致有效不应期缩短，其结果是短时程动作电位的心肌较容易产生折返。

心房肌细胞除了存在内向整流钾（I_{K1}）通道外，还存在乙酰胆碱敏感钾通道［$I_{K(Ach)}$］。后者在没有外源性乙酰胆碱（Ach）的条件下，呈现自发性开放。Heidbuhel等对人心房肌细胞的研究表明在没有Ach存在的条件下，I_{K1}通道的平均膜片电流幅值约为0.21 pA，而$I_{K(Ach)}$通道仅为0.001 pA，说明人心房肌细胞静息电位的发生原理和心室肌相同，主要由I_{K1}产生。

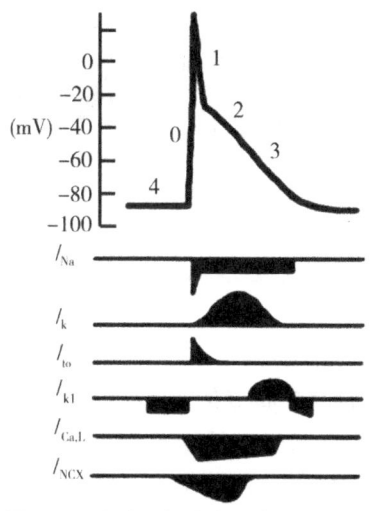

图2-7 心房肌细胞离子流与动作电位

四、房室交界区

1. 解剖与血供

房室交界区由房室结、房室结的心房扩展部和房室束的近侧部组成，房室交界区可分为房结区（AN区或移行细胞区）、结区（N区或致密结）、结希区（NH区）。房室交界区位于Koch三角的深面，Koch三角后至冠状窦口，下至三尖瓣环（三尖瓣隔瓣的附着缘），前上至Todaro腱。Koch三角位于间隔，并构成右心房肌性房室间隔的心内膜面。致密房室结位于右心房心内膜的正下方、Koch三角的顶点，向前至冠状窦口，正好位于三尖瓣隔瓣插入点上方，经Todaro肌腱汇集到中心纤维体，许多复杂的心律失常在此发生。

房室结是1906年由Aschoff-Tawara同时发现的，它是一个矢状的扁薄结构，额状切面为三角形，约1/4的入结后端分成两叉，大小约为7 mm×4 mm×1 mm。房室结左侧紧贴中心纤维体，右侧为右心房心内膜，内膜深面有薄层房肌（覆盖层）。房室结距后下方的冠状窦口约5 mm，向前距室间隔膜部后缘4 mm。向下距隔侧瓣附着缘约4 mm，距表面的心内膜0.5 mm。房室结主要由T细胞组成，P细胞较少，后者主要位于结的深层。此外，在结的前下部尚有浦肯野细胞。光镜下，结可分浅、深两部：浅部位于结右侧表面，纤维前后纵行，向前止于房室结前下部；深层结纤维排列较杂乱，相互交织成网，有的结深层伸入中心纤维体形成结细胞岛，岛中也有P细胞和T细胞。这些区域的细胞排列相对疏松、细胞较小、染色较淡，它们的排列大小、形状有较大的变异。通常在这些区域有一定数量的脂肪沉着，伴有结缔组织、松弛的基质和中到大量的神经纤维，这些区域不同的结构、不同的细胞强烈提示存在不同的功能，同样也提示生理状态改变时它的功能也时有变化。房室结的上缘、后缘和右侧面均接受一些从心房来的过渡性肌纤维。它们组成房室交界区的房区。房室结的前端变细穿入中心纤维体，即为结希区，形成房室束的前端。房室束出中心纤维体即走行于肌性室间隔上缘，以后经过室间隔膜部的后下缘分为左、右束支。房室结只是房室结区的中央部分。应该指出，房室结区的各部之间没有截然的分界。90%房室结由右冠状动脉间隔纤维支供血，也获得来自左前降支分支的增援，5%～10%的人有双重供血。在房室结周围有丰富的神经细胞，在房室结内有神经纤维（图2-8）。

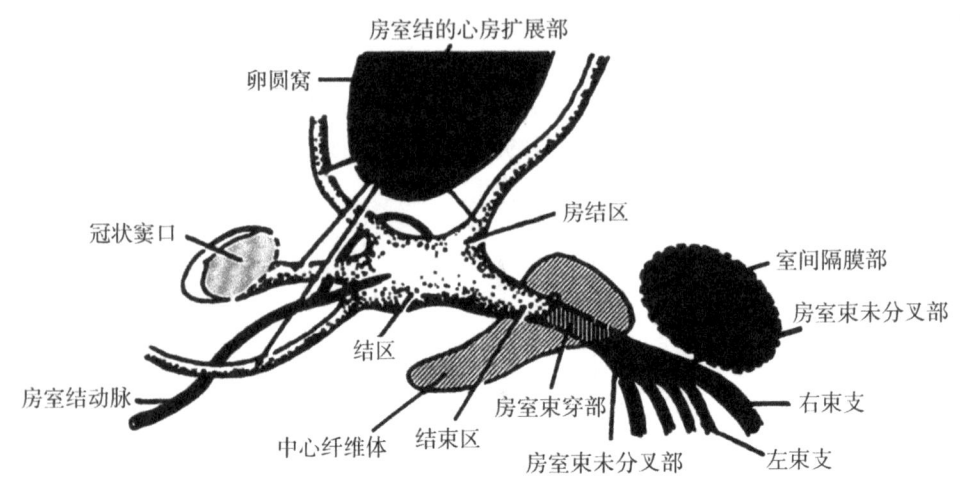

图2-8 房室交界区的结构关系示意图

2. 房室交界区的功能

（1）兴奋传导作用：其将心房来的冲动向下传入心室，也可从心室传向心房，所以传导是双向性的。早在1956年Moe等根据心室期前收缩引起的逆传现象，提出了房室结两种传导途径的推论。直到2003年，Nikolski等用荧光免疫标记Cx43，区分了快径路、慢径路和心房/房室结。同时采用光电记录动作电位的方法，观察了动作电位的传播。2008年，Hucker等首次在人的房室结用Cx43的表达，勾画出两种不同的途径。自此房室结的两种传导途径得到了证实。

（2）传导延搁作用：兴奋在此区传导缓慢，延搁40～50 ms。传导速度仅有0.05～0.1 m/s，传导延搁可能与纤维细小、排列紊乱和缝隙连接少有关。房室延搁有利于心房和心室肌顺序收缩。

（3）过滤冲动作用：在某些情况下，如心房颤动时，由心房传来的冲动不但频率快而且强弱不一，但由于此区结纤维相互交织，可使经过此区的冲动产生相互碰撞，一些弱小冲动可以减弱乃至消失，于是进入心室的冲动大为减少，这可保证心室基本以正常的心率收缩。

（4）起搏作用：当窦房结功能障碍、起搏停顿或过度延缓时，房室交界区作为次级起搏点而发生的起搏活动（储备性二级起搏），房室结的起搏部位主要在结的两端，而结中央的起搏作用差或无起搏作用。

3. 房室交界区的神经支配

房室交界区的神经支配来源于左侧，迷走神经略占优势。刺激左侧迷走神经可使房室结的传导速度减慢，刺激交感神经则使其传导加快。

五、房室束（希氏束）

1893年由His发现。房室结穿入中央纤维体变成房室束的穿入部分，穿入部分最长1.5～2 mm。该肌束从房室结前端向前行，穿过右纤维三角，沿室间隔膜部后下缘前行，在分支之前保持一段不分支的距离。其分为三部分：①穿隔部：穿过中央纤维体，向前通过室间隔肌部，与三尖瓣环相邻；②隔后部：绕过室间隔膜部后下缘和室间隔肌部上缘穿行于左侧；③分叉部：分叉处开始于左束支的第一细小分支开始部，约位于室间隔膜部下缘和肌部上缘。希氏束与主动脉瓣和三尖瓣关系密切，其分叉前端位于主动脉右、后半月瓣的交界处；三尖瓣隔侧尖的前端斜越希氏束。房室束的大小、定位、走向可有变异，可位于心室的左边或右边，或三尖瓣环。房室束内含有 P 细胞、浦肯野细胞、过渡细胞和心室肌细胞，肌丝成分较少。

正常人希氏束的传导速度为 1.2～2.0 m/s，希氏束的除极时间不超过 25～30 ms（心内电图 HV 间期正常值为 30 ms）。在无传导系统其他部位病变，心电图出现窄 QRS 波群，PR 间期 ≤ 160 ms 伴 2∶1 房室传导阻滞时，提示阻滞部位在希氏束。此时刺激迷走神经因加重房室结的传导延缓，可使希氏束传导改善；如兴奋交感神经（给予阿托品或运动）则不能改善传导阻滞或使阻滞加重。

六、左、右束支

房室束在心室中隔分支，分为前、后两支或前、中、后三支。伸延到左右心室，与浦肯野纤维连接。其是特殊传导系统的一部分，是连接房室结和浦肯野纤维的肌束，可将房室结的兴奋传递给浦肯野纤维。

1. 左束支

左束支呈瀑布状发自房室束的分叉部，发出后呈扁带状在室间隔左侧心内膜下走行。通常成人左束支主干在起始处宽约 1 cm，延伸 1～3 cm 分成后和前分支。左束支主干分出较大的后分支和较小的前分支，后分支和前分支在中间隔区连接在一起，形成左间隔分支。在肌性空间隔上、中 1/3 交界水平，分为 3 组分支：前组到达前乳头肌中下部，分支散开分布于前乳头肌和附近游离心室壁并交织成网；后组分支向后下行也经过游离小梁到达后乳头肌下部，分支分布于后乳头肌和附近游离心壁，也交织成网；间隔组的形式变化较大，分支分布于室间隔的中下部，并绕心尖分布于左心室游离壁。3 组分支从室间隔上部的前、中、后三个方向散向整个左心室内面，在游离壁互相吻合成浦肯野纤维网，相互间无明显界限（图 2-9）。

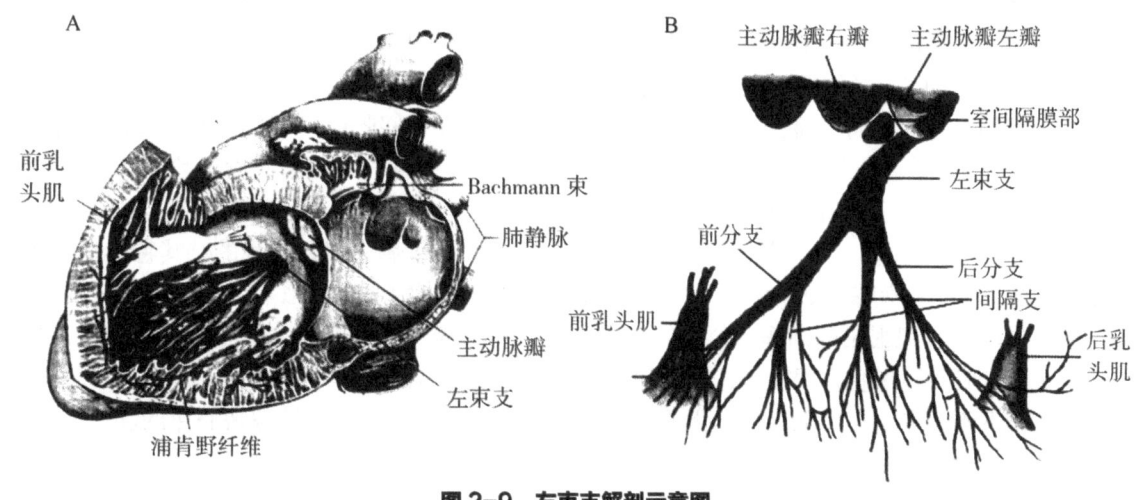

图 2-9 左束支解剖示意图

2. 右束支

右束支是独立的结构，呈细长网索状，右束支长约 50 mm、宽 1 mm。起于房室束分叉部的末端，从室间隔膜部下缘的中部向前下弯行，表面有室间隔右侧面的薄层心肌覆盖，经过右心室网锥乳头肌的后方，向下进入隔缘肉柱，到达右心室前乳头肌根部分支，分布至右心室壁。沿室间隔下行到右心室前侧乳头肌分为三段，它支配前乳头肌、心室壁、右心室下间隔表层，右束支第一、第三部分在心内膜下，通常第二部分在心肌内。若房室束位于左心室面，则整个右束支在心肌内。右束支分出较晚，主干为网索状且较长，故易受局部病灶影响而发生传导阻滞（图 2-10）。除了解剖与形态学左、右束支的差异外，左、右心室的浦肯野纤维细胞的离子通道表达也的确存在差异，因此临床右束支传导阻滞比左束支传导阻滞常见，而左束支传导阻滞在临床上更为严重。

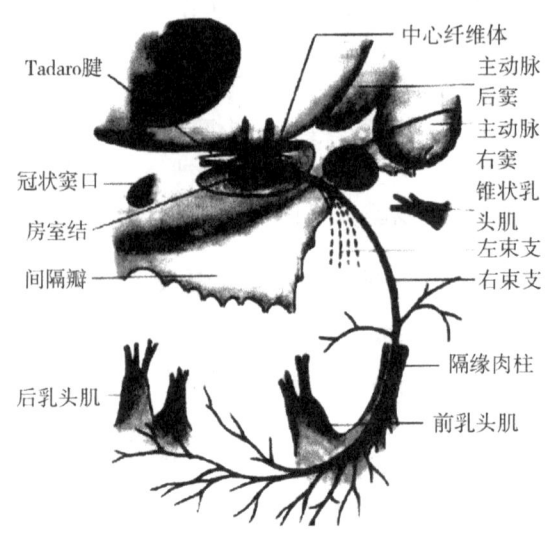

图 2-10 右束支形态及走行示意图

3. 束支的供血与神经支配

左束支主干由前后穿入动脉供血，左前分支由前传入动脉供血，左后分支由后传入动脉供血。供应右束支的为冠状动脉前降支和后降支的传入支。熟知的神经支配较少。

七、浦肯野纤维

浦肯野纤维于 1845 年由 Purkinje 发现。左、右束支的分支在心内膜下交织成心内膜下浦肯野纤维网，主要分布在室间隔中下部心尖，乳头肌的下部和游离室壁的下部、室间隔上部、动脉口和房室口附近则分布稀少或没有。心内膜下网的纤维发出纤维分支以直角或钝角进入心室壁内构成心肌内浦肯野纤维网，最后与收缩心肌相连。浦肯野纤维网在不同部位密度不一样，在室间隔的中下部、心尖部以及乳头肌的基底部最丰富，左心室间隔的上部、动脉附近和心底部稀少。这种分布特点符合心室的激动，主要由中下部波动后经心肌传播至上部。浦肯野纤维比心室肌细胞大，具有横纹和闰盘，在心内膜下变成过渡细胞，最后变成心肌细胞。浦肯野纤维细胞的动作电位是心肌细胞中时程最长的，其特点是 0 相去极化最快和平台期最长，即使最短的动作电位时程也比心室肌细胞动作电位要长很多（图 2-11），这种具有长平台而动作电位时程很长的动作电位，较容易发生早后除极（EAD）。由于浦肯野纤维细胞和心室肌的直接连接，造成两种细胞在偶联时，细胞间的间隙连接使两者的动作电位都发生改变，而彼此接近，因此在正常情况下不会发生早后除极。但无论如何，浦肯野纤维细胞都是室性逸搏心律的起源地。

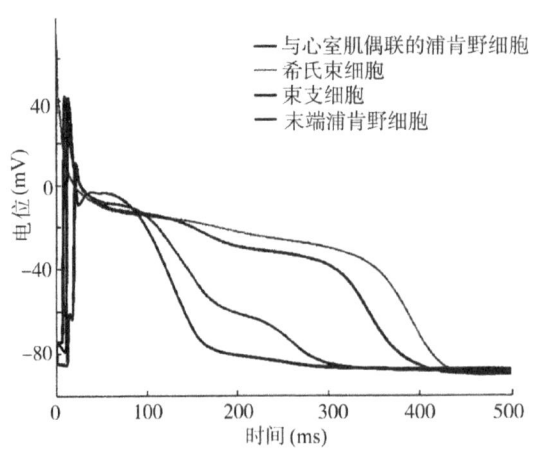

图 2-11 从希氏束到浦肯野纤维细胞动作电位时程的变化

第三节 心脏冲动的起始与传导

正常心脏跳动由特殊系统控制，生成自发冲动，冲动经过特殊途径传布心脏。心脏的正常冲动起始于窦房结，窦房结中含有起搏细胞——P细胞，这种细胞的电生理特点是在无外来刺激的情况下，通过舒张期自动产生动作电位。成簇的P细胞聚集在一起，同步除极引起窦房结的激动，这是窦性心律的起源点。P细胞的自动除极速度为100次/min。在P细胞的周围存在过渡细胞和浦肯野纤维，过渡细胞是介于P细胞与普通心肌细胞之间的一种细胞。P细胞出的冲动经过渡细胞传至浦肯野纤维，浦肯野纤维再将激动传导至窦房交界区及心房肌。P细胞属于慢反应细胞，兴奋在P细胞之间传播较其他心肌细胞缓慢，但浦肯野纤维属于快反应细胞，它们各自的传导性及不应期均不相同，因此在窦房结内或窦房交界区可形成解剖或功能上的折返环路。

窦房结发出的冲动沿结间束以1.0~1.2 m/s的速度下传心房，引起心房除极。窦性激动在心房内呈放射状传播，并沿结间束以更快的速度向前传导。其中前结间束是窦性激动传导至房室结的优先径路，可能是由于前结间束起源于窦房结头部并且最短。若起搏点位于窦房结中部或尾部，房内优先传导途径亦可随之改变为中结间束或后结间束。因此窦房结游走心律时，可出现窦性P波的形状、时间及PR间期的变化。中、后结间束是激动前向传导的次要径路，但交界区以下起搏点发出的激动逆传入心房时，后结间束往往成为逆行传导的主要径路。结间束内存在起搏细胞，在某些因素影响下可能成为心脏有效起搏点，产生房性心律失常。

激动到达房室结时，传导明显减慢（0.05~0.1 m/s）。通过房室结区的时间为50~100 ms。由于正常心房肌与心室肌被房室纤维环隔开，房室环无传导性，心房肌与心室肌不能相连，在电学上起到了绝缘作用，房室结区是正常心脏房室传导的唯一路径。而房室结内的细胞呈迷路样排列，激动在结内传导方向不一，互相冲击或抵销；另外，房室结细胞属于慢反应细胞，传导速度缓慢，同时不应期较长。因此，激动在房室结内传导缓慢，形成房室延搁。但房室结区的这种延搁具有重要的生理意义，它保证了心室收缩发生于心房收缩之后，使心室收缩前有充分的血流灌注，对维持有效的血液循环起到保护作用。由于房室交界区分为房结区、结区、结希区，因此激动在此处传导时会出现分层阻滞，产生复杂的房室传导阻滞。此外，激动在此处传导时还可能会出现多径路、隐匿传导、折返现象、裂隙现象等复杂电生理现象。

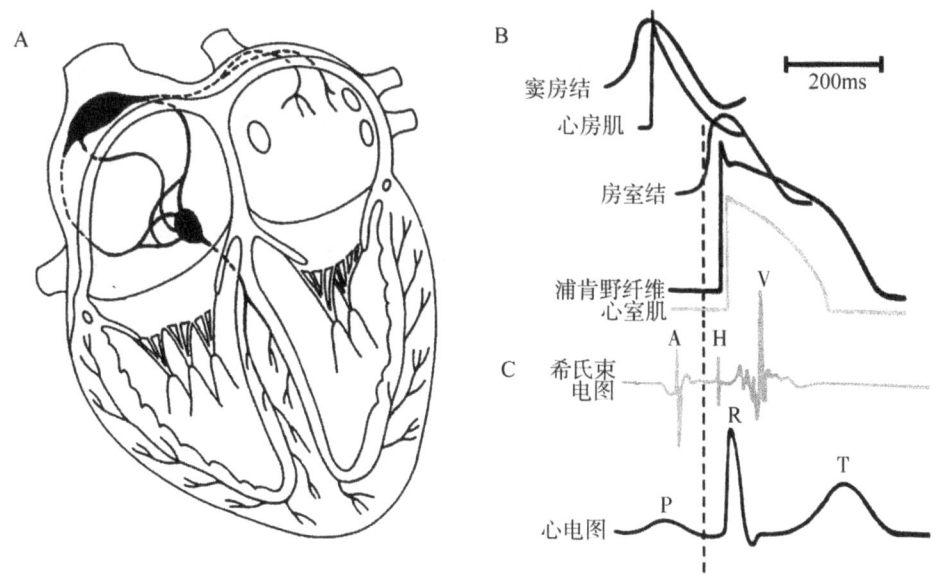

图 2-12 心脏冲动的形成和传导

A. 心脏特殊传导系统示意图；B. 心脏各部位单细胞动作电位；C. 同步记录的心内希氏束与体表心电图

激动通过房室交界区后进入希氏束，传导速度也恢复为 1.2～2.0 m/s。随后激动左右束支。激动在右束支传导阻滞较左束支传导阻滞多见，可能是由于右束支主干细长、生理不应期长，以及大部分在心内膜下走行容易被损伤等因素有关。而左束支主干短、宽，并较平均地分为三个分支，因此不易发生传导阻滞。冲动经过束支后到达外周浦肯野纤维网，浦肯野纤维传导速度达到 2.0～4.0 m/s，引起心室肌除极，激动从心内膜表面达到心外膜心肌完成一个心动周期（图 2-12）。

第四节 心脏电生理检查

心脏电生理检查是以整体心脏或心脏的一部分为对象，记录食管心电图、心内心电图、标测心电图和发放特定的电脉冲刺激，达到诊断和研究心律失常的一种方法。对于窦房结、房室结功能评价，预激综合征旁路定位、室上性心动过速和室性心动过速的机制研究，以及筛选抗心律失常药物和拟定最佳治疗方案，均有实际重要意义。常采用的心脏电生理检查方法分为非创伤性和创伤性两种。

一、无创伤性心脏电生理检查

这种检查主要是指经食管心房调搏技术。经食管心房调搏是利用食管与左心房紧密相邻的解剖学特点，应用程序刺激的方法，在食管内间接起搏心脏，达到检查、治疗和研究心律失常之目的。

由于食管电极导管放置于左心房后壁的食管内，其记录的心电图相当于左心房外膜电图，与冠状窦电图有异曲同工之妙。多年来的临床应用结果表明：经食管行无创心脏电生理检查是一种对人体无损伤的常用的方法。其操作方法简便，检查结果可靠，无需昂贵的费用，既能检查出快速性心律失常并对其发生机制诊断，又可找到缓慢性心律失常的原因，为正确诊断和选择治疗方案提供科学依据。该项检查技术早已深入各基层医院并得到普及，其应用范围正在不断拓展、不断积累更多的临床经验，使其更好地提供对临床诊断与治疗有力的参考资料。

二、有创性心脏电生理检查

有创性心脏电生理检查是将心脏导管送入心腔进行的电生理检查，是一种创伤性检查。它是体表心电图的延伸，再加上心内记录导联、程序电刺激、消融术和诊断治疗器的植入等技术。心脏电生理检查技术和基本原理是心脏介入电生理学的基础。在 X 线的引导下，将几根多电极导管经静脉和（或）动脉插入心脏，放置在心腔的不同部位辅以 8～12 通道以上多导联生理仪同步记录各部位电活动，包括右心房、右心室、希氏束、冠状窦（反映左心房、室电活动）等。与此同时应用程序或非程序刺激起搏心房或心室，测定心脏不同部位的电生理功能，对快速及缓慢性心律失常进行机制的判定，确定不同的治疗措施并对疗效做出预测与评价（图 2-13）。目前心内电生理检查常与射频消融术等介入治疗合二为一，是介入治疗前必须进行的基本检查。

显然，无创性心脏电生理检查与心内电生理检查相比存在很多先天不足，如食管心电图尽管与冠状窦电图类似，但是其无法记录到希氏束电位，使其在判断房室传导阻滞时不能确定阻滞部位；此外，对存在预激并发房室折返性心动过速、房性心动过速、室性心动过速等快速性心律失常时，不能对旁路或异位激动点进行准确定位，而且对其发生机制的诊断与心内电生理检查更不能相提并论。但是，无创性心脏电生理检查具有操作方法简便、检查结果相对可靠、无须昂贵费用的优势，对没有大型设备的基层医院而言无疑是心律失常诊治的福音。此外，在大型医院其可作为心脏电生理检查的初筛手段，极大缩短了心内电生理检查和治疗的时间。食管导联心电图弥补了体表心电图及衍生的无创检查方法无法记录左心房电活动的空白，可对左房室间期做出准确判断，对植入双腔起搏器伴有房间阻滞患者的个体化治疗提供可靠依据。总之，在心内电生理迅速发展的今天，无创心脏电生理检查技术仍然大有用武之地。

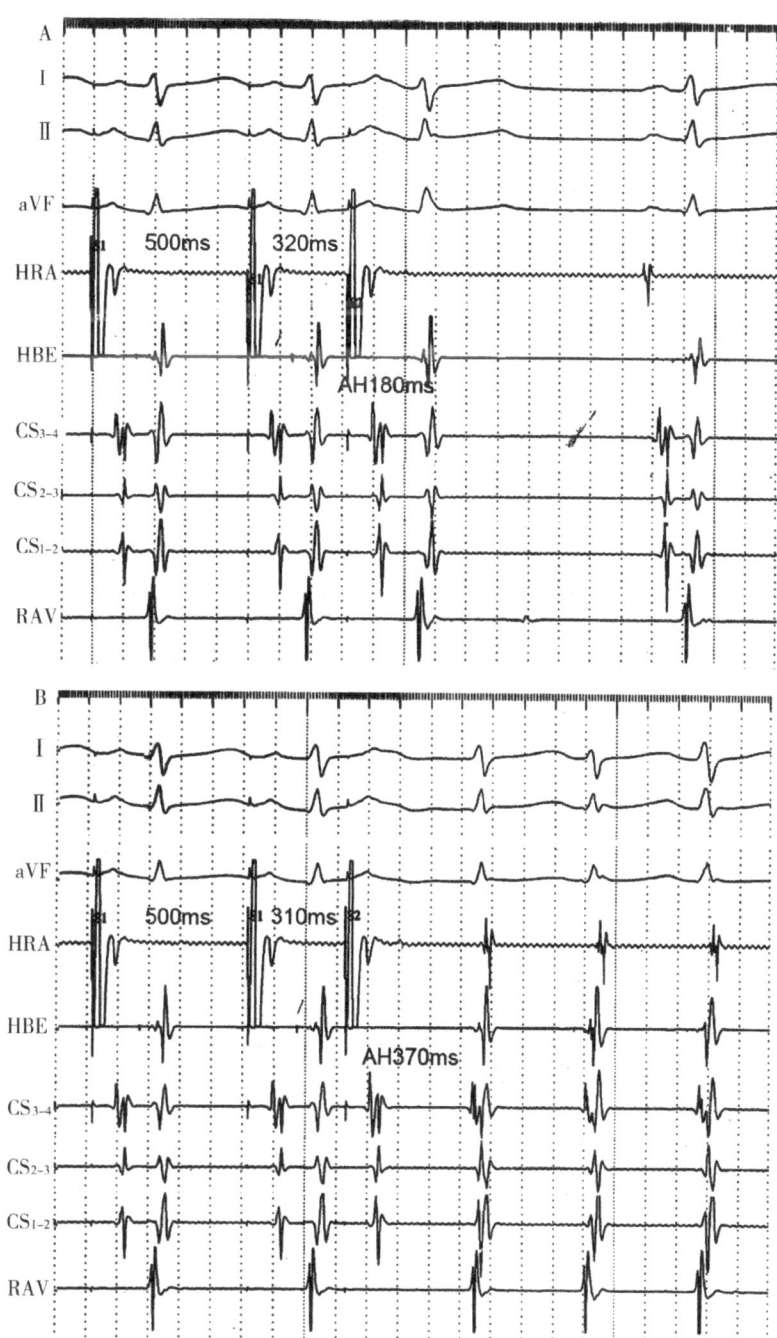

图 2-13　S_1S_2 刺激检出房室结双径路并诱发房室结折返性心动过速

给予 500/320 ms 的心房 S_1S_2 刺激，希氏束电图 S_2 刺激后 AH 间期 180 ms，缩短 S_1S_2 间期到 500/310 ms 后（B 图），S_2 刺激后的 AH 间期突然延长到 370 ms，延长量达 190 ms，房室结发生快慢径路跳跃并诱发心动过速，提示存在房室结双径路及房室结折返性心动过速

第三章 心血管疾病辅助检查技术

第一节　心脏 X 线检查

心脏 X 线检查在临床应用中具有非常重要的指导作用，通过心脏 X 线检查在心脏循环系统中，能快速判别心脏的大小、血管的搏动、心包渗出及增厚钙化等。在肺循环系统中，初步判断肺循环高压的程度，发现肺内异常病变，如肿瘤、炎症、结核等。目前尽管心脏 CT、MRI 等检查的出现，革新了心血管影像技术，能更加清晰准确地评价心脏情况及肺部的异常病变，但是胸部 X 线检查因简单、经济、有效等特点，尤其起到对许多心、肺疾病的快速筛查作用，注定了其不可替代的地位。

一、X 线检查方法

对于目前心脏方面的 X 线检查主要包括透视、平片以及心血管造影检查，然而，透视与平片是目前心脏 X 线检查最基本、最简单的方法，而心血管造影检查是近年来快速发展起来的新的影像技术，尤其在心脏方面对于冠状动脉的评价是金标准。

1. 透视

透视是最简单的 X 线检查方法，可以从不同角度观察心、大血管的形状、搏动及其与周围结构的关系。吞钡检查可观察食管与心、大血管的邻接关系，对确定左心房有无增大和增大的程度有重要价值。透视影像清晰度较差，时间虽短，但患者接受放射量较胸片多，目前已基本不推荐使用。

2. 平片

正常的胸部 X 线中可见充满气体的肺和邻近的软组织结构形成良好的对比，所以可以清楚地显示肺动脉、叶间隙，而心脏表现为不透光，因此可以清楚显示心脏的轮廓大小。目前，常规投照体位有后前位、右前斜位、左前斜位和左侧位四种。

二、正常心脏大血管 X 线影像

（一）后前位

患者直立，前胸壁紧贴片匣，X 线由后向前投照，在后前位上可以识别的主要心脏结构：右心房位于心右缘下段较网；心脏右下缘下方还可见小的三角形影，为下腔静脉，上段为升主动脉与上腔静脉的复合影。心左缘自上而下有 3 个比较隆凸的弧弓，依次为主动脉结、肺动脉段和左室。

（二）右前斜位

患者直位，右前胸靠片匣，身体与片匣呈 45°角。X 线从患者左后投向右前，前缘自上而下为升主动脉、肺动脉段、肺动脉圆锥，右室或左室视投照角度大小而定。肺动脉圆锥亦称右心室圆锥，是右心室接近肺动脉瓣的部分，亦即右心室漏斗部，心脏与前胸壁之间的倒置三角形透光区称心前间隙。后缘自上而下为左房、右房及下腔静脉，心脏与脊柱之间的透明区为心后间隙，食管为心后间隙内的主要结构，紧靠左房后方。正常时此段食管可有轻微压迹，但绝无移位。食管下端及胃气泡偏居前方，为识别右前斜位的标志。

（三）左前斜位

患者直立，左前胸靠片匣，身体与片匣约呈 60°角，摄片时吞钡。X 线从患者右后投向左前。前缘自上而下为升主动脉、右房及右室。后缘上为左房，下为左室。正常左室一般不与脊柱重叠或重叠不超过椎体的 1/3，旋转角如在 60° 以上，则左室与脊柱阴影分开。心影上方的弓形密影是主动脉弓，向前上行为升主动脉，向后下行为降主动脉。主动脉弓的下方与心影之间的透明区称主动脉窗，其间有气管、支气管和肺动脉阴影。食管下端及胃泡偏居后部，为识别左前斜位的标志。这个体位是对鉴别有无左心室增大常采用的位置。

（四）左侧位

患者直立，左侧侧胸壁靠片匣，X 线从患者右侧投向左侧。心前缘全部为右室，后缘下部为左室，上部为左房。心后缘最下段（即下腔静脉）与食管之间一透明间隙，左室增大时此间隙可消失。

三、影响心脏及大血管外形的生理因素

影响心脏及大血管外形的生理因素主要包括年龄、体型、体位、呼吸及妊娠等。随着年龄的增加，心脏的发育会逐渐成形，一般 5 岁以后，心脏的形态随身体的发育逐渐定型。此外，体型的高、矮、胖、瘦不同，使心脏形态的影像也有所变化。因此，如何鉴别正常与异常要具体根据患者的体型结构，基本可分为三种形态，垂位心、斜位心及横位心。体位改变、呼吸及妊娠时膈肌的运动对心脏形态同样具有影响，膈肌升高，心脏横径增大。

四、基本病变的 X 线表现

心脏及大血管病变经 X 线检查，根据心轮廓的改变，房室和大血管的增大或变小、搏动增强或减弱，以及肺循环的改变来分析疾病的状况。因此，在分析 X 线表现时必须注意心脏、大血管的形态与肺循环的改变。

心脏增大包括心肌肥厚和心腔扩张。有些疾病的发展往往开始表现为心肌代偿性增厚，然后再出现心腔扩大。但是 X 线检查只能通过心胸比率确定心脏是否扩大，而不能区别是肥厚或者是扩张。

确定心脏增大最简单的方法为心胸比率法。心胸比率是心影最大横径与胸廓最大的横径之比。心脏最大横径取心影左、右缘最突出的一点与胸廓中线垂直距离之和，胸廓最大横径是在右膈顶平面取两侧胸廓肋骨内缘之间的最大距离。正常成人心影横径一般不超过胸廓横径的一半，即心胸比率 ≤ 0.5。这是一种粗略估计方法。心胸比率 = 心脏横径 / 胸廓横径 = $T_1 + T_2$/胸廓横径（图 3-1）。

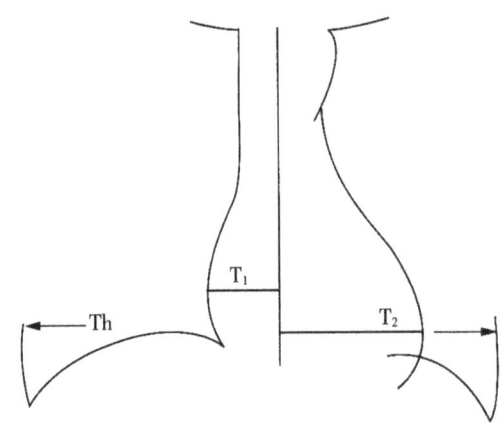

图 3-1 心胸比率

通过右膈顶测量胸廓横径，T_1 及 T_2 为左、右心缘最突点各向中线垂直线。$T_1 + T_2$ 为心脏横径

1. 左心室增大的 X 线表现

①心尖向下、向左延伸。②相反搏动点上移。③左心室段延长、圆隆并向左扩展。④左前斜位旋转 60° 时，左心室仍与脊柱重叠，室间沟向前下移位。⑤左侧位，心后间隙变窄甚至消失，心后下缘的食管前间隙消失。左心室增大通常要考虑高血压性心脏病、瓣膜性心脏病，如主动脉瓣关闭不全或狭窄、

二尖瓣关闭不全，先天性心脏病中包括室间隔缺损及动脉导管未闭，缺血性心脏病。

2. 右心室增大的 X 线表现

①后前位：心腰平直或隆起，肺动脉段延长，心横径增大，心尖向上翘。增大显著时，心向左旋转，心腰更加突出，主动脉球则不明显。②侧位：心前缘与前胸壁的接触面增大，同时漏斗部和肺动脉段凸起，此为右心室增大的一个重要征象。

3. 左心房增大的 X 线表现

①右前斜位：食管中段受压向后移位。②后前位：在心右缘出现增大的左心房右缘形成的弓影，心底部双心房影。③左前斜位：左主支气管受压抬高。

4. 右心房增大的 X 线表现

①左前斜位：右心房段延长超过心前缘长度一半以上，膨隆，并与心室段成角。②后前位：心右缘下段向右扩展、膨隆，最突出点位置较高。

5. 全心增大的 X 线表现

①后前位：心影向两侧增大，心横径显著增宽。②右前斜位和侧位：心前间隙和心后间隙均缩小，食管普遍受压后移。③左前斜位：支气管分叉角度增大，气管后移。

五、心脏及大血管疾病的 X 线表现与诊断

（一）风湿性心脏瓣膜病

此病可引起多个瓣膜损害，其中以二尖瓣狭窄为常见，其次为主动脉瓣及三尖瓣病变，而肺动脉瓣病变少见。二尖瓣狭窄时的早期 X 线表现通常不明显，但随着病程的发展，表现为左心房增大，肺动脉段突出，主动脉缩小，右心室房增大，即所谓的"梨形心"。增大的左心房可引起左主支气管向上移位，食管钡餐检查，左前斜位可见食管向后移位。二尖瓣往往可见瓣膜钙化，长期严重的二尖瓣狭窄可引起肺淤血和间质性水肿，可见叶间渗出液，Kerley C 线与 B 线相重叠。主动脉瓣轻度狭窄时，可出现左心室向心性肥大、X 线表现为心脏大小正常、左心室边缘变圆或心影延长等。随着主动脉瓣瓣口面积的减少，左心房及左心室出现失代偿性扩大，主动脉弓及降主动脉仍为正常大小。

（二）慢性肺源性心脏病

由于长期肺实质和肺血管的原发病变或严重的胸廓畸形所引起的心脏病。原发疾病以慢性阻塞性肺病（COPD）为常见。通常并发有肺动脉高压或右心功能不全等表现，其 X 线表现可见右心室增大，肺动脉段突出，肋间隙增宽，肺血管纹理增加，肺透亮度增加。

（三）心包炎

心包炎的常见病因有结核性心包炎、非特异性心包炎等，尤以结核性最为常见。心包炎可分为干性和湿性两种。

1. 心包积液

可引起静脉回流受阻，心室舒张及血液充盈亦受阻，心脏收缩期排血量减少，慢性心包炎很少出现急性心脏压塞症状。一般来说，心包积液在 300 mL 以下者，心影大小和形状可无明显改变，X 线难以发现。随着心包积液的增加，X 线可见心影向两侧普遍增大，心缘正常弧度消失，形状呈烧瓶状；此外，由于心脏舒张功能受限，右心房回流血液相对减少，因此肺动脉血流减少导致肺纹理减少。

2. 缩窄性心包炎

由于心包脏、壁两层之间发生粘连，并形成坚实的纤维结缔组织，明显限制心脏收缩和舒张活动，导致回心血流减少。X 线表现为心包钙化，心影呈三角形。当并发左房压力增高时，出现肺淤血现象，甚至可见胸膜增厚、粘连等。

（四）心肌病

不同心肌病的 X 线表现不一致，如扩张性心肌病的早期表现为左心室增大，透视下心脏搏动显著减弱。当出现心功能不全时，可见肺淤血及间质性肺水肿；肥厚性心肌病可表现为正常的心脏或呈局限性增大的左心室，如并发二尖瓣反流，可出现左心房增大；限制性心肌病表现为心肌僵硬伴左心舒张功能

显著降低。X线表现上心脏大小可以正常，肺纹理增加，呈肺淤血表现。

（五）常见先天性心脏病的X线表现

X线胸片在诊断先天性心脏病并无特异性，需结合临床表现及其他辅助检查，如超声心动图、心脏MRI、心血管造影等。可根据肺血管纹理表现初步判断患者目前病情程度。

1. 主动脉缩窄

特征性X线表现为主动脉弓轮廓的异常，在主动脉结的上下方可出现双重凸出影，这一形状被描述为"三字"征。后前位上由于主动脉、左锁骨下动脉都增大而重叠，导致主动脉弓模糊不清，此外，双侧对称性肋骨切迹对主动脉缩窄也具有一定的诊断价值。

2. 房间隔缺损

房间隔缺损时，心房出现左向右分流，可以导致有心系统的血流量增加，最后引起右心房增大为先，之后出现右心室增大，肺动脉高压。严重情况下引起双向分流，甚至右向左分流。X线表现根据病程长短、缺损大小而有所不同。当缺损较小时，心脏大小可以完全正常。如缺损较大且病程较长时，患者可以出现心悸、气促等临床表现，此时X线表现可见心影增大，主要是右心房、右心室增大，其中以右心房增大为其特征性表现。当患者出现活动后发绀时，常可见肺动脉段突出明显，肺门血管扩张，常伴有"舞蹈现象"。

3. 室间隔缺损

室间隔缺损较小时，患者可无临床表现，此时X线胸片检查心影大小可完全正常。当缺损较大且病程较长时，可引起左心增大甚至全心增大。X线表现为左心室增大，继而左心房增大，肺循环淤血等。当出现活动后发绀，X线上常可见肺动脉段突出，提示肺动脉高压。当发现心前区心脏4/6级收缩期吹风样杂音及胸片上左心室增大时，应考虑室间隔缺损，下一步行心脏彩超检查，以便明确诊断。

4. 法洛四联征

法洛四联征为最常见的发绀型先天性心脏病，包括肺动脉狭窄、室间隔缺损、主动脉骑跨、右心室肥大。其临床表现为心悸、乏力、发育差、喜蹲踞、不好活动。体征：早期全身发绀、杵状指/趾。胸骨左缘第2～4肋间可闻粗糙4/6级以上收缩期吹风样杂音，P_2减弱或消失。

（1）X线表现：肺血减少，心腰凹陷两肺门小，肺野血管纤细稀少。严重者，形成侧支循环，肺门结构失常，中内带网状异常血管，肋骨下缘凹陷缺损。

（2）心脏表现：心脏呈靴形，轻至中度增大。右心室大，右心房轻度增大，左心室萎缩。主动脉及上腔静脉增粗，弓部突出，右前移位，可并发右位主动脉弓，右侧降主动脉。上腔静脉推挤外移，有心衰竭时上腔静脉增宽。

第二节 心脏CT

心脏CT是一种用于显示心脏结构和评估心脏功能的检查方法。近年来，由于心血管影像技术及其应用的进展和心血管病治疗方法的不断涌现，心血管成像的临床应用逐年增多。同时，随着新型对比剂、分子放射性核素显像、灌注超声心动图、冠状动脉及其钙化积分定量CT及心肌结构和心肌存活MRI领域的创新，医用无创诊断设备已广泛应用于临床。

冠状动脉CT血管造影是目前评估冠状动脉狭窄及其程度的最有效的无创性方法。它的应用能使很大一部分患者避免有创性冠状动脉造影的风险，同时降低了检查费用。其阴性预测值高，因此CCTA检查无异常者，基本可除外冠心病。但CCTA仍存在局限性，如果主动脉钙化、运动伪影等因素影响较大，尤其在冠状动脉管壁钙化时，CT无法对相应部位冠状动脉管腔狭窄程度进行准确评价，其阳性预测值不理想，对于阳性患者，必要时仍需实施冠状动脉造影以明确诊断。此外，由于CCTA仍具有较大的辐射剂量，故不能在人群普查中实施。

一、患者的选择和准备

现有的 CT 扫描设备时间分辨率较低,基本上无法在一个心动周期内完成覆盖全心的扫描,因此要获得良好的 CCTA 图像,理想的条件是患者心率慢、心律齐,能配合屏气,不能过分肥胖。

检查前大部分患者需要给予 β 受体阻滞药以获得理想的心率和心律。舌下含服硝酸甘油可在成像时增加冠状动脉管径。屏气练习可增加患者依从性,减少焦虑并减少运动伪影。

二、CCTA 图像重建

一次 CCTA 检查可产生 300～5 000 帧横断面图像。回顾性心电门控间隔 5%RR 间期重建图像,选择质量好的图像重建 2D 和 3D 图像。

三、心脏 CT 检查的临床应用

1. 冠心病诊断

CCTA 与介入冠状动脉造影相比,其准确性如下:①扫描失败率 ≤ 5%。②诊断阻塞性冠状动脉病变的敏感度为 98%,特异度为 88%。③在冠状动脉狭窄程度平均为 61% 的患者中,CCTA 的阴性预测值为 96%,阳性预测值为 93%。

因此,CCTA 适合于:①不典型胸痛或憋气症状的患者,心电图不确定或阴性,且患者不能做或不接受心电图负荷运动试验检查。②有胸痛症状,心电图负荷运动试验或核素心肌灌注不确定诊断或结果模棱两可。③评价低风险(指具有 1 项以下冠心病危险因素)胸痛患者的冠心病可能性或发现引起症状的其他原因。④无症状的中、高度风险人群(指具有 2 项以上冠心病危险因素,如性别、年龄、家族史、高血压病、糖尿病、高脂血症、正在吸烟等)的冠心病筛查。⑤临床疑诊冠心病,但患者不接受经导管冠状动脉造影检查。⑥对于已知冠心病或冠状动脉粥样硬化斑块临床干预后病变进展和演变的随访观察。

冠状动脉 CTA 的禁忌证:①既往有严重的对比剂变态反应史。②不能配合扫描和屏气的患者。③怀孕期、育龄女性需要明确没有怀孕。④临床生命体征不稳定(如急性心肌梗死、失代偿性心力衰竭、严重的低血压等)。⑤严重的肾动能不全。

2. 对冠状动脉狭窄和斑块成分的评价

按照 CCTA 表现将斑块划分为钙化、非钙化和混合斑块,在冠状动脉中有斑块就会有狭窄,根据冠状动脉的狭窄程度分为轻度(<50%)、中度(50%～75%)及高度(≥75%),大于 99% 以上为完全闭塞,且钙化积分数值越大,表示钙化含量越多,钙化积分由 CT 峰值记分系数与钙化面积的乘积得出,CT 峰值记分系数:1 =(130～199)HU,2 =(200～299)HU,3 =(300～399)HU,4 ≥ 400 HU。钙化会产生伪影对测量及分析狭窄程度有一定影响。在判断狭窄程度要求从断面测量,即斑块的直径和邻近血管的直径的比值,软斑块及混合斑块在冠状动脉的严重程度较硬斑块高,尤其混合斑块形成的管腔狭窄较重,必须要注意狭窄远端血管充盈程度。目前在影像诊断中 75% 时考虑有意义(图 3-2),需要冠状动脉支架治疗。

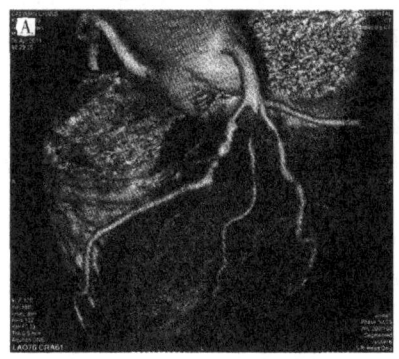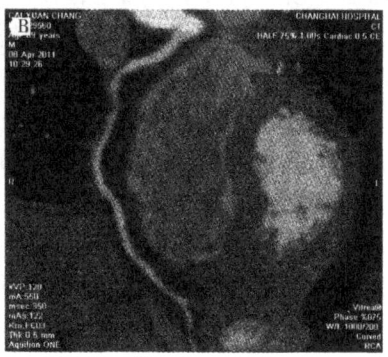

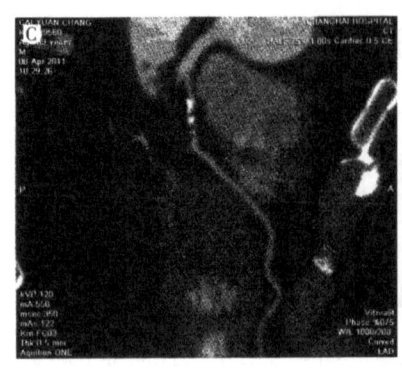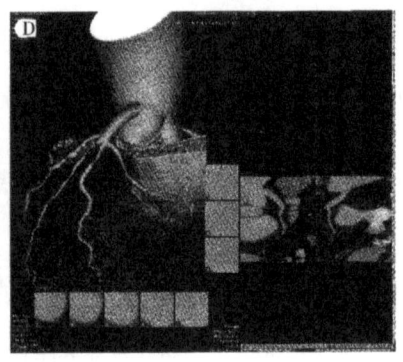

图 3-2 冠状动脉 CT

A. 三维重建显示前降支近端重度狭窄，第一对角支开口重度狭窄；B. 右冠状动脉近中端中重度狭窄；C. 前降支近端同时有钙化和非钙化斑块（有时称之为混合斑块），显示重度狭窄；D. 回旋支动脉没有钙化斑块

CCTA 对于病情稳定的疑诊冠心病患者的预后评估具有一定价值。研究显示，多支冠状动脉存在斑块、伴严重狭窄，或斑块位于左主干冠状动脉均为病死率的预测因素。

3. 在评价急性胸痛患者中的应用

胸痛三联检查是指通过一次注射对比剂实现冠状动脉、胸主动脉和肺动脉联合成像。适用于突发胸痛患者急性冠状动脉事件、急性主动脉夹层和急性肺动脉栓塞的鉴别诊断。多层螺旋 CT 检查的优点是快捷和高效，一次采集完成肺血管、冠状动脉、心脏，以及升主动脉和降主动脉的扫描，技术成功率在 85% 以上。但是，因扫描辐射剂量较高，临床应该选择好适应证和影像学方法的优选应用。

4. 左心室功能的评价

对于心率慢的患者，应用回顾性心电门控技术，以 10%R-R 间期重建，得到 10 期相的图像顺序循环播放，动态观察心脏的收缩舒张运动。输入患者的身高、体重等信息，软件自动计算出左心室射血分数、左心室收缩末期容积、左心室舒张末期容积、每搏输出量、心输出量等指标。此外还能显示二尖瓣瓣膜钙化、二尖瓣狭窄合并主动脉瓣钙化、主动脉瓣脱垂、心包积液。但对于心率快的患者，由于时间分辨率不足，可能采集的舒张和收缩期图像不足，会影响测量准确性。

5. 非冠状动脉手术前评估冠状动脉的价值

对于瓣膜病、成人先天性心脏病，且冠心病低度风险的患者，外科术前行 CCTA 可以准确排除冠心病可能性，69% 以上的患者可避免经导管冠状动脉造影检查。

6. 心脏移植术后对冠状动脉的检查

心脏移植术后行冠状动脉检查，对于评估患者的预后很重要。与冠状动脉造影相比，CCTA 诊断移植心脏冠状动脉病变的敏感性和特异性为 70% 和 92%。

7. 冠状动脉搭桥术后评估

由于桥血管受心脏搏动影响较小，加之管径较粗，近端吻合口及桥血管的评价较为容易。在金属留置物及管壁钙化等因素的影响下，多层螺旋 CT 对桥血管远端吻合口及引流动脉的评价存在不足。

8. 冠状动脉支架术后评估

对于冠状动脉支架术后的 CT 成像具有挑战性，因为金属丝导致的硬线束伪影，或称"晕状伪影"。该伪影导致管腔被遮盖，从而无法评估。对于 ≥ 3.0 mm 支架和低中度再狭窄风险的患者行 CCTA 是可行的，对于 < 3.0 mm 支架的评估受限。

9. 冠状动脉和冠状动脉畸形的评价

双源 CT 可以很好地显示右冠状动脉起源异常和走行及在心动周期内的变化为阐明心肌缺血提供线索，先天性心脏病 MSCT 诊断准确率为 83%，先天性心脏病并发冠状动脉开口与走形异常的比例较高，常见的有冠状动脉-肺动脉瘘、冠状动脉-右室瘘（图 3-3）等。冠状动脉解剖对先天性心脏病手术影响很大，无论是否存在冠状动脉开口与走行异常，手术前必须明确冠状动脉开口与走行情况。CT在显示心脏大血管解剖的同时可显示冠状动脉，患者的冠状动脉开口与走行显示效果尚需进一步改善。

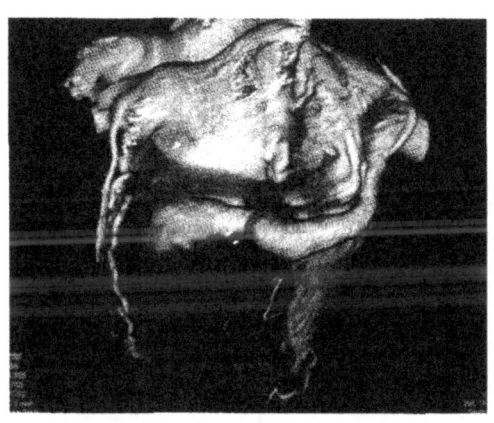

图3-3 冠状动脉-右室瘘

10. 电生理射频消融术前诊断

在双心室起搏器植入前明确心脏冠状静脉解剖；房颤射频消融之前用于明确患者的肺静脉解剖，测量左心房大小，与周围组织关系（如食管），以及除外左心房附壁血栓。

11. 心脏和血管解剖结构的诊断

明确超声心动图的异常发现，如心包病变、心脏肿块或肿瘤、心内膜炎（赘生物和脓肿）、左心室心尖部的血栓、冠状动脉瘘以及肺动脉、肺静脉和主动脉弓部的异常等。瓣膜病不是CT观察的重点，但是对于主动脉瓣周围、窦管交界处病变及主动脉瓣术前、术后复杂病变的诊断，如大动脉炎累及主动脉瓣、瓣周瘘等，CT有一定优势。

目前，心脏CTA、CCTA临床应用中得到了广泛的推广，并且为临床工作提供了良好的诊断依据。存在的问题包括患者的辐射损害较大；少数患者因运动伪影导致血管无法评价；血管壁较大；较长的钙化斑块及置入的金属内支架均可影响管腔狭窄程度判断，甚至使管腔被屏蔽而无法显示，评价冠状粥样硬化斑块稳定性方面存在一定局限。

第三节 心脏MRI

一、概述

磁共振成像是利用射频电磁波对置于磁场中的含有自旋不为零的原子核的物质进行激发，发生磁共振，用感应线圈采集磁共振信号，按一定数学方法进行处理而建立的一种数字图像。

目前MRI被越来越多地运用于心血管疾病的诊断，可对心血管系统解剖形态、组织学特性、功能、血流灌注、心肌活性、心脏功能、斑块负荷等进行综合评价，并为心脏手术或介入治疗效果提供无创的随访资料。

心血管MRI因具有下列优势特点，而在心血管疾病的诊断中具有重要意义。首先，MRI的组织对比良好，能准确区分心脏的正常结构、肿瘤、脂肪浸润、组织变性、囊肿及积液；能够在任意方向进行容积资料采集并迅速获得三维图像；无创，无放射性；MRI区分心脏结构和血池时，不需要造影剂，所以避免了碘对比剂的过敏和毒性反应；有较高的时间和空间分辨率；能够准确、实时地显示心血管解剖形态、功能、血流灌注，并测定心肌活性，对心血管系统功能进行全面评价；充分抑制搏动伪影，获得极高分辨率的清晰稳定图像；快速成像序列可以在一次屏气过程中完成全部图像采集，有效消除了呼吸伪影的干扰。心脏MRI成像需要某种形式的生理性门控技术。目前，在心脏MRI中使用的主要技术包括

MRI 门控、多层技术、电影 MRI 和快速梯度回波成像技术。

二、心脏 MRI 的临床应用

心脏 MRI 在临床上应用主要用于显示病理解剖。近年来，多种心脏 MRI 技术的结合，能对心血管系统解剖形态、组织学特性、血流灌注、心肌活性、心脏功能等进行综合评价。

准确显示解剖异常的心脏疾病，如复杂性先天性心脏病、心包疾病、胸主动脉病变。

（一）在缺血性心脏病的临床应用

心脏 MRI（CMR）的临床适应证：①静息时患者 ECG 异常，不能耐受运动平板试验。②介入治疗前明确冠状动脉的大血管及其分支情况。③介入治疗术前心脏室壁运动情况，评价其收缩功能。小剂量多巴酚丁胺负荷试验可用于测定左室室壁运动，检测隐匿性冠心病，CMR 网格标记技术可提高负荷试验的准确性，CMR 频谱技术可识别早期心肌缺血。

MRI 能够发现缺血区心肌的信号减低，延迟期成像无异常。梗死心肌室壁变薄，节段性室壁运动减弱、消失，心肌灌注首过成像显示灌注减低或缺损，延迟期成像显示梗死心肌呈明显高信号。急性梗死心肌信号强度增高，T_2WI 尤为明显。陈旧性梗死由于心肌纤维化，信号强度减弱，同样以 T_2WI 为著。

（二）在非缺血性心脏病的临床应用

1. 扩张型心肌病

电影 MRI 显示节段性或者全心室运动异常，左心室或双心室的心肌收缩功能普遍下降，收缩期室壁增厚率降低，EF 值多在 50% 以下；心肌信号改变，在 T_1WI、T_2WI 表现为较均匀等信号。黑血序列、亮血序列及增强扫描可显示附壁血栓，在 T_2WI 多成高信号。

2. 肥厚型心肌病

MRI 的表现：①左室心肌不均匀增厚，常常 > 15 mm，主要累及前室间隔及左室前壁中部和基底部，肥厚心肌/左室后壁厚度 ≥ 1.5。②病变常伴有左室心腔缩小、左室流出道狭窄、左室舒张功能减低、二尖瓣关闭不全等。③晚期左室扩张，收缩功能降低。

3. 限制性心肌病

MRI 诊断要点：①双心房扩大，上下腔静脉及门静脉扩张。②单室或双室舒张功能受限，表现为舒张早期的狭窄的喷射影，心室舒张期血流峰值/心房舒张期血流峰值 > 2。③心室腔正常或略缩小，心室壁厚度正常，心室收缩功能正常或轻度减低。心房高度扩大和心室腔不大是原发性限制性心肌病的特点，心尖部闭塞伴心内膜条带状强化可能是心内膜下心肌纤维化的重要特征。目的除了显示心室舒张受限外，主要是鉴别限制型心肌病与缩窄性心包炎。缩窄性心包炎的心包厚度在横断面上测定 > 4 mm。另外，因为异常舒张期室间隔运动是缩窄性心包炎常见的表现，所以应用电影 MRI 观察室间隔运动有助于两者的鉴别诊断，但 MRI 不能很好显示心包钙化。

4. 致心律失常型右室发育不良

2010 年 MRI 诊断标准主要条件：①右心室局部室壁运动消失或运动障碍或收缩不同步。②右室舒张末期容量与体表面积比值 > 10。

（三）在评价心功能的临床应用

CMR 时间及空间分辨率高，在充血性心力衰竭患者的评估中发挥重要的作用，心脏多层短轴成像排除了超声测量的几何学假设，获得准确的心肌及心脏容量定量数据，准确地评估左、右心室的大小、形状和功能，识别淀粉样变性和心肌致密化不全等的特异形态。用对比成像测定血流速度，可进行舒张功能的评估。

（四）在心脏瓣膜病的临床应用

临床上，超声心动图在心脏瓣膜病的诊断上具有优势，然而在判断瓣膜反流的严重程度上的定量分析并不成功，只能大致评估，CMR 通过测定电影 MRI 的信号流空和测定两心室的每搏输出量的差异等方法，能定量分析瓣膜的反流程度。此外，能精确显示心脏瓣膜的厚度及其开放、关闭功能、受累瓣口的大小、瓣膜的狭窄及关闭不全、赘生物等，同时可通过血流速度的三维成像观察血流动力学变化，用于介入或外科手术的术前评估和术后随访研究。

（五）在心包疾病和心脏肿瘤的临床应用

MRI 能够准确显示心包的形态、厚度及心包腔积液，对缩窄性心包炎等心包病变有很高的诊断价值。CMR 快速成像技术可从形态、功能、灌注等多方面观察心脏、心包，确定心脏肿瘤的位置、大小、心腔内外浸润范围、与周围组织的关系、周围大血管，以及肺、纵隔的情况，为心脏肿瘤的诊断提供了又一有效而直观的方法。CMR 对少数心脏肿瘤可做出定性诊断，如脂肪瘤、纤维瘤、黏液瘤等都具有特征性的信号改变，但是大多数心脏肿瘤的类型诊断难度较大，且肿瘤的良、恶性质在 MRI 信号上难以区分。

（六）在先天性心脏病的临床应用

在下列情况，需实施 CMR 检查。

（1）超声心电图无法保证为临床提供足够清楚的诊断图像。

（2）由于心室体积和射血分数是临床很重要的参数，因此当超声提供的数值模棱两可或模糊不清时，应使用 CMR 证实或修改超声测量值后才能进行临床决策。

（3）下列情况 CMR 往往比超声心动图（UCG）更加有效，可以解决大部分 UCG 所不能解决的问题：①体、肺静脉，如肺静脉畸形引流或血管阻塞等。②右室容积和射血分数，如法洛四联征术后。③右室流出道疏通术、右室肺动脉外管道术后是否通畅，有无狭窄或瘤样形成等。④肺动脉瓣反流量。⑤通过测量主动脉和肺动脉干的血流，计算分流量。⑥主动脉瘤、夹层和主动脉缩窄。⑦体肺动脉侧支和动静脉畸形。⑧冠状动脉起源异常；通过对比剂延迟强化，定性和定量地测定左右室心肌纤维化的程度和范围。

第四节　MR 血管成像

MR 血管成像（MRA）是一种完全无损伤性血管造影新技术。随着计算机技术的发展，软件功能的不断完善，二维、三维"梯度回波脉冲序列"、快速自旋回波序列以及"流动补偿"技术相继投入使用，使得 MR 技术具备了显示血管形态和血流方向、测定血流速度和流量的能力。从 1990 年开始，血管 MRA 作为一种特殊技术在美国率先应用于临床。

一、MRA 所具有的优势特点

MRA 相对于其他的心血管影像学检查具有一些潜在的优势，主要包括：① CMR 无须电离辐射或者放射性核素或者碘造影剂而可获得图像，其非侵入性的特点减少了不必要的血管内损伤。无碘对比剂及电离辐射避免了许多相关的并发症。② CMR 能在身体任何平面位置获得影像，没有体型及体位的限制。③ CMR 是一种灵活的显像模式，能评估心血管解剖和功能的多种不同参数。CMR 能明确心血管解剖和结构以及组织组成特点。根据室壁运动或血流速度测量心肌功能，明确冠状动脉的开口及走形。④ CMR 具有很高的立体与瞬时清晰度，可以区分正常心血管结构及异常心血管结构，测量左室或右室心肌厚度、僵硬度，或者组织灌注及心肌梗死的面积，具有高度的可重复性和灵敏性。而其缺点在于扫描时间长；涡流可引起散相位，局部信号降低；层面内血流部分被饱和，信号降低和丢失，小血管分支显示不佳。

二、MRA 的临床应用

1. 冠状动脉 MRA

冠状动脉管径细小，末梢部直径仅为 3~7 mm，选择性冠状动脉造影的分辨率为 0.3 mm，而冠状动脉的空间分辨率为 1.9 mm×1.9 mm，所以目前冠状动脉 MRA 尚不能替代冠状动脉血管造影。冠状动脉 MRA 的主要临床应用指征：①显示冠状动脉狭窄。②评价冠状动脉畸形。③评价闭塞的冠状动脉开放状态。④评价冠状动脉搭桥移植血管的开闭状态。

冠状动脉狭窄的表现为冠状动脉狭窄所引起的血管内涡流的形成，使该区域表现为低信号，同时，血管狭窄或闭塞后末梢血流的明显减弱，将表现为血流信号的明显狭窄或突然消失。国外研究表明，冠状动脉MRA确定冠状动脉主要分支明显狭窄具有高度的准确性,其敏感性和特异性优于放射性核素显像,当然也存在一定比例的假阴性和假阳性。

常规选择性冠状动脉造影对异常冠状动脉的显示有时并不理想,主肺动脉之间的异常冠状动脉的近侧部分往往难以显示。三维冠状动脉MRA能够对冠状动脉进行三维图像采集,并通过容积重建对血流和血管的解剖进行三维显示,发现MRA对异常冠状动脉近段的显示具有重要的意义(图3-4)。

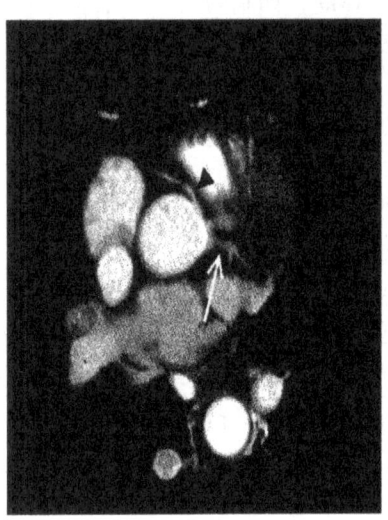 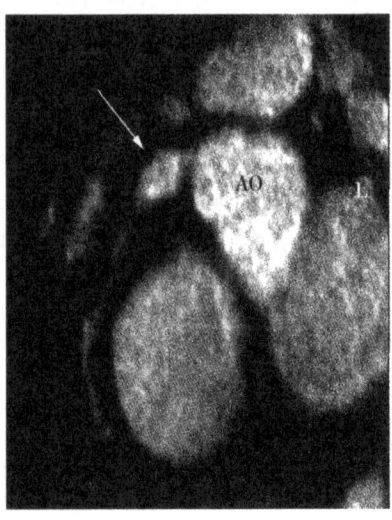

图3-4　CMR 显示冠状动脉血管的起源及走行

2. 颈动脉 MRA

详见(图3-5)。MRA最常用于颈动脉分叉部病变的检查,因为颈部血管血流量大,没有呼吸等移动伪影的干扰,图像质量好(图3-6),并可获得颈动脉起始部至虹吸段的造影图。立体旋转图像多角度观察可消除血管相互重叠的影响,使病灶显示更加清楚。MRA还可用特殊的预饱和方法除去颈动脉的影响而仅显示颈静脉,从而可以了解肿瘤侵犯、压迫静脉的情况。

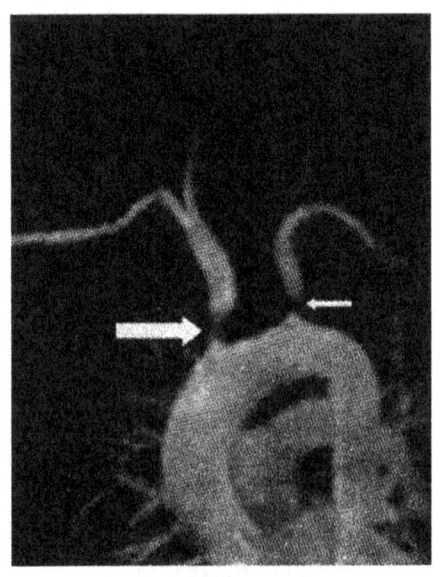

图3-5　MRA 显示颈总动脉分叉处狭窄

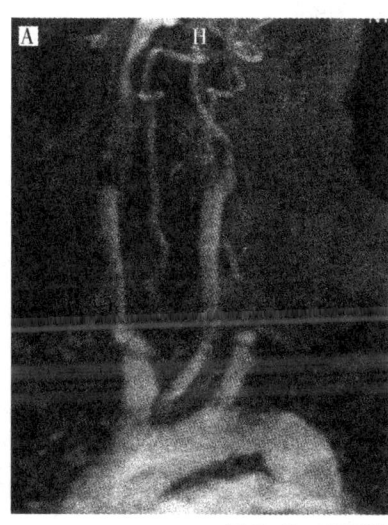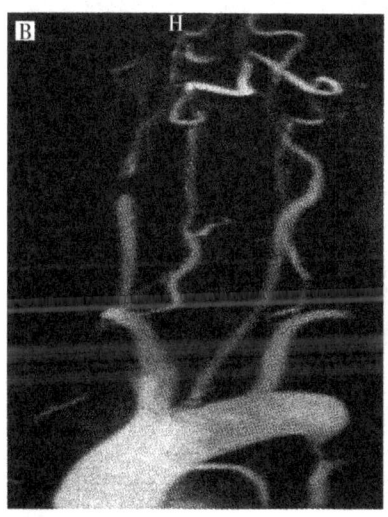

图 3-6　呼吸对血管图像质量的影响

A. 呼吸等移动伪影的干扰，颈部血管图像质量差；B. 没有呼吸等移动伪影的干扰，颈部血管图像质量好

3. 颅内血管 MRA

适应证：怀疑蛛网膜下隙出血或自发性脑内血肿应行脑血管造影或核 MRA，顽固性癫痫及头痛也要考虑有颅内动、静脉畸形，颅内动脉瘤的可能性而行脑血管造影或 MRA。

由于 MRA 在显示颅内动脉瘤的瘤体及载瘤动脉具有无创、安全、清晰、敏感性高的优点，目前认为 MRA 是颅内动脉瘤的首选诊断方法。但是 MRA 的不足之处在于依靠血流流空效应，对血液涡流的血管病变有夸大作用，慢血流及复杂血流显示不清，有时很难显示小动脉瘤。MRA 以无损伤性、适应证广泛而日益受到重视，开发 MRA 新技术成为当今热点。MRA 可准确做出巨大型动脉瘤的诊断和鉴别诊断。MRA 图像上表现为颅内动脉管腔局限性膨大，可呈囊状、梭形或浆果状。当瘤内有血栓形成时，可表现为动脉瘤内充盈缺损，结合原始图像及常规扫描不难诊断。三维重建可以多角度、多方位对动脉瘤及其载瘤动脉进行观察，与数字减影血管造影（DSA）二维图像相比，对动脉瘤细节的显示更有优势。对于有血栓性动脉瘤，MRA 结合原始图像及 MRI 在显示瘤腔的大小、形态、血栓情况明显优于 DSA。MRA 对动脉瘤漏诊主要原因有动脉瘤小（直径<3 mm）、不常见部位、血管重叠、载瘤动脉痉挛、动脉瘤破裂出血、瘤腔内完全充满血栓等。根据以上情况结合 MRI，可以提高 MRA 的术前确诊率。同时注意采用多薄块法减少饱和效应，薄切层和高矩阵提高分辨率，以增加小动脉瘤的检出。假阳性最常见部位是前交通动脉，其次为大脑中动脉、基底动脉和后交通动脉，采用靶区重建技术可以改善扭曲血管和重叠血管的显示，减少动脉瘤的漏诊和误诊。

4. 胸部血管 MRA

胸部的呼吸运动及心脏搏动等移动伪影使常规 MRA 检查受到影响，普通肺血管 MRA 图像质量不高（图 3-7）。使用心电门控 MRA 电影技术结合 MR 所固有的断层图像，可动态观察并测量心脏各房室的收缩功能，观察瓣膜开放情况，直接显示心脏内肿块大小，甚至可发现梗死后心肌信号的异常改变。但由于图像质量欠佳，临床应用受到一定限制。采用超短重复时间和回波时间技术缩短成像时间，可显示肺动脉第三级分支，在诊断肺动脉栓塞上具有优势。

目前，腹部血管 MRA 主要对肾动脉狭窄有着重要的诊断意义。在肾动脉 MRA 的检查过程中发现能比较清楚地显示近段肾动脉狭窄，但对远段显示欠清，狭窄区伪影造成对狭窄病变的判断偏重，对需要做肾脏移植的肾衰竭患者，MRA 是唯一能较清楚显示肾血供的手段。通过"血团追踪"技术，可观察门脉血流方向、流速及脾肾静脉搭桥术后血流是否通畅。在下腔静脉及髂静脉血栓性病变的诊断上，MRA 也有一定意义。多层面和矢状面血管断层图可显示管腔内病变。

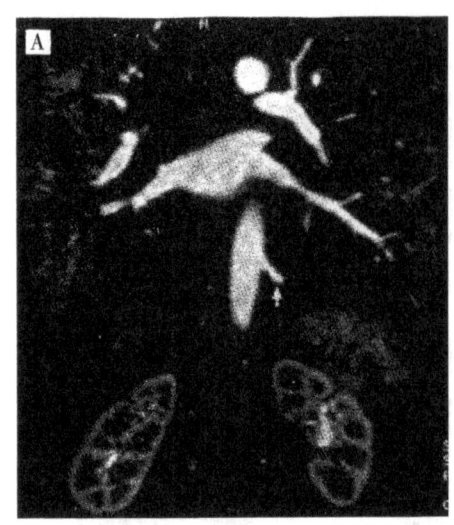 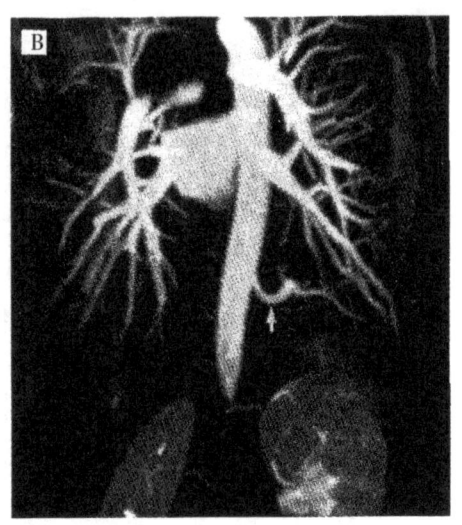

图 3-7 呼吸运动与心脏搏动的干扰对图像质量的影响
A. 移动伪影对图像质量的干扰；B. 没有移动伪影清楚显示图像质量

5. 四肢血管 MRA

以往 MRA 对四肢动脉系统的研究较少，一般认为膝、肘以上 MRA 尚有诊断意义，而膝、肘以下由于血管腔细小、分支多、血流慢、血管成像质量低，限制了 MRA 在这一区域的应用。

6. CMR 的安全性问题

美国 2010 年《心血管核磁共振专家共识》中指出目前 CMR 的安全性较高，但也存在一定的风险，《共识》将其来源分为三大类。

（1）MR 扫描室内金属物体飞射：在进行 MR 检查时，由于磁场一直存在，带有磁性的金属物体会被吸入磁体，有可能对室内人员造成伤害。所以 MR 室外应该设有明显标志，禁止带入金属物体。

（2）关于体内植入设备 CMR 检查的安全性问题，有几个方面的因素：CMR 扫描仪的静磁场很强大，对于铁磁性的物体可能会造成移位，完全用非磁性材料制作的植入物，N300 系列不锈钢、钛合金、镍钛合金，由于没有电子元件或磁性物质，可以在植入后立即进行 CMR 检查。对于具有弱磁性的物体，CMR 安全性还没有完全确立，如果植入后立即扫描，CMR 有可能造成这些植入物的移位，但对于固定良好的植入物，一般不会产生移位，如心脏人工瓣膜，其受到的心脏搏动及血流冲击的力量，远大于 CMR 对这种弱磁性物体的作用力。一般而言，对于具有弱磁性的植入物，如果确实需要 CMR 检查，可等待一段时间后，如植入 6 周以后再考虑 CMR 检查。对于冠状动脉支架、主动脉支架、心脏起搏器、下腔静脉滤器、心内植入物、血流动力支撑装置等 CMR 检查安全性问题，如非磁性的冠状动脉支架，进行 CMR 检查通常是安全的，但不建议在 3.0T 场强下扫描。另外，对于药物洗脱支架，其 CMR 安全性问题仍有待商榷，又如心脏起搏器和主动脉气囊反搏器，由于含有复杂的电磁元件，是 CMR 检查的禁忌证。关于体内植入物的安全性问题，由于植入物种类繁多，其发展变化也较快，对于某一具体的植入物设备，特别是遇到不熟悉的植入物时，在进行 CMR 检查前，需要从该物品的包装说明书或 CMR 安全网站或手册中查询，以确定安全性的问题。

（3）MRI 钆对比剂常用于 CMR 检查：包括灌注、延迟增强、肿瘤增强成像扫描。关于钆剂的安全性，除了变态反应外，还可以引起肾源性系统性纤维化，引起急性肾衰竭，甚至严重的肾衰竭，尚可累及胸膜、心包、肺、关节，以及斜纹肌（包括膈肌和心肌）。对于肾功能受损的患者，特别是对于老年患者、慢性肾病或慢性肾衰竭患者、肾移植患者，需慎重考虑进行 CMR 检查；对于严重肝脏疾病及肝移植相关的肝肾综合征的患者，也不建议增强 CMR 检查。

第五节 放射性核素检查

放射性核素检查技术（radionuclide techniques）是利用放射性核素或其标记化合物，代替同类的非放射性物质引入体内，追踪其在体内脏器及组织中的位置、数量及转变，该技术在心血管疾病应用方面主要包括：①心功能测定。②心血池显像和心肌显像。③放射性核素心血管造影。④放射免疫分析。

（一）心功能测定

临床上常用的如心排血量测定、左心室射血分数（EF）以及肺稀释曲线测定。心排血量测定是通过静脉快速注入放射性 ^{131}I - 人血清清蛋白，于心前区描记放射性标志物通过心脏各房室的时间 - 放射性浓度曲线。根据稀释法原理，放射性标记物通过心脏的时间 - 放射性浓度曲线的积分，与通过心脏的血流量成反比关系，从而计算出心排血量。

本检测主要用于估价心脏储备功能，了解急性循环衰竭患者的血流动力学改变，估价病情和指导治疗。

左室射血分数可采用 ^{99m}Tc 在体内标记红细胞或转铁蛋白，短期内不能透过血管壁，并在血液中呈均匀分布的特性，用"心脏核素听诊器"探测或用门电路控制的 γ 照相机照相，便可获得左心室内放射性涨落或心室随收缩或舒张而发生的容量变化的数据，通过电子计算机处理，即得到左心室射血分数。本参数对于冠心病的诊断及对冠心病患者心肌缺血的监测和药物、介入或手术治疗的疗效观察，对心肌梗死患者预后的评价，均有重要参考价值。

放射性核素肺稀释曲线是一种测定中心循环内有无左向右分流的检查方法。正常人当静脉快速注入 ^{99m}Tc 或 ^{111m}In "弹丸"后，在肺部所记录到的时间 - 放射性浓度曲线应是上升和下降都十分陡峭的曲线，继之出现体循环混合后的再循环峰。当中心循环存在左向右分流时，第一次通过肺的放射性物质经分流通道过早地又回到肺中，这时记录到肺的时间 - 放射性浓度曲线下降支变得延缓且出现分流峰。据对曲线的分析，计算出肺循环和体循环血量（QP/QS）比值，据此可算出左向右分流量的大小，对先天性房、室间隔缺损等疾病的病情估计颇有帮助。

（二）心血池显像

心血池显像是利用放射性核素标志物注入人体血管内，在短期内不透过血管壁，并均匀地分布于心腔和大血管内，通过扫描或 γ 照相机可在体外显示心脏大血管血池的影像。常用的心血池显像有如下几种。

1. 静态心血池显像

常用的血池显像剂有 ^{99m}Tc 标记的人血清清蛋白（^{99m}Tc-human Se-rum albumin，^{99m}Tc-HSA）和 ^{99m}Tc 标记的红细胞（^{99m}Tc-RBC），经静脉注射 10～15 min 后，应用闪烁扫描仪或 γ 照相机进行多体位扫描或照相，可获得心脏大血管及其周邻组织器官的有关显像图。临床上主要用于下列疾病的诊断和鉴别诊断：①鉴别心包积液与扩张型心肌病引起的球形大心脏。②确定心内有无占位性病变，如左房黏液瘤。③主动脉瘤与纵隔肿瘤，腹主动脉瘤与腹腔实质性肿瘤的鉴别。④诊断心室壁瘤等。

2. 门电路心血池显像

静脉注射血池放射性核素显像剂之后，应用受检者自身心电图 R 波为触发 γ 照相机的信号，选择性地或连续快速拍摄心动周期中各时相的影像，可实时显示心脏舒缩过程的动态图像，有利于观察分析心室壁运动的情况。通过血池显像可获得心室容积曲线，可定量分析心室舒张末期（EDV）和收缩末期的容量（ESV）。采用容积法可计算出心排血量、射血分数、心脏指数（CI）等心功能指标，有利于对受检者心功能的评估。心血池显像目前已能建立三维空间图像，可更真实地对心脏的解剖形态学和心功能状态做出更客观的评价。门电路心血池显像结合运动负荷试验或药物介入试验，可提高冠心病诊断的灵敏度，对某些无症状性心肌缺血的诊断也很有价值。基于心肌收缩的位相变化与激动传导的时序有恒定关系，因此应用位相动态分析可直接观察激动传导的起点和途径，对确定室上性心动过速的折返途径、预激综合征旁路定位以及左、右束支传导阻滞的定位等，可与心电生理检查相媲美，甚至更为准确。此外，对心室壁瘤室壁运动情况的评价和心脏起搏器起搏点及传导途径的监测也颇有价值。

(三)心肌显像

心肌显像是利用某些放射性核素或其标记物直接显示心肌形态的技术。目前多采用单光子断层显像(SPECT)和正电子断层显像(PET),统称为ECT,尤以前者应用较广。因使用的显像剂不同而有两类心肌显像法:一类是能在正常心肌浓聚,反映有功能的心肌组织,该类放射性核素常用的如 ^{201}Tl 和 ^{99m}Tc 标记甲氧基异丁基异腈(^{99m}Tc-MIBI)等,若局部心肌血供减少,心肌细胞坏死或瘢痕组织形成,则该部分心肌无吸收这类放射性核素的功能,在病灶处表现为放射性"冷区",故称为"冷区"显像。另一类放射性核素刚好相反,新鲜梗死的心肌组织能摄取放射性物质,而正常心肌不吸收,常用的如 ^{99m}Tc 焦磷酸盐(^{99m}Tc-PYP),结果在病灶处有放射性核素浓聚,呈现放射性"热区",而正常心肌部位无放射性核素而不显影,故称为"热区"显像。心肌显像能直接显示心肌缺血、心肌梗死的部位、大小和形态,具有定量诊断的价值,是心电图、心肌肌钙蛋白和血清酶学等各项诊断心肌梗死指标的重要补充。近年来采用放射性核素 ^{111m}In 标记肌凝蛋白抗体可更准确地显示心肌梗死的范围,对心肌梗死诊断的敏感性和特异性均在95%以上。^{99m}Tc-MIBI 心肌灌注显像结合运动试验可早期发现冠心病,检出不典型心绞痛、无症状性心肌缺血,通过心室壁节段分析可推算出哪一支冠脉狭窄。此外,心肌显像也可用于冠脉搭桥手术后、PTCA术后的疗效评价。

(四)放射性核素心血管造影

核素心血管造影是应用 ^{99m}Tc 进行"弹丸"式静脉注射。当放射性核素沿着循环途径首次通过心脏和大血管时,用沿着循环途径首次通过心脏和大血管时,用 γ 照相机以每秒1~2帧的速度连续拍照25 s,以获得放射性核素通过心脏、大血管的连续影像。通过分析这一系列图像中心脏和大血管的显影顺序、时相变化和解剖形态的改变以及放射性时间-浓度曲线,可观察心脏血流动力学的变化。本法主要用于确定心内有无分流及分流量大小,对心瓣膜病、大血管瘤、心内占位病变、心室壁瘤等也有一定诊断价值。近年来,根据"首次通过"放射性核素心血管造影及门电路控制的心脏血池显像,与运动试验相结合,可分析心室壁的整体和局部动作及心动周期中心室容量的系列变化,对于检出冠心病患者节段性室壁运动异常和估价射血分数异常有重要价值,有利于对冠心病的心功能估价和早期诊断。

(五)放射免疫分析

放射免疫分析技术已普遍开展,通过测定血浆肾素、血管紧张素Ⅰ、Ⅱ和醛固酮的浓度,有利于鉴别各种类型的高血压病,对高血压病的发病机制的研究也有一定价值。血清肌红蛋白和心肌肌凝蛋白轻链以及心肌肌钙蛋白的测定,对于急性心肌梗死的诊断、梗死范围大小的判断优于酶学检查。此外,通过血清地高辛浓度测定,对临床合理使用洋地黄,避免不良反应也有一定参考价值。

心血管病的诊断技术繁多,如心尖冲动图、颈动脉图、颈静脉图、心阻抗图、心音图等,由于篇幅所限不予赘述。

第四章 心内科常用监护技术

第一节 血流动力学监护

心功能检查及血流动力学监测，既往主要用于急性心肌梗死所致的泵功能衰竭，近来还用于心肌病、瓣膜性心脏病伴发的心力衰竭。尤其是无创伤性血流动力学监测技术的发展，已广泛地用于各种心脏病变，在心力衰竭诊治、监护中具有重要价值。

一、临床意义

（一）早期诊断，评价心泵功能

临床的床边观察、心电图、X线检查可提供许多诊断信息，但难以正确、及时地反映心脏泵功能改变。不少心脏泵功能的血流动力学变化可出现在上述各种检查之前。及时地进行血流动力学监测，可获得各项血流动力学精确参数，为早期诊断、早期治疗心力衰竭提供客观依据。例如，肺毛细血管楔嵌压的升高，往往出现在肺淤血之前；而经过治疗后，肺毛细血管楔嵌压的降低亦早于临床症状、体征和X线检查结果。又如，临床表现并不能完全客观地反映左室功能，有时临床症状并不明显，而心功能测定结果已有改变，这是因为机体发挥代偿效应，可在一段时间内不出现临床症状，表面上患者看起来尚属良好，实际上这是一种假象，掩盖了心功能的真实改变。在患者中常有气急症状，是呼吸功能减退所致或是心脏功能受累的关系，单从临床观察有时甚难判别，通过心功能血流动力学监测，往往可查明气急的原因是属肺源性或属心源性。只有明确气急的性质与病因，才能针对性进行合理治疗。

（二）指导临床分型，选择合理治疗方案

心泵衰竭时，根据血流动力学变化，可分为各种不同类型。例如，先天性心脏病中的室间隔缺损伴发肺动脉高压时，如肺小动脉阻力大于 800 $dyn \cdot s \cdot cm^{-5}$ 时，不宜手术治疗；当 < 800 $dyn \cdot s \cdot cm^{-5}$ 时，仍可争取手术治疗。在急性心肌梗死并发泵功能不全时，Forrester 等按血流动力学改变进行分型，不同类型需采用不同治疗方案。应用扩血管药物时，常需根据血流动力学特点，选择合理的扩血管药物或方法。在胸外科做冠状动脉搭桥手术时，往往采用射血分数指标，作为能否手术的血流动力学评价指标。有的学者提出，冠脉搭桥时射血分数应大于 50%，低于 50% 时应为手术禁忌证。最近，由于手术技术水平和麻醉技术水平的提高，射血分数低于 50% 时，亦有手术成功的报告。

（三）评价疗效

在血管扩张剂临床治疗中，常需在血流动力学严密监测下用药，否则剂量不易掌握，有时仅用小剂量即引起心排血量及血压的明显下降。血流动力学监测目的有：①了解心功能状态、选择用药的适应证以及合理的血管扩张剂；②观察治疗效应，预防和早期发现低血压、心动过速、心动过缓等不良反应；③指导治疗，根据血流动力学监测结果，调节用药速度、剂量或调换、停用药物。

治疗过程中，还可评价各种药物疗效，选择适宜的药物及组合。近来因计算机介入"药物治疗信息反馈系统"的应用，使血流动力学监测又进入一个崭新时代。例如，可应用计算机测定血压和心排血量，再将计算机反馈信息，让计算机发出指令自动调整滴药速度，使血压或心排血量维持在一个最佳水平，这一技术发展无疑大大提高血流动力学监测水平，提高治疗效果。

（四）提示预后

泵衰竭的发生率、严重程度及死亡率均与心功能密切相关。左室功能曲线是指示心脏泵功能最有价值的指标之一，肺毛细血管楔嵌压、心排血量、动脉压等指标的测定亦可提示预后和指导治疗。在心肌梗死后，心阻抗微分波 O 波增高，往往提示预后不良的警告讯号。右室心肌梗死时的血流动力学监测亦有其特殊重要意义，右室功能损害严重，预后较差。

二、观察指标

血流动力学监测的指标可分为压力、容量、阻力、速率、时间以及综合性指标，现分述于下。

（一）动脉血压

不同部位动脉监测意义各异，常用监测动脉为肘部动脉，采用袖带血压表测量；心导管检查时常测定肺动脉、肺小动脉压力以及主动脉、颈动脉、胸主动脉、腹主动脉压力；重危患者监护或麻醉监护时常采用桡动脉穿刺测压；胸外科手术时，还可测定冠状动脉压力。

监测动脉血压，对泵衰竭患者极为重要，尤其在急性心肌梗死患者更为重要，如血压过高，增加后负荷，使心肌耗氧量增加，扩大心肌梗死面积；亦可因血压过低，影响冠状动脉灌注，心肌缺血，亦可使心肌梗死范围扩大。冠状动脉血流与冠状动脉灌注压（主动脉压）成正比，与冠状动脉阻力成反比。在冠状动脉硬化时其阻力较恒定，因而冠状动脉血流主要靠主动脉压。在急性心肌梗死并发休克时，轻微的血压下降，亦可明显影响冠脉血流和心肌供氧，应精确地直接测压，使平均动脉压不超过 80 mmHg，亦不应低于 70 mmHg 为宜。在休克状态或用缩血管药物时，外周小动脉剧烈收缩，用一般袖带血压表测不准以至测不到血压，此时动脉插管直接测量血压非常重要，所测数值较袖带血压表高 10 ~ 30 mmHg。

肺毛细血管楔嵌压（PCWP 或肺小动脉嵌入压，PAWP）对评价肺循环及左室工作状态非常有用，在肺阻力不变时，PCWP 与肺静脉压相似，肺静脉压又能反映左房压，若无二尖瓣狭窄，左室舒张期左房压又与左室舒张末期压相近。因此，可用右心导管测得的 PCWP 来反映左室舒张末期压，对早期监测是否发生心力衰竭有重要意义，目前已为各医院监护病房中常规监测血流动力学方法之一。PCWP 正常值为 6 ~ 12 mmHg。

在肺血管阻力正常情况下，肺动脉舒张压与 PCWP 有密切相关，如无条件记录 PCWP，可将肺动脉舒张压减去 1.96 mmHg 即相当于 PCWP。

由于 PCWP 测定要用心导管检查，有一定创伤性，近 20 年来，有不少学者用无创伤方法估测 PCWP，可用超声心动图、心阻抗血流图等方法，但精确性不及直接测压法。

（二）房室压

均用心导管直接测得，是监测心力衰竭最可靠的依据。左心衰时，左室舒张末期压应高于 18 mmHg；右心衰时，右室舒张末期压应高于 10 mmHg。右房压力亦是反映右室舒张末期压增高的指标，而左房压力除有房间隔缺损外，较难用有心导管测得（左室导管插管时偶尔亦有可能进入左房）。

（三）静脉压

可用穿刺方法测定颈静脉（中心静脉压）和肘静脉压，主要反映右室及右室舒张期负荷。中心静脉压正常为 6 ~ 10 cmH$_2$O，超过 10 ~ 12 cmH$_2$O，表明有心衰竭可能，肘静脉压正常 3.0 ~ 14.5 cmH$_2$O，右心衰竭可增加到 15 ~ 25 cmH$_2$O。

（四）血流量

血流量常用指标有每搏量（SV）、每搏指数（SVI）、每分心排血量（CO）和心脏指数（CI）等，是反映心脏泵血功能的主要依据，是最常用、最有效反映血流动力学状况的手段之一。其变化与机体新陈代谢需求相适应，如不能满足全身新陈代谢需要，便出现心力衰竭或循环功能不全。既往主要采用 Fick 氏法、染料稀释法、热稀释法、同位素法测得，近 20 年来应用超声心动图、心阻抗图等间接测定，具有简单易行、无创伤、多次重复以及连续观察等优点，国内已较普遍应用。此外，采用核素技术和磁共振技术对心脏功能检测也有重要价值。

（五）容积指标

容积指标主要指各房室收缩与舒张时的容积，是直接测定房室大小的依据，心力衰竭时各相应腔室大多增大。可用心室 X 线造影连续电影摄片、超声心动图、核心脏病学方法测知，其中以超声心动图最为简便、实用，目前应用最为广泛。用收缩与舒张期容量差值，可求得射血分数。

（六）阻力指标

阻力指标主要反映压力与血流量的关系，常用的指标有外周总阻力（体循环阻力）、肺总阻力（PVR）、肺小动脉阻力。阻力越大，心室的后负荷越重。正常外周总阻力（TPR 或 SVR）应小于 1 600 $dyn \cdot s \cdot cm^{-5}$，肺总阻力应小于 450 $dyn \cdot s \cdot cm^{-5}$。既往用心导管测定阻力，目前 TPR 多用非创伤方法（如心阻抗血流图、超声心动图等），而肺总阻力和肺小动脉阻力仍需用有心导管方法检测。

（七）时间指标

时间指标为采用时间间期评价心功能的指标，有等容收缩期、射血前期、射血期、快速射血期、缓慢射血期、等容舒张期、快速充盈期、缓慢充盈期、心房收缩期，或用其相互比值计算收缩时间间期，如舒张时间间期以及左室功能指数（Q-Z 间期）和右室功能指数（Q-C 间期）这些时间间期对判别左、右心室功能均有重要价值。其可分别用超声心动图、心尖搏动图、颈动脉图、心阻抗血流图、肺阻抗血流图以及心导管监测等方法测得。

（八）速率指标

在单位时间内容量、压力、形态变化的程度，如可用超声多普勒测定主动脉最大血流速度，测定平均加速度；用超声心动图测定室壁增厚速度；用心阻抗血流图测定 Heather Index，即 C 波振幅/Q-Z 间期，为胸腔内达到血流最大流速所需的时间，是一项客观评价心肌收缩力的有用指标。

（九）综合指标

求出压力、容量、时间、流量各种相互之间关系，以求客观评价心功能有用指标。例如，用每搏量做分子，以脉压做分母，求得主动脉顺应性；用心排血量乘平均动脉压可以估算小心室做功数值等。

这些指标用不同方法求得可有一定差异，在临床选用时尚需注意。

三、监测方法

血流动力学监测方法可分为有创伤性和无创伤性两大类。创伤性监测可能对患者带来一定创伤和痛苦，并需特殊设备和熟练的操作技术，但所测结果比较直接、可靠、准确，一般适合于手术中、监护室内使用；非创伤性监测具有可反复监测、连续观察、设备比较简单、受检者无痛苦和损伤等特点，较受患者欢迎，唯其影响因素较多，判断时应结合各方面临床资料综合分析，可避免一些干扰因素。如能采用创伤与无创伤两种方法联合监测，则更为理想，可取长补短，更全面地反映血流动力学状态。

（一）创伤性技术

创伤性血流动力学监测主要是心导管检查技术，主要设备需要穿刺针头、扩张导管、指引钢丝、三路开关、电测压计、压力心电示波器、压力心电记录器等，目前电脑测压装置亦取得很大发展。

1. 常规右心导管检查

常规右心导管检查是一种顺血流方向插入静脉，将心导管送入右房、右室、肺动脉以至肺小动脉，测定各腔、室压力和血氧含量，获得血流动力学的右心信息。与特殊功能导管相配合还可做右侧选择性造影、氢与维生素 C 稀释曲线、心腔内心电图、房室束及房室心电图标测、人工心脏起搏、心腔内心音图以至于肺动脉瓣狭窄球囊扩张，经房间隔穿刺二尖瓣球囊扩张，心内膜和心肌活检，等等。用心导管检查的死亡率约为 0.1%，可出现室性早搏以至严重心律失常、静脉痉挛、空气栓塞、心脏压塞（心包填塞）（导管穿透房或室壁）等并发症，应注意预防。

（1）用途：①根据血氧含量及压力、阻力变化和导管是否进入异常途径，诊断先天性心脏病；②协助肺心病、心包病变、三尖瓣病变、某些心肌病的诊断；③协助二尖瓣病变手术指征的选择和判断手术疗效；④通过血氧含量分析，计算心排血量、心脏指数和分流情况；⑤对急性心肌梗死、心力衰竭进行血流动力学监测；⑥通过心导管内注射造影剂，进行选择性心血管造影；⑦特殊要求的有心系统诊断与治疗措施。

（2）右心压力正常值：①右房正常平均为 0～0.8 kPa（0～6 mmHg），a 波顶峰在 0.3～0.9 kPa（2.5～7 mmHg），平均压超过 1.3 kPa（10 mmHg）即表示右房压增高；②右室正常压力为 2.0～4.0/0～0.7 kPa（15～30/0～5 mmHg）；③肺动脉正常压力为 1.6～4.0/0.5～1.7 kPa（12～30/4～13 mmHg），平均压力为 1.3～2.4 kPa（10～18 mmHg），如肺动脉压超过（收缩压）4.0 kPa（30 mmHg）或平均压超过 2.67 kPa（20 mmHg），应视为肺动脉压力增高。肺动脉总阻力应低于 4.5 dyn·s·cm^{-5}；④上腔静脉平均压为 0.4～0.8 kPa（3～6 mmHg），下腔静脉平均压为 0.7～0.9 kPa（5～7 mmHg）。

（3）血氧含量：①右房与腔静脉混合血氧含量应<1.9 容积%；②右室与右房应<0.9 容积%；③右室与肺动脉应<0.5 容积%。如果大于此值应认为异常，可能有心脏分流存在。

2. 常规左心导管检查

常规左心导管检查是一种逆血流方向，从动脉内插入心导管的方法，将心导管经股动脉、颈动脉，或肘、桡动脉送入主动脉、左室以及冠状动脉或左房，测定压力、压力阶差、压力波形、有无进入异常途径，选择性造影或特种目的检查与治疗。左心导管死亡率为 0.3%～0.5%，比右心导管危险性大；凡能用右心导管检查解决的，严禁改为左心导管。本检查常可能出现严重室性心律失常以及心脏压塞（心包填塞）等并发症，应严密注意预防。

（1）用途：①测定左室及主动脉压力及压力微分波、判断左室功能；②通过左室造影，计算射血分数，了解室壁活动状态，协助心肌病及室壁瘤等病变的诊断；③诊断二尖瓣及主动脉瓣病变；④协助对先天性心血管病的诊断；⑤施行冠状动脉造影、冠脉扩张成形术、冠脉溶栓治疗、主动脉内囊反搏、配合右心导管做动脉导管未闭栓塞术以及二尖瓣、主动脉瓣狭窄扩张术等。

（2）左心正常压力：①主动脉压力为（12.0～18.7）/（8.0～12.0）kPa［（90～140）/（60～90）mmHg］；②左心室收缩压与主动脉收缩压相似，舒张压为 -0.5～+1.3 kPa（-4～+10 mmHg）；③左房平均压在 0.5～1.1 kPa（4～8 mmHg）；④肺静脉压力与左房压非常近似。不同压力曲线对诊断颇有帮助，尤其左房-左室或左室-主动脉连续压力曲线，根据压力阶差及压力曲线形态可诊断有关疾病。

3. 气囊漂浮导管

一般称为 Swan-Ganz 导管，于 1970 年由 Swan-Ganz 首先用于床旁的血流动力学监测。这种心脏导管的顶端有一个可以充气的薄壁球囊，并有双腔，一腔可测定压力，另一腔通向球囊可以充气或放气。气囊有两项作用：①起漂浮导向作用，一般该漂浮导管经股静脉穿刺，根据插入深度和监测压力曲线，可以了解导管达到在右心系统的位置。在导管进入右房后，出现典型的右房压力曲线，为便于通过三尖瓣口和进入肺动脉，可向球囊内注入 1.0～1.5 mL 的气体（最好是二氧化碳，即使球囊破裂，对人体健康无明显影响）。此时该气囊漂浮于血流中，随血流漂浮起到导向作用，使导管能随血流漂浮，顺利通过三尖瓣口，进入右心室，再漂浮通过肺动脉瓣口，进入肺动脉，经肺动脉压力监测曲线证实，气囊漂浮导管顶端确实已进入肺动脉，将气囊导管的气囊中的气体全部放掉，可将导管再轻轻地向肺动脉分支前进数厘米，使导管顶端进入肺动脉分支或肺小动脉，再向气囊内注入气体 0.5～0.8 mL，使气囊膨胀并阻断该支肺动脉的血流和传递的压力，此时导管尖端内压力传感器接受的压力信息，是来自肺毛细血管的压力，肺毛细血管压力与肺静脉压力相似，左房压力与肺静脉压力相近，在左室的舒张末期的压力与左房压力也接近。因此，可以用肺毛细血管压力来推算左心室舒张末期压力，用右心导管测量左室的舒张末期压力，这是气囊导管的最重要的临床价值。②如果在导管内增加一条热敏电阻导线，使具有温度测量功能和相应的配套设备，还可以通过气囊导管内注射冰水（一般注射 5 次冰水，去除最大和最小数，用中间三个数值的平均数作为心脏排出血量的数值），用热稀释法测定心排出量。气囊漂浮导管技术，可得到比较完整的右房、右室、肺动脉和肺毛细血管压力（PCWP 或肺小动心内科常用监护技术脉楔嵌压，PAWP）及心排出量信息，是分析和判断临床血流动力学有客观意义的技术，并广泛应用于临床血流动力学监护，也是 CCU 监测的重要指标。

4. 微型心导管检测技术

1962 年正式研制微型心导管，将轻质硅塑料管（内径为 0.9 mm，外径为 1.3 mm）通过上肢静脉穿刺，将导管通过血流漂浮,经上腔静脉、右房、右室,可能漂浮进入肺动脉,可以测获肺动脉压力曲线,如果没有明显肺动脉阻力因素的条件下,用肺动脉舒张压力减去1.96 mmHg,即相当于左室舒张末期压力。

上述两种心导管的血流动力学检测技术,由于创伤小,可以在监护室的床旁施行,不需要放射科设备,没有X射线影响,因此受到临床医师和监护的患者欢迎。

5. 动脉穿刺测动脉压方法

常选用桡动脉测压(尤其适合手术麻醉时的血压连续监测,在一般病房较少采用),有时结合股动脉抽血也可选用股动脉测压。

在休克或使用缩血管药物时,由于外周小动脉剧烈收缩,用一般袖带式血压表有时测不到或测不准血压,此时采用桡动脉穿刺测血压有重要价值,实际上不一定血压非常低,可能会高于常规测血压值10~30 mmHg,有时患者脉搏不能扪及,而直接插入动脉测压,其结果显示血压并不很低;然而,也有一些患者,用常规方法测获的血压在90/60 mmHg,因外周血管处于强烈收缩状态,实际的心排量已明显降低,组织灌注严重不足,如盲目加大血管收缩剂用量,可能进一步加剧休克状态;相反,若根据动脉直接穿刺测压结果,合理应用血管扩张剂,减轻心脏负荷,增加心排血量,并配合其他治疗措施,可使病情迅速改善。

6. 中心静脉压(CVP)

可用静脉插管直接插到右心房或右心房的腔静脉处,正常值为6~10 mmH$_2$O,主要反映右室泵功能状态、血容量与血管张力之间的协调关系,如无三尖瓣狭窄,则CVP与右心室舒张压相一致;如CVP超过12 mmH$_2$O,提示补液过快或过多,或可能有右心衰竭存在;如超过15 mmH$_2$O应停止补液,并适当应用利尿剂;如低于4 mmH$_2$O,提示回心血量不足,应予快速补液,增加循环容量。需要强调指出:CVP主要反映右房负荷,而PCWP(肺小动脉楔嵌压)主要反映左房负荷,两者并无一定的相连关系,也不能用CVP来评价左心功能。

(二)无创伤技术

心脏超声、核素技术、磁共振技术以及心阻抗技术和心机械图等无创伤技术,均有较重要发展。

四、血流动力学监测的临床评估

根据表4-1、表4-2的资料,可为临床分型治疗及评价预后提供参考。

表4-1 左心衰竭血流动力学分型及临床联系

类型	血流动力学变化		临床表现
	PCWP(mmHg)	CI(L/min·m^2)	
Ⅰ代偿期	15~17	2.6~4.0	无心力衰竭表现
Ⅱ后向性左心衰竭(肺充血)	18~19	>2.6	轻度肺充血
	20~24	>2.6	中度肺充血
	25~29	>2.6	重度肺充血
	>30	>2.6	肺水肿
Ⅰ前向性左心衰竭	<17	2.2~2.7	亚临床抑制
	<17	1.8~2.1	出现灌注不足
	<17	<1.7	休克
Ⅳ双向性左心衰竭	>30	<1.7	肺充血、肺水肿、休克(肺充血及灌注不足)

表4-2 各种血流动力学状态的治疗原则

类型	CI(心脏指数)	肺毛细血管压(PCWP)	治疗原则
Ⅰ	正常	正常	不需要特殊治疗
Ⅱ	正常	升高	降低前负荷(利尿,扩张静脉药)
Ⅲ	降低	降低	补充血容量,正性肌力药物

续表

类型	CI（心脏指数）	肺毛细血管压（PCWP）	治疗原则
IV	降低	正常	降低后负荷（扩动脉药）和正性肌力药
V	降低	升高	综合 II 和 IV

第二节　心阻抗血流图无创伤性监测血流动力学技术

（一）概述

阻抗血流图是一种采用电生物阻抗技术，检测生物组织中血流动力学的技术。以心、肺、肝、脑最为常用的检测组织，如检测心脏血流动力学时，则称为心阻抗血流图（也称心阻抗图；ICG）；如检测肺循环血流动力学时，则称为肺循环阻抗血流图（也称肺阻抗血流图、肺阻抗图；IPG）。

1937年美国Nyboer首次提出应用电生物阻抗技术进行血流动力学研究，于1966年由美国明纳苏达州立医院Kubicek提出计算心输出量的Kubicek公式，并与心脏功能的生理变化基本符合，目前已逐步在临床推广应用。1970年俄国学者HOBeKO等，开展肺阻抗血流图研究，我国在20世纪70年代后期，系统研究肺心病的血流动力学变化，对肺心病早期诊断也有一定参考价值。以后国内不少学者观察心脏病患者血流动力学影响，取得许多有意义的成果。

（二）原理

阻抗血流图是采用电的生物阻抗技术，观察生物体器官或某一节段、区域在单位时间内容积变化。即：血流动力学引起身体某一节段的容积变化，这种容积变化可产生相应的电阻抗变化，记录此种阻抗变化即可能间接推测血流动力学改变。在测定心输出量时，把胸腔视作为一个网柱体，将血液流入与流出胸腔而引起的阻抗值变化，按一定的数学模型推算出每搏的心搏出量和有关生理指标。

但不同的组织、体液及呼吸状态均可能引起相应阻抗变化。20世纪80年代电脑技术引入生物阻抗研究，使其应用领域更为广泛，特别是阻抗CT对组织阻抗、血流动力学、局部肿块的判断研究，有重要价值。

（三）方法和仪器

国内外阻抗仪种类繁多，测定结果也有差异，给临床应用带来一定困难。国家医药管理部门批准和制订了阻抗血流图仪专业技术标准。在临床应用时，应采用符合专业技术标准的阻抗仪，用于心阻抗图、肺阻抗循环图等测定。

心阻抗图测定心输出量，目前多数采用Kubicek或其改良公式。将四条带状电极，其中两条为接收电极带，分别围于并紧贴颈根部和胸部（剑突水平）皮肤；另两条为用发射电极带，一条围于颈根部上3 cm，一条围于剑突下3 cm。按心阻抗血流图全国暂行标准进行操作。将心阻抗微分波和同步记录的心电图、心音图，按公式计算，可得出四项生理参数：基础阻抗值（Z_0，计算单位为：Q）、射血期（LVET，计算单位为：s）、C波振幅（dZ/dt max，计算单位为：Q/s）、胸腔长度（L，计算单位为：cm）以及血液电阻率（p，计算单位为：Q）。其正常图形见图4-1（与心音图和心电图同时检测）。

计算每搏量的Kubicek公式如下。

SV（每搏量，mL）= p × (L_2/Z_2) × VET × dZ/dt（max）

举例：p为135（一般不测量，以常数135代入公式），L为24 cm，Z_0为28Q，VET为0.32 s，dZ/dt（max）为3.2Q/s求SV。代入公式如下。

$$SV = 135 \times \left(\frac{24}{28}\right)^2 \times 0.32 \times 3.2$$

= 101.6 mL/每搏量

如心率为75次/分，则CO（每分钟心输出量）为：CO（mL）× HR（beat/min）= 101.6 × 75 = 7 617.3 mL/min = 7.62 L/min

如体表面积（BSA）为1.68 m^2：

则 CI（心脏指数）为：CO/BSA = 7.62/1.68 = 每分钟 4.54 L/m²。

则 SVI（心搏指数）为：SV/BSA = 101.6/1.68 = 60.5 mL/m²。

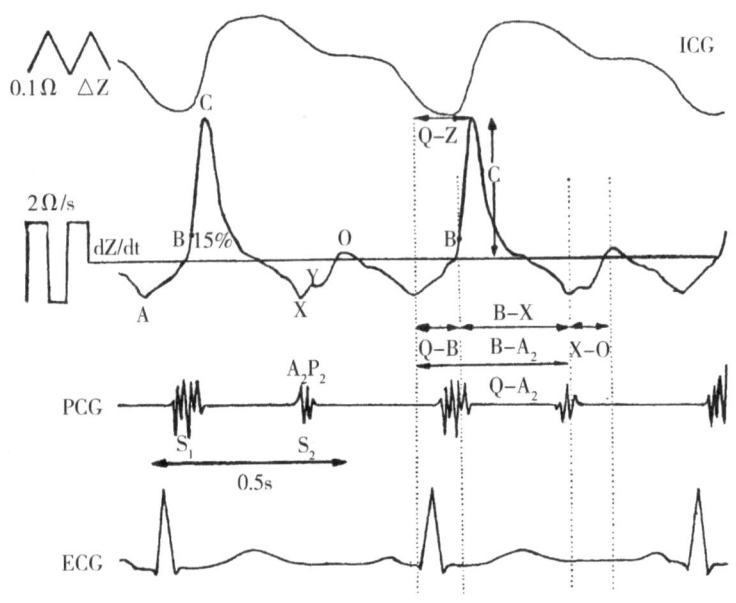

图 4-1 正常心阻抗血流图例

PCG：心音图；S_1：第一心音；S_2：第二心音；A_2：主动脉瓣关闭成分；P_2：肺动脉瓣关闭成分，B 点表示半月瓣开放成分，心室射血开始；B 点应校正 15%，如 C 波有升支切迹应以切迹为 B 点；ECG：心电图；dZ/dt：阻抗微分波（可分为 A dZ/dt、C dZ/dt、O dZ/dt）

（四）临床应用

主要应用于测定心输出量、心室收缩时间间期、心阻抗微分波、基础阻抗观察及其派生指标等五个方面。

1. 测定心输出量

这是临床应用最早的指标。是人体生命信息和心脏泵功能的最主要指标之一。既往测定心出量主要用创伤性的心导管技术如 Fick 法、染料稀释法、热稀释法和用超声心动图来测定心输出量。而同心阻抗法测定心输出量是无创伤性、可连续监测、简便易行，深受临床医师及患者欢迎。

心输出量的表达方式有每搏量（即每次心脏收缩向主动脉的搏出血量，简称 SV，正常成人 60～120 mL/每搏）；每分钟心输出量 [简称 CO，即每搏量 × 心率（次/min），正常成人为 3.5～8.0 L/min]；心脏指数 [简称 CI，即 CO/BSA（体表面积），正常成人为每分钟 2.0～5.0 L/m²]；每搏指数（简称 SVI，即每搏量/体表面积，正常成人为 40～80 mL/m²）。其中以心脏指数最为常用和客观，因为它已消除了体格大小和心率快慢两个影响因素。

荷兰学者 Raaijmalers 等报道英、德、荷关于心阻抗法和各种心导管法测定心输出量比较结果的文献，共 112 篇、164 组对比资料，与染料稀释法的相关系数为 0.82（0.75～0.87），与其他方法的相关系数为 0.91（0.87～0.93）证明均有良好的相关关系。国外学者报告了 24 例心力衰竭患者分别用肺动脉导管的热稀释法和心阻抗法测定 CO，其相关系数 0.87，另一组 11 例心力衰竭患者，同时用热稀释法和心阻抗法测定 CO，其相关系数为 0.91。

在心力衰竭时，心输出量几乎均有明显下降。本章作者观察心肌病心力衰竭患者的心脏指数均在每分钟 2.0 L/m² 以下，在心力衰竭纠正后，多数可达到每分钟 3.0 L/m² 以上。国内报告应用酚妥拉明治疗顽固性心力衰竭，用药 40 min 后，SV 增加 44.5%，CO 增加 79.0%。英国 Thompson 等报告 17 例心力衰竭患者，注射西地兰前，CO 为 4.2 L/min，注射后提高到 5.5 L/min，表明用药后心输出量明显增加。美国 Kubicek 报告，心力衰竭患者的心输出量与体位有关，健康人卧位时心输出量比立位时增高；

而心力衰竭患者则相反，卧位时反比立位时降低。

2004年波兰华沙医学研究中心Cybulski等用动态心阻抗图技术，对高血压和心律失常13例患者，进行心阻抗图连续动态观察心搏出量，并和心脏超声多普勒的306次的数据对照，表明其相关系数为0.828，证明监护的数据是有效和可靠的。

波兰华沙技术大学Palko等对15例心房颤动和扑动患者进行电复律治疗，并观察心阻抗图变化，心输出量在复律前为4.4 L/min；电复律并转为窦性心律后，增高到7.0 L/min。另对4例心动过缓经过电刺激，提高心率后，但是心输出量几乎没变化（因为心率提高，而每搏出量相应减少，图4-2）。对窦性心动过缓的患者施行食管电生理检测时，提高心率后，每搏量明显减少，心率增快，但每分钟心输出量也没有明显变化（图4-3）。这些变异符合临床血流动力学规律。

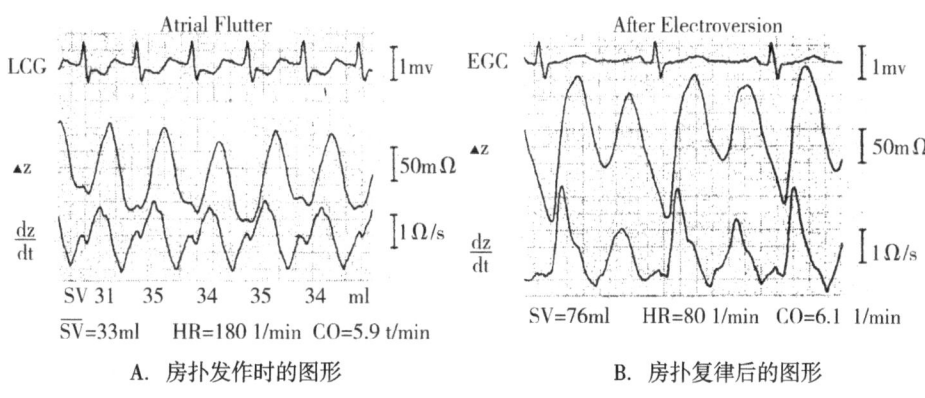

图4-2　一例房扑患者电复律术前后的心阻抗图形

A. 房扑发作时SV（每搏量）仅33 mL/每搏，HR（心率）为180次/分，而CO（每分钟心输出量）为5.9 L/min；B. 通过电复律，恢复窦性心律，SV（每搏量）明显增加达到76 mL/每搏，HR（心率）降为80次/分，而CO（每分钟心输出量）变化不大，为6.1 L/min。提示由于心率减慢，尽管每搏量增高，但每分钟心输出量并没明显变化

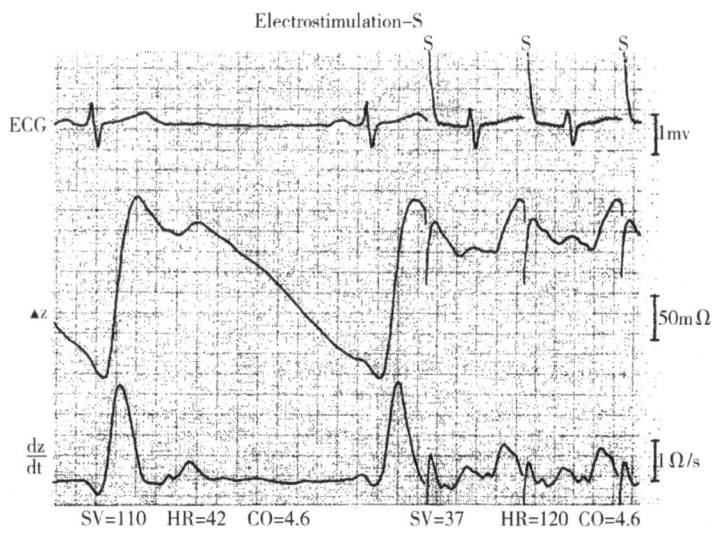

图4-3　一例窦性心动过缓的患者施行食管电生理检测的心阻抗图例

第一个心动周期的HR（心率）为42次/分，SV（每搏量）为110 mL/每搏，CO（每分钟心输出量）为4.5 L/min，42次/分；（b）通过食管电极刺激，心率提高到120次/分，SV（每搏量）明显降低到37 mL/每搏，而CO（每分钟心输出量）无变化，仍为4.5 L/min。提示由于心率加快，而每搏量明显，但每分钟心输出量并无变化

2. 用心阻抗图微分波，结合心电图、心音图测定收缩时间间期（STI）和舒张时间间期（DTI）

（1）STI是一种无创伤性、唯一以时间为变量的测定心脏收缩功能指标，可用心阻抗图、颈动脉搏动图、心尖搏动图、超声心动图和核心功能学等方法进行测定。

STI的常用观察指标是PEP（射血前期）、LVET（射血期）、PEP/LVET、TEMS（总电机械收缩间期，即PEP + LVET）。在该四项指标中以PEP/LVET最为常用。在心阻抗图中的Q–B间期即相当于PEP，Q为心电图QRS综合波的Q波的起点，如无Q波，以R波的起点来代替；B–A_2（或B–X）即相当于LVET，B点相当于主动脉瓣开放的时相；X点（或A_2），相当于主动脉瓣关闭点的时相，即左心室射血期；Q–A2即相当于TEMS，为左心室的电机械收缩总的时间。

其中以PEP/LVET的指标最为常用和实用，一般正常人的此参数应< 0.40，0.40 ~ 0.43为可疑，0.44 ~ 0.52为轻度延长（相当于收缩功能轻度减退），0.53 ~ 0.60为中度延长，≥ 0.61为重度延长（相当于收缩功能严重减退）。但在频发性早搏、完全束支传导阻滞、心房颤动时，该评价指标应适当放宽。心力衰竭的过程往往出现PEP的延长和LVET缩短，PEP/LVET数值增大，并和心力衰竭程度有较好的相关关系。

（2）DTI是反映心室早期舒张功能的指标，在心力衰竭临床观察中，往往是舒张功能减退引起，并非是收缩功能减退所致。在心阻抗图的DTI中，主要用X–O间期来评价舒张功能。X点表示主动脉瓣关闭，O点为左室快速充盈期的峰值。因为X–O间期为左室舒张早期时间，正常参数为100 ~ 120 ms。如大于120 ms，则提示有舒张功能减退。

如仅有DTI延长，而PEP/LVET无增大，表明舒张功能受损；如仅有PEP/LVET增大，而无DTI延长，则提示收缩功能受累；如既有DTI延长又有PEP/LVET增大，表示同时有收缩与舒张功能的减退。

3. 心阻抗微分波形的变化

心阻抗微分波（dZ/dt）是评价心脏功能最直观的指标，微分波有A、C、O三个波和X点。其中A波与心房收缩功能密切有关、C波为左右心室射血所致、O波反映左室早期充盈状态。X点与主动脉瓣关闭不全有关。

正常A波的峰值位于心电图P波起点后，宽度均值约为70 ms，且90%为负向波，倒置的振幅0.12 ± 0.09 Ω/s，此波对左房负荷程度颇为敏感，但假阳性也较多，是一项反映左房负荷状态的敏感指标，但特异性略逊。

C dZ/dt波（简称C波）与左右心室射血速率密切有关，当心室射血速率增快，C波振幅增高，如心力衰竭时，C波变成矮小波，提示心室射血速率明显减慢，健康成人C波振幅为3.60 + 0.60Q/s，如在主动脉关闭不全时，多数大于4.2Q/s，而在心力衰竭患者中多数1.0Ω/s。C波出现双峰，提示存在心室协调功能障碍（如肥厚性心肌病伴主动脉瓣瓣下狭窄、室壁瘤等）。

O dZ/dt波（简称O波）在健康成人中，是位于舒张早期的正向波，波幅应低于0.8Ω/s（偶见O波平坦或低于基线）。但一般多采用O/C比值来表示O波的振幅变异，该比值是反映心室舒张功能和舒张功能性心力衰竭非常有价值的指标。健康成人O/C比值应小于0.25，当0.26 ~ 0.33提示有舒张功能损伤可疑；0.34 ~ 0.50提示有舒张功能轻度减退；0.51 ~ 1.0提示有舒张功能中度减退；> 1.0提示舒张功能有明显减退（但在二尖瓣关闭不全者例外）；如O/C比值 > 1.0同时伴有明显气急不能平卧并出现下肢水肿，往往是冠心病和心肌病引起的心力衰竭；如O/C比值 > 1.0，而无明显症状者，多数是风心病伴二尖瓣关闭不全。有学者曾观察一批二尖瓣膜置换术前后的患者的O/C比值的变化规律，100例正常人的O/C比值均< 0.27，而二尖瓣术中测定其反流量大于5 mL/每搏者，其O/C比值均> 0.4，反流量大于8 mL/每搏者O/C比值均> 1.0。

2004年德国学者Berting等报告经心脏超声和心导管检查证实的二尖瓣反流的15例患者，进行心阻抗图检测（其中7例施行二尖瓣置换术前后做过心阻抗图对比检测），证明所有15例患者均有明显的O波增高（也称O Wave，简称OW），其敏感性为80%，特异性为88%（对照组未见O波增高现象）；7例二尖瓣置换术患者在术后7天复查，增高的O波全部明显降低。有学者认为：心阻抗图的舒张早期的O波变化，对诊断二尖瓣关闭不全有重要临床意义（图4–4和图4–5）。

此外，O 波的形态也有重要临床意义。美国 Ramos 报道 81 例急性心血管病而进入 CCU 者，其中有 30 例有高大的异常 O 波，在出院后半年内有 16 例死亡（死亡率为 53.3%），而另 51 例在监护期间未见异常 O 波，出院半年后仅 2 人死亡（死亡率为 3.9%），两者有非常明显差异。因此 Ramos 认为，这种高大的异常 O 波，是心血管患者预后不良的警告信号。本文作者也观察到相似的结果，这种高大异常 O 波，提示存在着严重的舒张功能衰竭。但本文作者等曾观察 18 例 43 次心绞痛发作时 O 波及变化，其中有 37 次发作时 O 波明显增高（O/C 比值增高更明显），在心绞痛发作停止后 10 min，无一例外均恢复原形，提示 O 波及 O/C 比值增高是心绞痛发作时心室舒张期负荷暂时增高的表现。

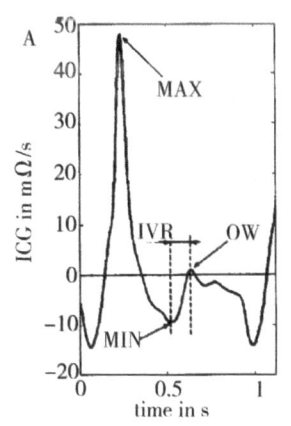 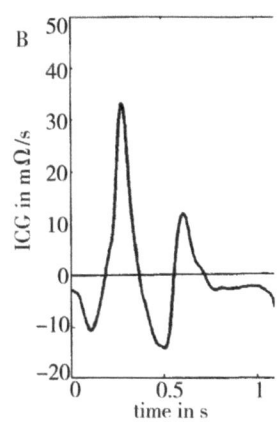

图 4-4　健康人和二尖瓣关闭不全患者的心阻抗图示意图

A. 健康人的心阻抗示意图微分波收缩波（MAX）高，而 O 波（OW）低（IVR 为等容舒张期，从 MIN 即最低点到 O 波顶点）；B. 二尖瓣关闭不全患者的心阻抗示意图二尖瓣关闭不全患者的心阻抗图微分波（MAX）降低，而 O 波明显升高

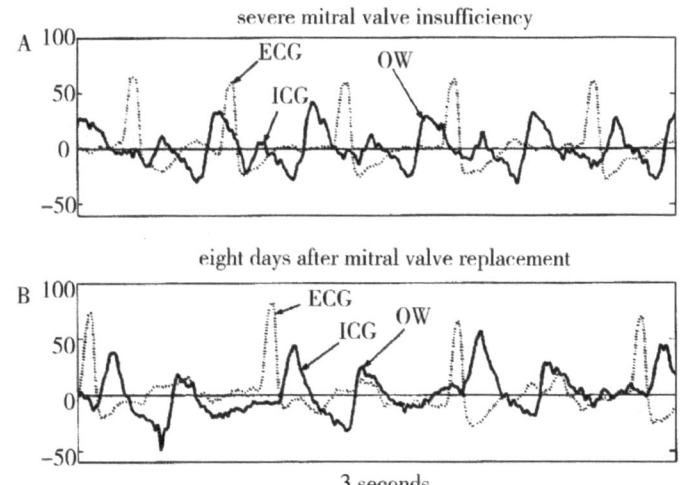

图 4-5　一例二尖瓣关闭不全患者进行二尖瓣置换术前后的心阻抗图微分波形

A. 为手术前的图形，收缩波（ICG）明显降低，O 波（OW）明显增高，并远高于收缩波数倍；B. 为该患者于二尖瓣置换术后 8 天所记录的图形，收缩波（ICG）比手术前明显增高，O 波（OW）比手术前明显相对降低（已低于收缩波），提示二尖瓣反流有明显好转。图中虚线为心电图（ECG）波形

英国 Bowles 等用食管调搏诱发冠心病患者的心绞痛，发现心阻抗图 O 波及左室舒张末压均有明显增高（分别从 0.65 + 0.5Ω/s 和 8.3 ± 10 mmHg 升高到 3.1 ± 1.0Ω/s 和 15.8 ± 20 mmHg）和射血分数相应降低，用硝酸甘油后 10 min，O 波和舒张末压即恢复，射血分数也好转，认为心阻抗图 O 波增高和左室

舒张末压、射血分数之间有密切关系，O 波增高是心肌缺血存在的可靠指标，能反映左室舒张功能和继发性左室容积变化的异常。

国内许多临床研究，也证明 O 波增高是舒张功能受累的表现。有学者曾研究 15 例冠心病频发性心绞痛 38 次心绞痛发作前和发作时的心阻抗图资料，主要特点是：心绞痛发作时心输出量增加，心阻抗图微分波的 C dz/dt 和 O dz/dt 均有增高，PEP/LVET 比值缩短。图 4-6 为一例冠心病心绞痛发作前和发作时的心阻抗图形，在心绞痛发作时心阻抗图微分波的 O 波有明显增高。在心绞痛发作停止后 3 min O 波即恢复。

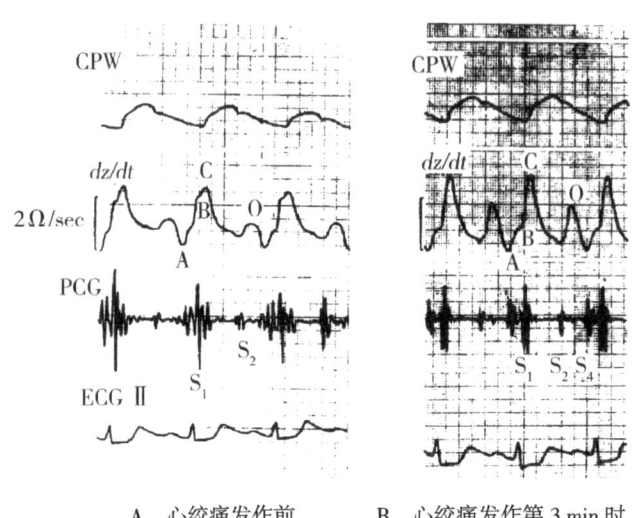

A. 心绞痛发作前　　B. 心绞痛发作第 3 min 时

图 4-6　一例心绞痛发作前与发作时的心阻抗图例

曾某某，男，64 岁，冠心病，频发性心绞痛，4～5 次/d 发作。（A）为心绞痛发作前 2 h 的图形；（B）为心绞痛发作第 3 min 时的图形。第一道为 CPW（颈动脉搏动图），第二道为心阻抗图微分波（dz/dt），第三道为 PCG（心音图），第四道为 ECC（心电图）。发作前心阻抗图 C dz/dt 为 1.6Ω/s，O dz/dt 为 0.1Ω/s，而在心绞痛发作时，C dz/dt 增高为 2.0Ω/s，O dz/dt 的明显增高达到 0.8Ω/s（高出 7 倍）。心电图中见到 ST 段，压低更加增深

有学者曾观察冠心病伴心力衰竭患者的心阻抗图，也看到有不同程度的 O dz/dt 增高，这种增高可以用硝酸甘油等血管扩张药治疗和缓解（图 4-7）。

心阻抗图微分波的 X 点增深，是反映主动脉关闭不全（AI）的重要指标，美国 Richard 报告，在 AI 的患者中 X 点明显变深，"X 波"面积增大，并与主动脉反流量有密切相关（r = 0.89），英国 Shieken 进一步定量分析主动脉反流量与"X 波"面积的关系，并提出 S/X 面积（C 波的面积为 S）比值，并划分出主动脉反流量轻、中、重的标准，如有重度反流，提示在近期内有发生心力衰竭的可能，应积极治疗。

4. 心阻抗图的基础阻抗值（也称 Z_0 值）

此值是一项灵敏反映胸腔内体液增多的指标。当左心衰竭伴肺淤血或肺水肿时，Z_0 值会有明显下降。正常人胸腔 Z_0 值在 20Ω 以上。在临床上出现胸腔积液、脓胸、心包积液、肺水肿等 Z_0 值降到 20Ω 以下。Z_0 值降低 1.0Ω，相当于增加 80～200 mL 胸腔积液（胸腔积液或心包积液）。日本学者在胸外科手术后观察 Z_0 值变化，认为 Z_0 值低于 18Ω 往往提示预后不良。如在 18Ω 以上时，预后较好。国内范洪侠报道 100 例流行性出血热患者，发现在发热期 Z_0 值开始下降，在少尿期 Z_0 值最低，到多尿期 Z_0 值明显回升，以后逐步恢复正常 Z_0 值，对流行性出血热的诊断、临床分型、指导治疗和估计预后均有重要指导意义。2005 年夏思良等对 56 例心力衰竭患者，观察心阻抗的基础阻抗变化，并和 X 线胸部检查相结合进行对照，发现随着心力衰竭加重基础阻抗产生相应改变，可根据基础阻抗变化的数值，对心力衰竭患者肺部液体可进行量化和估测，简便、快速、灵敏和可靠。

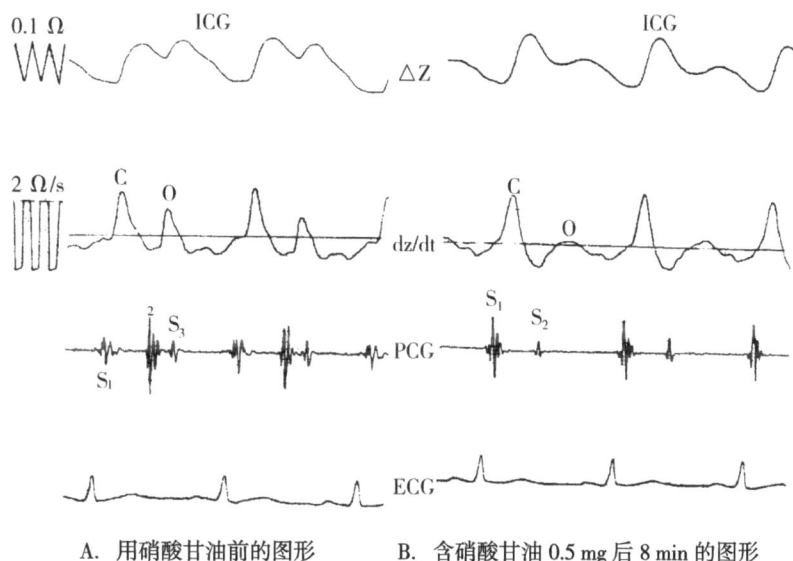

A. 用硝酸甘油前的图形　　B. 含硝酸甘油 0.5 mg 后 8 min 的图形

图 4-7　一例冠心病伴心力衰竭患者的用硝酸甘油治疗前后的 ICG（心阻抗）图形

杨××，男，58 岁，冠心病 10 年，近半年来并发心力衰竭，经常胸闷气急，本图为用硝酸甘油治疗前后的 ICG 图形，近半年出现胸闷和气急等心力衰竭症状。用硝酸甘油后可缓解。第一道为心阻抗图的 Z，第二道为心阻抗图微分波（dz/dt），第三道为心音图，第四道为心电图。A. 为用硝酸甘油前图形；B. 为含药后 8 min 的图形。用药前有明显的舒张期 O 波增高，O/C 比值高达 0.5（正常应小于 0.25），提示舒张功能明显受累。经含用硝酸甘油后 8 min 后，O/C 比值降到正常范围内（O/C 为 0.1）。提示患者的舒张期负荷得到改善（用药后心音图第三心音也消失）和胸闷气急症状也有好转

5. 派生指标的临床观察

（1）总外周阻力（简称 Total Peripheral Resistance，TPR）：由血压和心输出量两个生理参数得出。血压是采用平均压。

平均压计算公式如下：平均压（mmHg）= 1/3 收缩压（mmHg）+ 2/3 舒张压（mmHg）。

例如：收缩压为 140 mmHg，舒张压为 90 mmHg，问平均压为多少？

代入公式：（140×1/3）+（90×2/3）= 46.7 + 60 = 107.7 mmHg

求得平均动脉压后，可用下例公式求得总外周阻力：

TPR（达因·秒·厘米 5 或 $dyn \cdot s \cdot cm^{-5}$）= 平均动脉压（mmHg）/ 每 min 心输出量（L/min）× 80

成人正常参考值应 < 1 600 $dyn \cdot s \cdot cm^{-5}$；（1 601～2 000）$dyn \cdot s \cdot cm^{-5}$ 为可疑；（2 001～2 800）$dyn \cdot s \cdot cm^{-5}$ 为轻度增高；（2 801～3 600）$dyn \cdot s \cdot cm^{-5}$ 为中度增高；≥ 3 601 $dyn \cdot s \cdot cm^{-5}$ 为重度总外周阻力增高。临床上将高血压类型分为外周阻力型、心输出量型、主动脉型和混合型等 4 型。有文献报道原发性高血压患者的 TPR（阻抗法），Ⅰ、Ⅱ、Ⅲ型患者分别为（2 098±699）、（2 428±868）和（2 969±1 440）$dyn \cdot s \cdot cm^{-5}$。

英国 Thompson 等观察降血压药（普萘洛尔、肼屈嗪、柳苄心安）对高血压患者评价血流动力学时，认为阻抗法测获的 TPR 指标是一项非常实用、可靠、灵敏的方法。

（2）射血分数（EF，%）：正常范围应 ≥ 58%，50%～57% 为轻度降低，36%～49% 为中度降低，≤ 35% 为明显降低。可按如下公式测算。

$$BF = \left(1.125 - 1.25 \times \frac{Q-B}{VET}\right) \times 100\%$$

举例：Q-B（射血前期）0.12 s，VET（射血期）为 0.28 s，求 EF（%）。代入公式：

$$EF = \left(1.125 - 1.25 \times \frac{0.12}{0.28}\right) \times 100\%$$

= (1.125-1.25×0.429)×100%
= 58%

附：肺循环阻抗血流图

（一）概述

肺循环阻抗血流图（impedance pneumography，简称IPG），或称肺阻抗图、肺阻抗容积图（impedance pneuoplethy smography），或称肺血流图（theopneumography），或称肺循环阻抗图。IPG与ICG的观察重点并不相同，后者主要分析微分波型变异，而IPG主要观察变动阻抗的波形（△Z）改变。

IPG常见有a、S、D三个波。正常人a最矮小、S波最高大、D波紧接S波并略低于S波。a波主要是左房收缩、肺静脉回流受阻，使肺静脉系统扩张充盈引起，反映舒张晚期肺循环容量的变动，与左房负荷密切有关，a波的峰值在心电图p波起点后约0.14 s；S波是反映收缩期肺循环容量变动，主要是右心室收缩期向肺动脉射血，肺循环容量扩张引起，S波起点在心电图Q（或R）波后约0.11 s；D波主要反映舒张早中期肺循环容量变化，起点在S波的降支上，与肺静脉容量变化及充盈有关。此外也可参考微分波变化，并结合同步记录的心电图和心音图，求得一些时间和振幅参数，对右室收缩与舒张功能也可做出客观评价。常用观察指标有Ha（a波振幅）、HS（S波振幅）、HD（D波振幅）、Ha/HS、HD/HS、Q-B间期（右室射血前期）、B-P_2间期（右室射血期）、RVET（右室射血期）。

（二）仪器与方法

基本与心阻抗图相同，但电极形状和放置部位不同。一般用4块2.5 cm×3.5 cm金属电极板，两块置于前胸部皮肤上（一块接收电极板贴于右锁骨中线第2肋间，另一块发射电极板置于其上3 cm处）；另两块置于右背部皮肤上（一块接收电极板贴于肩胛角，另一块发射电极板置于其下3 cm处），具体操作可按肺循环阻抗血流图全国暂行标准执行。并与心电图、心音图同步记录，其正常图形见图4-8。

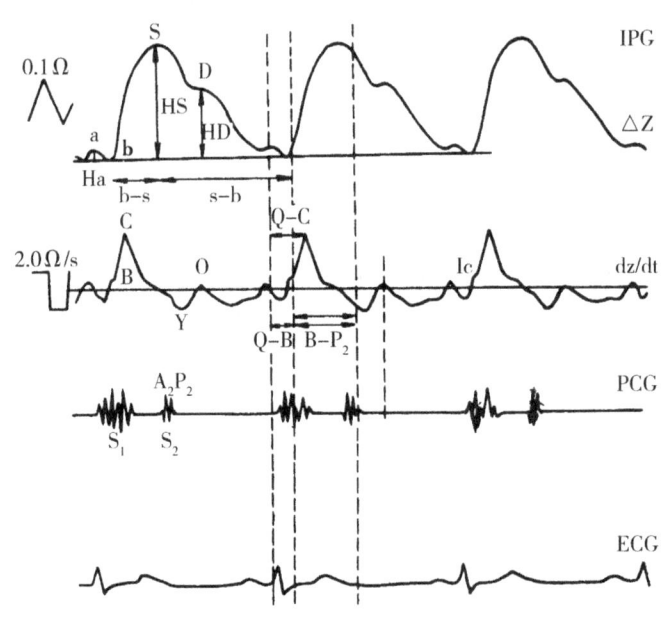

图4-8 正常肺循环阻抗血流图例

上图中：肺循环阻抗血流图（IPG）的变动阻抗（△Z）的定标（0.1Ω）；a波：心房波；S波：心室收缩波；D波：心室舒张波；Ha：心房波振幅（Ω）小于0.03 Ω；HS：心室收缩波振幅（Ω），0.2～0.38Ω；HD：心室舒张波振幅（Ω）0.12～0.30Ω；HDn：降中峡；Ha/HS：心房波/心室收缩波的振幅比值（0.1～0.3）；HD/HS：心室舒张波/心室收缩波的振幅比值（0.5～0.84）；b点：收缩波的起始点；b-S间期：上升时间（s）；S-b间期：下降时间（s）。

（三）临床应用

主要用于无创伤性评价肺循环血流动力学和判别右室、左房负荷。常见的肺循环病理状态是肺动脉缺血、肺动脉充血和肺静脉淤血，特别对肺循环淤血的患者中，IPG 有较好的临床应用价值。

（1）肺淤血：在各种原因导致的左心衰竭、左房负荷过重，均可引起肺静脉淤血，如冠心病、高血压的左心衰竭，风心病二尖瓣膜病，左房黏液瘤等的左房负荷过重等。在 IPG 检测中肺淤血的假阳性和假阴性低，特异性和敏感性高，是一项有较高价值的无创伤性肺淤血检测指标。肺淤血 IPG 的主要表现是 D 波明显增高或 HD/HS 比值增高。

在二尖瓣狭窄患者中，在纠正心力衰竭后和排除其他原因引起的右房负荷过重，有学者对 30 例二尖瓣狭窄手术患者观察，发现 HD/HS 比值和二尖瓣口狭窄程度有一定的相关关系（该比值在 0.85～1.0，多见于轻度狭窄；1.0～1.2 主要为中度狭窄；>1.2 往往为重度狭窄）。在二尖瓣关闭不全的患者中，在舒张期往往出现 D' 波，即在 D 波后的又一尖峰，尖峰的顶点在心音图 P2 后约 0.12 s，在二尖瓣关闭不全而反流量 ≥ 5 mL/每搏，95% 患者中均见 D' 波。反流量越大，此 D' 波越显高尖，如每搏反流量大于 15 mL，D'/D 可高达 1.5。此外，在左心衰竭患者用扩血管药物疗效评价时，可无创伤血流动力学监测，可随时观察波形改变并判断病理生理影响。扩张性心肌病心力衰竭时，同样有明显的 HD/HS 比值增高（图 4-9）。

肺循环阻抗血流图的阻抗微分波（亦称为一阶导数图，dz/dt）dz/dt：阻抗微分波的定标（2.0Ω/s）。

A 波（A dz/dt）：心房微分波速率。C 波（C dz/dt）：心室收缩微分波速率。

O 波（O dz/dt）：心室舒张微分波速率。O/C 比值应小于 0.25。

Y 点：肺阻抗微分波最低点。Ic：等容收缩波。

Q-C：右室收缩功能指数。B 点：肺血管床充盈开始。

Q-B 间期：右室射血前期（RPEP）。B-P_2：右室射血期（RVET）。

RSTI：Q-B/B-P_2，应在 0.24～0.40。P_2-O：右室舒张功能指数，应小于 0.12 s。B-Y 间期：对于健康人，略长于右室射血期 20～60 ms。

PCG：心音图。

ECG：心电图。

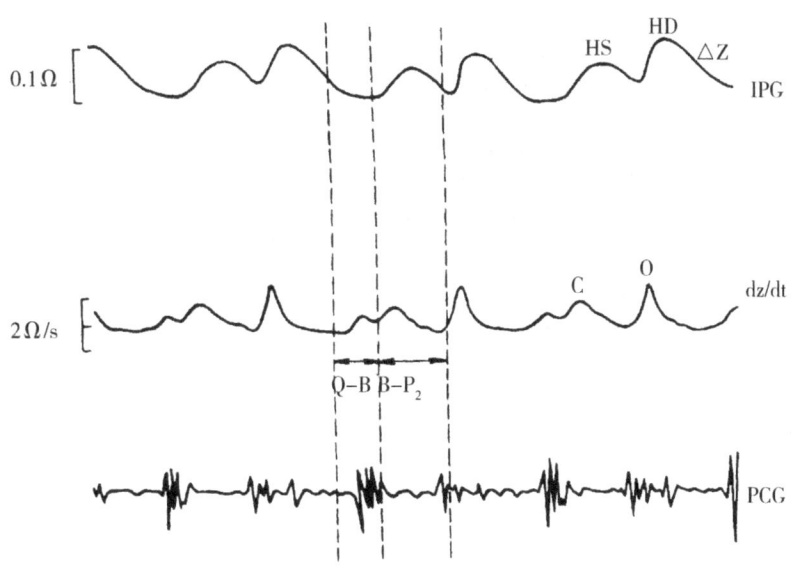

图 4-9　一例扩张性心肌病患者的肺循环阻抗血流图形

患者杨某某，男，42 岁，心悸和气急近 10 年来症状加重，有心力衰竭和下肢水肿，X 胸片有肺淤血表现。IPG（肺循环阻抗血流图）△Z 的 HD/HS 明显增高，达到 1.54（正常应小于 0.84），O/C 比值高达 2.2（正常应小于 0.25），RPEP/RVET 0.59（正常应小于 0.40），为提示有明显的肺淤血存在和右室功能减退

图 4-10 为作者观察记录的一例肺心病患者，用 6 道生理记录仪同步记录的心导管的肺动脉压力曲线、颈动脉搏动图曲线、肺循环阻抗血流图、心音图和心电图的图谱。对创伤性和非创伤性对照研究有重要意义。

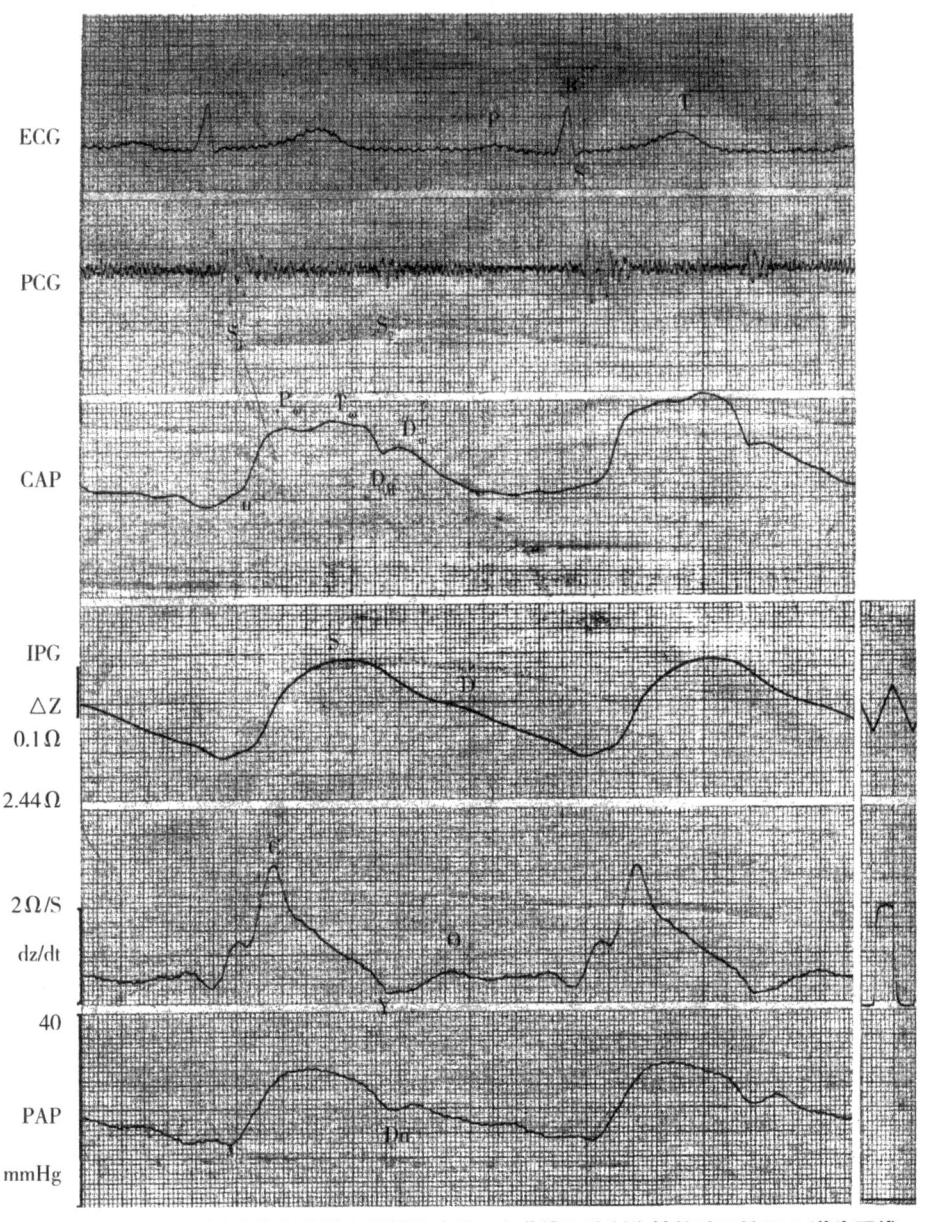

图 4-10　一例肺心患者创伤性心导管肺动脉压力曲线和非创伤性的肺阻抗图 6 道生理线

上图中：施某某，男，72 岁，肺心病反复发作 18 年，采用抗感染、抗心力衰竭治疗后病情已缓解。采用 SJ-61 型六道生理记录仪在床旁进行右心导管检查，并同时做肺阻抗图监测。本图记录速度为 100 mm/s。

第一道为 ECG（心电图）；第二道为 PCG（心音图）；第三道为 CAP（颈动脉搏动图）；第四道为 IPG 的变动阻抗（△Z）；第五道为 IPG 的微分波（dz/dt）；第六道为右心导管的肺动脉压力曲线，PAP（肺动脉平均压）。

表明肺动脉压力已降到正常范围内，IPG 的图形各项指标也属正常范围。

（2）肺充血：主要是由左向右分流的室间隔缺损、房间隔缺损和动脉导管未闭，肺循环充盈过度。肺阻抗血流图呈现 HS 明显增高，可高于正常值的 1 倍或更多。在心外科手术并阻断左向右分流后，即明显降低（提示左向右分流和肺充血改善）。

（3）肺缺血：主要是肺动脉狭窄、肺动脉发育不全。肺阻抗血流图的特点是 HS 降低和 S 波上升支倾斜。

（4）测定右室收缩时间间期（RSTI）：评价右室收缩功能有较好的参考价值。以 Q-B 为右室射血前期（RPEP），B-P_2 为右室射血期（RVET），Q-B/B-P_2（RSTI）是评价右室收缩功能的有效指标。正常值应小于 0.43，如无房颤、频发性早搏、完全性束支传导阻滞等可按如下标准评价：0.44～0.60 提示右室收缩功能轻度受累，≥0.61 提示存在右室收缩功能明显受损。

此外，肺阻抗血流图在许多呼吸系统疾病也有临床应用价值（肺心病、慢阻肺、胸腔积液等）。

第三节　心音图监护技术

在 19 世纪早期，Laennec 将听诊器应用于临床实践，心脏听诊一直到现在仍是对心脏病患者诊断最常用和最基本的手段。20 世纪初 Lewis 应用弦线电流计创始了临床心音图的记录，并于 1909 年 Weiss 写下了第一部心音图学著作。以后随着电子技术的发展，心音图仪器设备有了极大的改进，临床应用心音图也日益广泛，其论文著作浩瀚如海，极大地丰富了心血管生理学和临床学，对各种心脏病变和诊断、病情演变、预后，提供了丰富的临床信息。

（一）心音图和心脏听诊比较

心音图（phonocardiogram，简称 PCG）在临床使用中有一定优越性及局限性。现将心音图与听诊器的听诊各自特点做一比较。

（1）心音图可以长期保存、随访比较，如治疗前后、手术前后的比较。听诊器很难达到此目的。

（2）心音图与心电图心尖搏动图、颈动脉图、颈静脉图、超声心动图、放射学心脏造影同步记录可准确判断杂音出现的时相，并为收缩时间间期等心功能时相分析提供心音的病理生理学准确相位关系。有时听诊器结合脉搏亦可初步判断，但不够精确。

（3）心音图可记录听诊不易辨别的第三心音、第四心音、收缩期及舒张期的额外音。

（4）心音图可分析心音分裂的存在和分裂的性质，而听诊则可能有一定困难。

（5）心音图可能发现被响亮杂音所掩盖或出现在响亮杂音之后的，而听诊时不易听出心脏杂音。

（6）心音图检查可分析杂音的形态、频率、相对响度和时限，有助于判别杂音性质。心脏听诊器往往难以判别。

（7）心音听诊最为敏感的声音频率范围是 1 000～5 000 赫兹（周/s），如超过范围的可借于心音图来判别。听诊器听诊，可能因听诊医生的听力频率曲线而有所影响，有些有经验的老医师，也可能因年龄大而听力减退，影响了听诊的结果，而心音图可予以弥补。

（8）两个听诊较相似的杂音，可用心音图的药物或运动负荷试验加以鉴别，提高听诊的效果。

（9）心音图检查可作为疾病严重性及病程演变指标，如测定 Q-S_1（从 ECG 波群起点到心音图上第一心音第二部分之时距）和 A_2-OS（第二心音的主动脉关闭成分至二尖瓣开瓣音的时距），可初步估计二尖瓣狭窄程度。

（10）心音图有助于某些先天性心脏病的分型，如心音图结合心导管检查资料，可对法洛四联症，按杂音形态、时间来确定肺动脉口狭窄的部位。

（11）心音图在教学上也有广泛应用价值，有助于学生正确掌握心脏听诊技术。

但是，心音图亦有一定局限性，其设备较昂贵，尚不能使所有医疗单位都具备；国产的心音图仪有些频率响应还不够；对运动或活动状态的心音变化记录亦有困难；轻度的肺动脉和主动脉关闭不全的杂音往往不能记录到，而听诊器听诊有时尚能闻及；心音图常常有伪迹混入造成分析困难；心音图一般亦难确定杂音响度和判别杂音来自心内或心外。因此，在诊断时必须听诊器、心音图相互配合，两者不能偏废。心脏听诊是内科和心血管科的重要基本功，是诊断心血管病最常用的手段之一。心音图是将心脏听诊的结果图像化，有其更为广泛的临床应用价值。

（二）心音图测定方法

（1）仪器：由心音换能器、频率滤波、放大器、显示和记录器四部分组成。

①心音换能器：一般有动圈式及加速度式两大类。加速度式较灵敏，体积小，较适用。动圈式体积大，灵敏度略逊，但波型较清晰，尤其用低频心音较适合。还有放入心导管内的微型心音换能器。

②频率滤波：通常有 L（低频、50Hz），M_1、M_2（中频100、200Hz），H（高频400Hz）四种。L主要用于分析心音与心动周期关系；M 适用于记录正常心音与频率较低的杂音（如二尖瓣狭窄的舒张期滚筒样杂音）；H 适用于核对听诊的发现以及记录高频杂音，如主动脉或肺动脉瓣关闭不全的舒张期杂音。

③记录器：常用描笔式、热笔式、喷笔式及位置反馈式、电脑打印等。描笔式与热笔式的笔杆或笔尖易与记录纸产生一定摩擦阻力，可能影响"频响"，引起一定程度的失真，尤其对高频成分影响较明显。喷射式是将"墨水射流"喷于记录纸上，无摩擦阻力，心音失真小，使用较理想。亦有用光线示波器扫描于感光纸的，但价格较昂贵。用电脑记录而在用激光打印机打印出的心音图已在临床应用。

（2）记录方法：一般受检者取仰卧位，解开胸部衣服。检查者结合听诊及临床需要，将心音换能器放置胸部适当部位，并根据心音的性质选择适当频率。记录速度一般用 50 或 100 mm/s，必要时可用 200 mm/s 或更多。记录时受检者一般宜暂停呼吸，以减少呼吸对心音的影响（如需要研究呼吸与心音关系者，另作别论）。心音图振幅宜调节至 15 ~ 20 mm。

（三）正常心音图

一般成年人多数仅能扫描记录到第一、第二心音，而第三心音往往仅于少年儿童或较瘦的青年人描记到，第四心音正常人较少描记到（图4-11）。

1. 第一心音

表示心室收缩期开始，由四个成分组成。①由 1 ~ 2 个低频低振幅振动，为心室肌收缩音。②由 1 ~ 2 个高频率、高振幅振动，是第一心音主要成分，一般认为由二尖瓣关闭引起。③频率亦较高，振幅亦较大，有人认为由三尖瓣关闭所致。既往不少文献曾认为是由半月瓣开放而产生，现在有人对此提出异议。④低频率、低振幅振动，血液喷入大血管所造成。第一心音标志心室肌收缩开始，起始于 QRS 波群起点后 0.02 ~ 0.05 s，历时 0.10 ~ 0.15 s。

2. 第二心音

标志心室收缩期结束，舒张期开始，亦由四个成分组成，但一般仅能看到第二成分，第一、第三、第四成分往往不太清楚。①振幅小，频率低，是等容舒张期室肌松弛所致。②有两个或更多高频、高振幅组成，由半月瓣关闭、血流在大血管内的加速度和管壁振动所引起。一般前者为主动脉瓣所引起，后者高振幅振动为肺动脉瓣所致。在心尖区只有主动脉瓣成分，没有肺动脉瓣成分，肺动脉瓣成分在肺动脉瓣区最清楚。主动脉瓣成分应出现在颈动脉波降支切凹前 0.011 ~ 0.035 s。③为低频、低振幅振动，为大血管壁及血柱振动所致，如果第二成分中有肺动脉瓣成分，则第三成分往往被重叠看不清。④是 1 ~ 3 个低频、低振幅振动，是房室瓣开放后又暂时关闭造成。第二心音历时 0.08 ~ 0.14 s，起始于心电图 T 波结束或稍后 0.03 ~ 0.05 s。

3. 第三心音

在第二心音起点后 0.12 ~ 0.18 s，持续 0.03 ~ 0.08 s（平均为 0.05 s），与心尖搏动图 F 点相对应，为心室舒张早期血液急速充盈引起心室壁、乳头肌、腱索振动所造成。卧位时以心尖区及左胸第 4 肋间最清楚，由 1 ~ 3 个低频、低振幅振动组成，其振幅应小于第二心音振幅的 1/3。生理性第三心音，约在 50% 的儿童及青少年中看到，尤其是胸部扁平者更易见到；而在 40 岁以上者见到第三心音，应考虑有心脏功能损伤。

4. 第四心音

为低频、低振幅 1 ~ 3 次振动，振幅应小于第一心音的 1/4，历时平均 0.05 s，应出现在第一心音起始点前 0.07 s 以内，是心房收缩后血液迅速进入心室，使心室肌突然振动产生，右房引起者在三尖瓣区记录最明显。如果振幅 > 第一心音 1/3、距第一心音时间超过 0.08 s，几乎均为病理性第四心音。最近认为 P 波起点到第四心音越短，心室功能损伤越明显，预后越差。正常 P-S4 间期在右房为 0.09 ~ 0.16 s，在左房为 0.12 ~ 0.20 s。

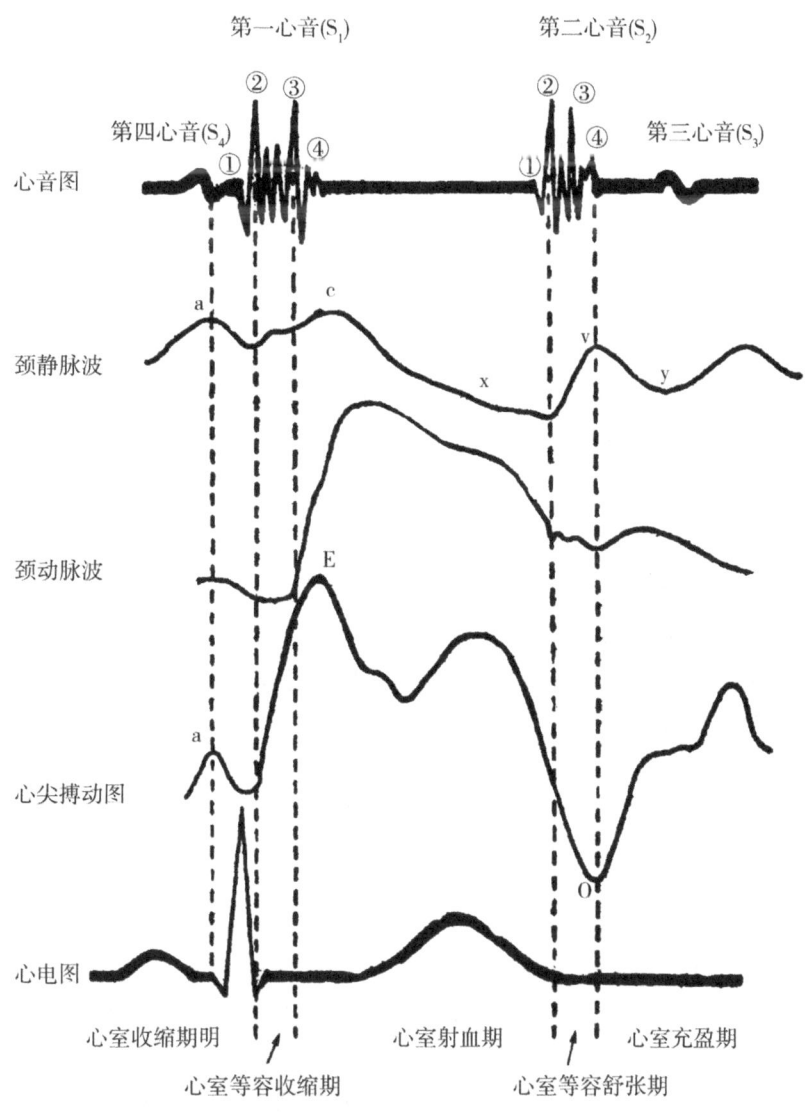

图 4-11 正常心音图例

（四）异常心音图

1. 收缩期杂音

收缩期杂音分为喷射性（由通过狭窄通道产生）和反流性（血液反流引起）杂音两种。

（1）喷射性杂音：

①房间隔缺损：杂音呈不典型的菱形，持续时间较短，约占收缩期的 2/3，并伴有第二心音亢进和分裂。

②肺动脉瓣狭窄：杂音呈菱形，菱峰在收缩中期，持续时间较长，可超过第二心音主动脉瓣成分。狭窄严重者，菱峰后移，第二心音肺动脉瓣成分有明显降低。重度狭窄者在三尖瓣区可记录到收缩早期的相对性三尖瓣关闭不全的反流性杂音。

③主动脉瓣狭窄：杂音多终止于第二心音主动脉瓣成分之前。杂音呈菱形，狭窄愈严重，杂音持续

时间越长，振幅愈大，菱峰愈后移，第二心音主动脉瓣成分的出现相应延迟。

④法洛四联症：右室漏斗部或者肺动脉瓣狭窄较轻则杂音的幅度常较高。菱峰多出现于收缩中期，第二心音肺动脉瓣成分振幅降低。狭窄严重者，杂音菱峰在早期，振幅低，历时较短，第二心音肺动脉瓣成分几乎消失。狭窄极严重时，杂音振幅极低，甚至消失，P_2与A_2相重，并有主动脉瓣区收缩期喷射音。

（2）反流性杂音：杂音紧接连于第一心音后，一般为一贯型，亦可呈递减型或递增型，出现于全收缩期。

①室间隔缺损：如缺损较小，杂音呈一贯型或递增型；缺损大伴肺动脉高压者，杂音呈平顶型，P_2亢进伴分裂；伴重度肺动脉高压时，杂音变短，振幅降低，常有肺动脉喷射音。肌部缺损者杂音多呈菱形或递增型。

②二尖瓣关闭不全：递减型：杂音频率高，见于轻度二尖瓣关闭不全、乳头肌功能失调和腱索断裂。后两者常伴收缩中晚期喀喇音，且杂音多变。当心律快、负荷加重时，杂音增强，反之减弱。递增型：多见于单纯性二尖瓣关闭不全，杂音在第二心音前达到最高峰。一贯型：频率高，常见于严重二尖瓣关闭不全。

③三尖瓣关闭不全：杂音频率高，占据全收缩期，到P_2处结束，多为递减型。吸气时振幅增大。

④特发性肥厚性主动脉瓣瓣下狭窄（IHSS）：杂音的频率、振幅和形态变异较大，有时酷似室间隔缺损，但可记录到S_4及S_2逆分裂。第一心音亢进有助于诊断。

2. 舒张期杂音

（1）舒张期反流性杂音：此种杂音频率高、响度低，听诊器常易听到，但在心音图中反而难于记录到，这点必须注意。心音图中为高频递减型。

①主动脉瓣关闭不全：第二心音主动脉瓣成分后即出现杂音，先有极短的递增，然后长时间递减，可占舒张期的前1/2或3/4甚至全部过程，持续时间越长、关闭不全程度越严重。但在极严重的关闭不全或心力衰竭时，杂音可变短以至消失。

②肺动脉瓣关闭不全：肺动脉瓣关闭不全在器质性病变较少见，杂音见于舒张早期、中期，频率低，历时长，先递增后递减，第二心音肺动脉瓣成分振幅减轻或消失。功能性肺动脉瓣关闭不全比较多见，杂音出现在舒张早期，频率高，历时短，呈递减型，第二心音肺动脉瓣成分振幅高大，常有收缩期喷射音及喷射性收缩期杂音。

（2）舒张期充盈性杂音：常见于二尖瓣狭窄。轻度狭窄呈递减型，持续时间短；中度狭窄杂音持续时间较长，虽递减型，而于收缩前期出现增强；严重狭窄时，杂音振幅降低，持续时间亦缩短，甚至舒张期杂音可消失。"功能性"二尖瓣狭窄杂音出现略迟，历时短，多局限于舒张中期。

3. 连续性杂音

杂音起始于第一心音之后，逐渐增强，至第二心音时最响，以后又逐渐减弱。杂音连续于收缩期和舒张期，其间无中断。

（1）动脉导管未闭：杂音始于第一心音后0.03～0.06 s，中频，递增型。高峰在S_2处或其前，常掩盖S_2，继之为舒张早期、中期渐减型杂音，从而形成持续于收缩和舒张期的大菱形杂音。菱峰于第二心音处，呈连续性杂音。

（2）主动脉窦（乏氏窦）动脉瘤：动脉瘤破裂血流常进入右心。本病杂音性质与动脉导管未闭相似，但位置较低，常于胸左第3～5肋间处，舒张期杂音振幅增高，有助于鉴别。

此外，冠状动脉瘘、主-肺动脉间隔缺损、肺动静脉瘘、支气管动脉侧支循环、主动脉或肺动脉缩窄亦可出现连续性杂音。

4. 额外音

是在正常心音之外出现的额外音，与心脏杂音不同，额外音所占的时间为0.01～0.08 s，接近一般正常心音所占时间。

（1）收缩期额外音（喀喇音）：振幅较高，在第一心音第二成分开始后0.05～0.14 s（平均0.07 s）

在心电图 QRS 波群后 0.14 s 处。听诊时往往与第一心音分裂难以鉴别，而心音图可帮助鉴别。

①收缩早期额外音（肺动脉收缩喷射音）：见于原发性或继发性肺动脉高压、原发性肺动脉扩张、轻中度肺动脉瓣狭窄、房间隔缺损和异位肺静脉引流。主动脉收缩喷射音见于主动脉瓣狭窄、主动脉缩窄、主动脉瓣关闭不全、高血压、法洛四联症、永存动脉干、马方综合征、肺动脉闭锁、主动脉硬化等。

②收缩中期额外音：出现于第一心音以后 0.08 s，可由心脏以外的邻近器官随心跳振动而引起，如心包膜粘连、胸膜心包粘连、气胸等。体位变化时可能变异或消失。

③收缩中晚期额外音：发生在第二心音之前，振幅较高，如伴有收缩晚期杂音，则主要见于二尖瓣脱垂综合征（Barlow 综合征）。这种杂音有重要的诊断价值。

此外，缺血性乳头肌功能失调、室壁瘤、心肌病亦可能有收缩晚期喀喇音。

（2）舒张期额外音：有舒张期三音律（舒张期奔马律、收缩期前奔马律、重叠型奔马律）、舒张期四音律、二尖瓣拍击音、心包叩击音、肿瘤扑落音等，常需与其他三音律鉴别。

（3）其他额外音：在人工机械瓣膜换置术后常有额外音，尤其球笼瓣和碟瓣，由球或碟撞击金属瓣环、支架或再弹回所引起。在安装人工心脏起搏器后，由于脉冲电流刺激，引起局部胸壁肌肉收缩而出现额外音。这几种额外音与机械活动的时期相对应。

5. 心音的强弱与分裂

（1）第一、第二心音同时强弱变化：听诊比心音图更易观察到这个现象。

①胸部传导心音组织情况：瘦长者及儿童胸壁薄，第一、第二心音均增强；肥胖者胸壁厚，第一、第二心音均减弱；肺气肿、左侧胸膜炎、心包积液时，阻碍心音传向体表，故第一、第二心音亦减弱。

②心室收缩力及心排血量：甲状腺功能亢进、发热、高血压、活动后、情绪紧张等情况下心室收缩增强，心排量增加，两个心音均增强；反之，甲状腺功能减退、心肌梗死、心肌炎、休克、心力衰竭时，心室收缩则减弱。

（2）第一心音的强弱变化：与房室瓣关闭时的速度及幅度、瓣膜病变程度、心室收缩时房室瓣的位置、心房收缩起始至心室收缩起始之间的时距和心肌收缩力均密切有关。第一心音亢进多见于二尖瓣狭窄、伴有大量左向右分流的先天性心脏病、二尖瓣脱垂综合征、左房黏液瘤及心肌收缩力增强（运动、发热、甲状腺功能亢进）等，第一心音减弱者见于二尖瓣关闭不全、P-R 间期延长等。

（3）第二心音的强弱变化：肺动脉瓣区第二心音亢进见于肺动脉高压、肺循环阻力增高、肺动脉瓣关闭有力，主动脉瓣区第二心音亢进见于高血压、体循环阻力增高、主动脉瓣关闭有力。反之，主动脉或肺动脉瓣狭窄时，第二心音减弱。

（4）第一心音分裂：是指该心音第二与第三成分间距增大（＞0.04 s），多见于完全性右束支阻滞，偶见于严重二尖瓣狭窄、室性早搏、三尖瓣下移畸形、肺动脉高压、左室人工心脏起搏及完全性左束支阻滞。

（5）第二心音分裂 系该心音第二成分中的主动脉瓣成分与肺动脉瓣成分间距增大（达到 0.04 ~ 0.08 s）。产生原因是肺动脉瓣关闭时间落后于主动脉瓣关闭时间（正常落后时间应在 0.026 ~ 0.03 s）。主要见于完全性右束支阻滞，有大量左向右分流的一些先天性心脏病、左心室排血时间缩短（主动脉瓣提前关闭）、右心室排血受阻（肺动脉瓣口狭窄或肺动脉高压）以及原发性肺动脉扩张（肺动脉缺乏弹性）。

此外，亦可出现第二心音逆分裂（反常分裂），即肺动脉瓣成分出现在主动脉瓣成分之前，用心音图与颈动脉搏动图同步记录即可诊断。正常情况下第二心音第二成分的主动脉瓣关闭在颈动脉图切凹前 0.02 s，肺动脉瓣关闭成分与切凹相对应或稍后 0.01 ~ 0.05 s，如果两个成分均在切凹前，提示有逆分裂存在。主要见于左束支传导阻滞、人工右室起搏、左室排血受阻（主动脉瓣口狭窄或重度高血压）等。

第二心音分裂在听诊时需要与二尖瓣拍击音和第三心音相鉴别，并有一定难度，而用心音图则较易做出鉴别。

临床常见的三音律特点列于表 4-3。

表 4-3 临床常见的三音律特点

心音	影响部位	时间	性质	临床意义
生理性第三心音	心尖区或三尖瓣区	第二心音后约 0.15 s	振幅低，时间短于第二心者	见于30岁以下的正常儿童及青年
生理性第四心音	心尖区或胸骨左缘下部	第一心音前 0.07 s 以内	振幅应小于第一心音的 1/4	正常幼儿及少数老年人
室性奔马律（病理性第三心音）	心尖区（左心）及胸骨左缘第4至第5肋间（右心）	第二心音后约 0.15 s	振幅为第一心音最高振幅的 1/4～1/2	出现于心脏扩大及心肌损害时，如心力衰竭、二尖瓣关闭不全、心肌炎、心肌病等
房性奔马律（病理性第四心音）	心尖区或胸骨左缘下部	第一心音前 0.07 s 以上	振幅应大于第一心音的 1/3	见于左、右心室负荷过重，如高血压、冠心病、心肌炎、心肌病、重度肺动脉瓣狭窄、肺动脉高压、三尖瓣下移畸形等
重叠型奔马律	心尖区及胸骨左缘下部	第二心音后 0.15～0.18	振幅较高、频率丰富时间略宽	由于心动过速，使舒张期缩短或P-R间期延长，使室性及房性奔马律重叠
二尖瓣拍击音	胸左3～4肋间或心尖头区	A_2 成分后 0.07 s 左右，与心尖搏动图 0 点相对应	振幅较高、频率亦较高	二尖瓣狭窄
心包叩击声	心尖区及胸骨左缘下部	离第二心音较近，0.05～0.138	中等频率，历时短促	缩窄性心包炎
肿瘤扑落声	心尖区内侧及胸骨左缘3～4肋间	在第二心音后 0.08～0.12 s，略晚于二尖瓣拍击音	振幅较低	常见于左房或右房黏液瘤
短促舒张期杂音	心间区	距第二心音约 0.15 s	振幅低，短促轻度二尖瓣狭窄	由过早搏动而引起
过早搏动的心音	心尖区	距第二心音较远，有时有变动	较正常第二心音振幅低面持续时间短	正常人随深呼气，两个振幅间距加大，呼气缩小，>0.04 s 为病理性分裂
第二心音分裂	肺（主）动脉瓣区	为第二心音第二成分，两个振幅相距 0.04～0.08 s	两个振幅相近	
第一心音分裂	心尖区或三尖瓣区	为第一心音组成成分，二、三成分间距 >0.04 s	两个振幅相近	听诊时与第四心音、收缩早期喀喇音易混淆，在心电、心音同步记录，即可辨别
收缩早期喀喇音	心尖区或肺（主）动脉瓣区	在第一心音之后约 0.07 s	振幅高，持续时间较短	听诊时容易混淆，心音图易鉴别（因为在第一心音后）
四音律	心尖区及胸骨左缘下部	第二心音后 0.15 心 0.20 s 有两个心音	分别高于生理性第三、四心音的振幅	同时出现室性及房性奔马律

心音图经过近百年来的发展，仍是心脏内外科医师常用手段。但随着心导管介入技术的应用，有部分医师有时出现忽视心脏听诊和心音图倾向，应引起注意。能用简便无创的方法解决的，就不要用创伤

的技术监测。听诊和心音图仍是内科医师的基本功。

一种随身携带式微型心音图设备已有研究（图4-12），可放在医师口袋中随身携带，可大部分代替听诊器功能，又有主要心音图机的功能，随时放在患者胸前皮肤上，显示患者实时心音图，并可储存一定心动周期，如60～300 s 心音图或/和同步记录心电图的功能，必要时可输入专用电脑、加以储存、上网络传送和远程会诊等，并在临床开始使用。这将给临床医师的听诊技术，给以莫大的帮助。心脏创伤与非创伤技术相结合是一个重要发展方向，使心音图和多种非创伤检测技术，特别是和影像技术相结合，是心音图有发展前途的重要领域。例如，可为心脏超声图观察时的时相标志以及结合临床的心脏瓣膜病变的形态学变化和心音信号同步分析，可为临床提供更多诊断信息。

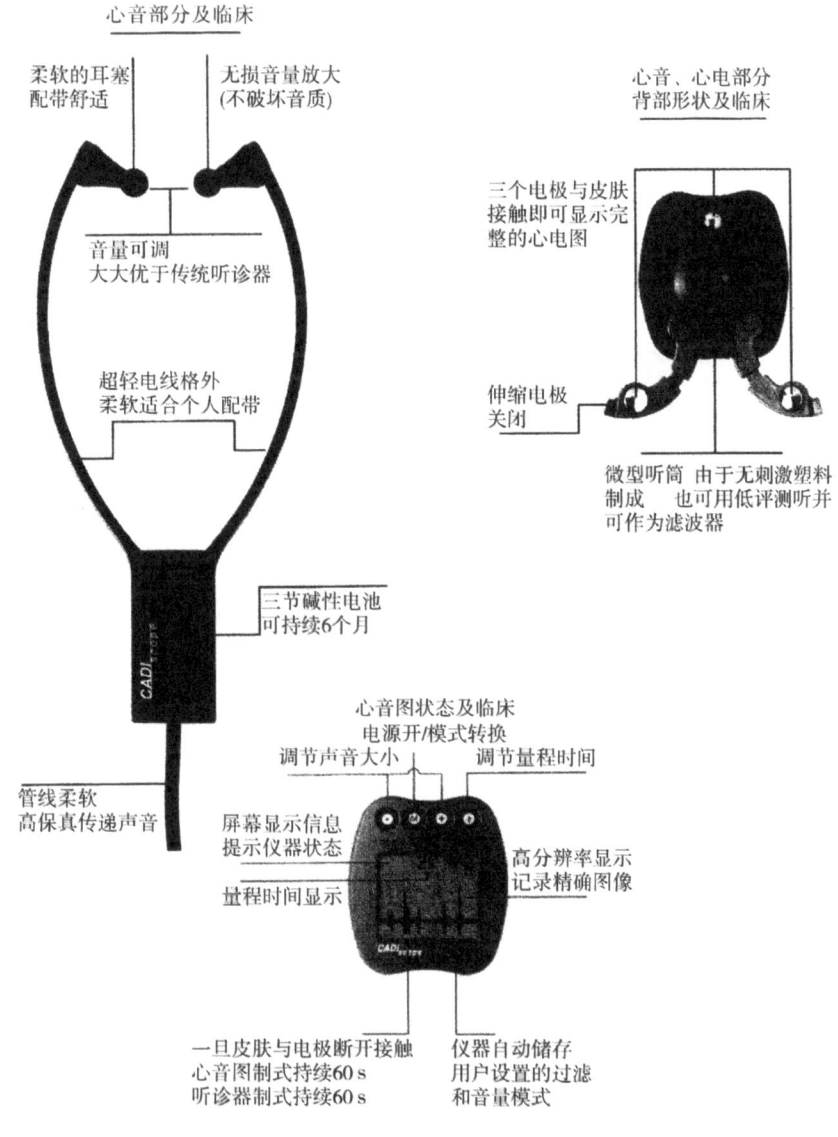

图4-12 携带式电子心音图听诊器

上图为电子心音图主要设备，下图为其显示屏幕。该种电子听诊器可以显示心电图形和心音图形，实时了解患者的心音和心电图形，是非常方便的家庭心脏监护设备。

第五章 心内科常见症状

心内科疾病诊治精要

第一节 呼吸困难

呼吸困难（dyspnea）是指患者主观上自觉呼吸不畅或呼吸费力，常被描述为"气短""气促"；客观上表现为患者用力呼吸，并伴呼吸频率、深度和节律的改变。引起呼吸困难的原因有心源性、肺源性、代谢性以及神经精神性几类，且各具特点。因为健康人在重体力负荷时也可出现呼吸困难，所以只有当安静状态或一般情况下，不引起呼吸困难的体力活动时出现的呼吸困难方属病理性呼吸困难。呼吸困难是一种主观症状，各人的耐受性有较大的差别。在呼吸功能受限程度相同的情况下，有些患者几乎完全不能活动，而另一些患者却可坚持相对正常的活动。

引起心源性呼吸困难的主要病理生理基础，是左心衰竭或二尖瓣病变引起的肺静脉和毛细血管内压力升高。由于肺内血液或肺间质内液体量增加，而肺内空气含量相对减少使肺的顺应性下降，这无疑增加了呼吸肌的负荷，使患者感到呼吸费力，肺血管内压力增加所引起的反射性呼吸加快也增加了呼吸困难的程度。这类因肺淤血而引起的心源性呼吸困难，一般表现为呼吸浅表而快。相反地，肺气肿患者因气道阻塞而致呼吸困难，患者以呼吸深大为主，而呼吸频率增快不明显。此外，心源性呼吸困难除非伴发于肺水肿，一般情况下，动脉血气分析无变化，而肺气肿所致呼吸困难时，血气分析结果大多异常。详细的病史和体格检查是鉴别上述两类呼吸困难的最主要的依据。

心源性呼吸困难又因疾病性质或程度不同，而有以下几种类型。

（一）劳力性呼吸困难

劳力性呼吸困难是左心衰或二尖瓣病变时最早和最常见的症状，其呼吸困难的程度与体力负荷的轻重有关。在询问病史中应了解患者在何种程度的体力负荷下出现呼吸困难，如上楼、爬山、负重行走或跑步等。在评定呼吸困难程度时，还应注意结合患者的精神状态及其耐受性。如有些明显二尖瓣狭窄的患者，主诉仅有轻度呼吸困难，其原因部分是由于在病情逐渐发展的长期过程中，患者已不自觉地将自身的体力活动限制在可耐受的范围内，因而不致出现明显的呼吸困难。

与心源性呼吸困难不同，肺源性呼吸困难早期出现于某些妨碍胸部扩张的动作时，如穿衣、脱衣、下蹲系鞋带等，而且其发展过程相对缓慢。

少数情况下，短暂发作性劳力性呼吸困难实际上相当于心绞痛发作。这是由于劳力负荷造成严重的心肌缺血，导致左心室功能暂时下降，而使呼吸困难的症状比胸痛的症状更明显。此类患者诉说呼吸困难的部位常与心绞痛的部位一致。

（二）端坐呼吸

端坐呼吸（orthopnea）是另一类型的心源性呼吸困难，当其伴发于劳力性呼吸困难时，表明左心功能不全已较明显，或有严重的二尖瓣狭窄。安静休息时即有呼吸困难，平卧时呼吸困难加重，患者为减轻这一症状常自发取坐位或高枕卧位。这样可使静脉回心血量减少，继之可使肺淤血减轻。与这一机制相同，有些患者还可有卧位性咳嗽。

支气管哮喘或其他严重肺部疾患时，也可出现端坐呼吸，这种情况可能是因为坐位时横膈低位，有利于肺的扩张，使呼吸困难减轻。更重要的是，取端坐体位有利于咳出分泌物而明显缓解呼吸困难。

(三)急性心源性呼吸困难

这类呼吸困难常发生于急性左心衰竭或急性心律失常时,是左、右心排血量之间急剧失衡所致。右心排血量维持不变或有所增加,而左心又不能将其所接纳的血液全部排出,这样就使血液淤滞在肺中。呼吸困难常骤然发生,或夜间出现(夜间阵发性呼吸困难),或白天发生,均可发展至肺水肿。急性肺水肿的病理生理机制是急性静脉淤血而有渗液进入肺实质。其表现有三种常见的临床类型。

1. 夜间阵发性呼吸困难

夜间阵发性呼吸困难(paroxysmal noctumal dyspnea)见于左心衰已较明显时,仅在夜间出现。一般在入睡后 1~2 h 发生,患者常常因憋气而突然惊醒,伴窒息感。常被迫坐起甚至走到窗口以便吸入更多空气,有时这种呼吸困难伴有咳嗽或喘鸣。这是由肺淤血挤压了小支气管使之狭窄所致。有时还伴有心悸、眩晕或压榨性胸骨后疼痛,持续 10~30 min,之后症状消失,患者重新上床,一般可安静入睡至天明。当呼吸困难发作时,患者面色苍白或轻微发绀,皮肤湿冷。特别严重的夜间阵发性呼吸困难可发展至肺水肿。

从原则上说,夜间阵发性呼吸困难的发生机制与其他的心源性急性呼吸困难相似。夜间发作的特征性机制,尚未能充分了解。除了夜间平卧睡眠时肺内血容量增加外,睡眠时肾上腺素能活力下降、左心室收缩力减弱,夜间迷走神经张力增加、小支气管收缩,平卧时横膈高位、肺活量减少以及夜间呼吸中枢处于抑制状态等也是影响因素。

2. 心性哮喘

心性哮喘可以是劳力性呼吸困难、端坐呼吸以及夜间阵发性呼吸困难的表现形式,急性左心衰当小支气管壁高度充血时,即可出现哮喘样发作。有时与支气管哮喘难以鉴别。若自幼即有哮喘发作史,则多为支气管哮喘。中年首次发作哮喘则首先考虑为心源性,但是慢性支气管哮喘的患者也可同时有心脏疾病,也就是同一患者既有呼吸系疾病又有左心衰竭,这必须依靠详细地询问病史及体格检查。对有些病情复杂的病例,甚至需要进行血气分析、肺功能测定或心导管检查等方能确定是心源性或支气管性哮喘。

3. 急性肺水肿

这是心源性呼吸困难中最为严重的一种类型,是急性重度左心衰竭的表现,常伴发于急性心肌梗死、高血压危象、二尖瓣腱索或乳头肌断裂时。此外,高度二尖瓣狭窄的患者劳力负荷过重时,由于肺静脉压突然增高也可出现肺水肿。快速心房颤动心室率过快时,左心室充盈受限,也可导致肺水肿。慢性心力衰竭的患者由于保护性机制,使肺内小动脉发生组织学改变,可防止在心力衰竭加重时血管内液体向肺泡内渗出。所以左心衰及二尖瓣病变早期比晚期更容易发生肺水肿。肺水肿的严重程度可有所不同,但所有肺水肿的患者均有呼吸困难。如果水肿仅限于肺间质内,听诊可无水泡音,而 X 线胸片可资证明。最严重的肺水肿时,患者似骤然被自己的呼吸道分泌物所淹溺,处于极度痛苦的状态下,自己可以听到胸内如壶中开水沸腾,并不断有白色或粉红色泡沫状痰从口、鼻中涌出,患者面色苍白并有发绀,皮肤湿冷。症状持续时间长短不一。处于这样的紧急关头,如不采取紧急抢救措施,患者难免一死。

(四)潮式(Cheyne-Stokes)呼吸

1818 年 Cheyne 首先描述了这种节律异常的呼吸。呼吸暂停约十数秒钟后,出现慢而微弱的呼吸,继之逐渐加深加快,然后再逐渐减慢以至停止,如此周而复始。这种潮式呼吸是脑部受损的一种表现,也可出现于严重的左心功能不全时,缺血性与高血压性心脏损害患者更为多见,而这类患者通常也合并脑血管病变。但脑源性与心源性潮式呼吸的病理生理基础不尽相同,对脑部疾病而言,是因为呼吸中枢处于抑制状态,对正常的二氧化碳和 O_2 分压不能产生调节效应。所以呼吸中枢抑制到一定的程度时引起呼吸暂停,而呼吸暂停后潴留的二氧化碳又可刺激呼吸中枢而激发数次呼吸。心源性潮式呼吸主要是由于血液从左心室至脑的循环时间延长,因而干扰了呼吸的反馈调节机制。此外,颈动脉窦反射异常和低氧血症也参与了作用。

(五)其他的心源性呼吸困难

有些特殊的心脏病其呼吸困难的机制尚不十分清楚,如左向右分流量较大的先天性心脏病(室间隔或房间隔缺损、动脉导管未闭等),其呼吸困难是由于肺内血流量增多——多血肺,还可能有反射性机制参与。右向左分流的发绀型先天性心脏病时的呼吸困难，可能是低氧血症引起的反射性呼吸加快。右心衰时，可能有胸水、腹水压迫或同时存在的左心衰及肺部疾患等因素参与。

左心房黏液瘤或左心房内球形血栓常在坐位时或某一特殊体位时，突发呼吸困难，而卧位时可较轻。这是由于坐位或某一特殊体位时，黏液瘤或球形血栓恰好堵塞在二尖瓣口，使左心房血流至左心室受阻。法洛四联症（fallot tetrad）时的呼吸困难可在蹲踞位时减轻。这是由于这一体位可增加体循环阻力，而使右向左的分流量减少。

肺栓塞也属于心血管病急症之一，其呼吸困难的发生更为突然，呼吸困难程度与劳力负荷无关，常伴有惊恐、心悸、胸痛和咯血。由于肺栓塞大多数情况下并无器质性心脏病基础，栓子多来自下腔静脉系统，临床诊断较困难，很易误诊为急性心肌梗死。

第二节　胸痛

胸痛（chest pain）是心血管疾病常见症状之一。对于胸痛症状应了解以下有关的内容：起始情况、疼痛部位、放射区域、疼痛性质、严重程度、持续时间、诱发因素（如体力负荷、精神紧张、进食等）、缓解因素（如休息、体位改变等）及是否伴有呼吸困难、出汗、眩晕或心悸等。有些患者对胸痛的感觉描述为压迫感、窒息感或胸部不适等。可有严重胸痛症状的心血管疾病主要有四种：缺血性心脏病、急性心包炎、肺栓塞及急性主动脉夹层。

（一）缺血性心脏病

缺血性心脏病的胸痛包括稳定型心绞痛和急性冠脉综合征（acute coronary syndrome），其发生是由冠状动脉粥样硬化使冠脉狭窄或痉挛，或冠脉阻塞、斑块破裂和出血所致。心血管专科医师对患者的胸痛症状应认真耐心地询问，以判明是稳定型心绞痛或急性冠脉综合征。

1. 心绞痛

典型稳定型心绞痛的特点可归纳如下：疼痛的部位为胸骨下段后（患者在描述其症状时常以手握拳置于胸骨区），疼痛可放射，主要向左肩及左臂尺侧放射；疼痛性质多为压榨感、紧缩感，有时为烧灼感；疼痛持续 1～10 min，大多为 3～5 min；疼痛常因劳力负荷所诱发，特别是在寒冷时或进餐后；休息和含服硝酸甘油可使疼痛缓解。心绞痛除上述典型表现外，临床上尚有较多不典型的表现，有时甚至十分离奇，如心绞痛的部位在骶部、大腿或身体的某一处瘢痕。疼痛性质不典型及发作无规律的现象更为多见。

2. 急性冠脉综合征

急性冠脉综合征包括不稳定型心绞痛、ST 段抬高型心肌梗死和非 ST 段抬高型心肌梗死。不稳定型心绞痛可由稳定型心绞痛发展而来，也可直接出现或在急性心肌梗死之前发生。除疼痛性质与典型心绞痛相似外，一般程度更严重，与劳力负荷可无关系，静息状态下也可发生，持续时间较长但一般短于 20 min。ST 段抬高型心肌梗死表现为突然发生的、持久而剧烈的胸痛，诱因多不明显，且常发生于安静时，持续时间可长达 30 min 或更长，休息或含服硝酸甘油不能使疼痛缓解。患者常有濒死感伴呼吸困难、大汗、乏力、恶心和呕吐，同时心电图示 ST 段明显抬高，血清心肌坏死标志物浓度升高并有动态变化。非 ST 段抬高型心肌梗死是指具有典型的缺血性胸痛症状，持续时间超过 20 min，血清心肌坏死标志物浓度升高并有动态演变，但心电图无典型的 ST 段抬高而是表现为 ST 段压低、T 波异常或 ST-T 正常等非特征性改变的一类心肌梗死，其胸痛症状与 ST 段抬高型心肌梗死不尽相同。

当患者具有冠心病的危险因素，且主诉为典型的劳力性胸骨后疼痛时，诊断为心绞痛的准确率是较高的。若没有明显的冠心病危险因素，胸痛也不典型，则心绞痛的可能性不大。具有明显冠心病危险因素者，即使胸痛不典型也不能轻易否定心绞痛的诊断。冠心病的危险因素如高龄、男性、高血压及冠心病的家族史以及本人有高血压、血脂异常、糖尿病、吸烟史等均与冠心病发病有一定关系，在病史中均应注意询问。

还有一点也不能忘记，既往没有冠心病的年轻人有时也可以出现心肌缺血性胸痛，这种情况多见于严重贫血、阵发性心动过速心率极快时、主动脉瓣病变、肥厚型心肌病等，如有怀疑，应对相关的病史进行仔细询问。

（二）急性心包炎

急性心包炎的胸痛主要是由于壁层心包受炎症侵犯所致，或炎症侵及邻近的胸膜之故。疼痛部位较局限，通常位于胸骨及胸骨旁区，可放射至颈、背或上腹部，由于左侧横膈胸膜受侵犯，疼痛可放射至左肩部，但很少波及左上臂。疼痛性质多为锐痛，但其程度差异甚大，一般持续数小时至数天，可在吞咽、深呼吸及仰卧位时加剧。当前倾坐位时疼痛可缓解，应用止痛消炎药物也可使疼痛减轻。发病前有上呼吸道感染病史，有助于诊断。若体检听到心包摩擦音，可以诊断。

（三）肺栓塞

大面积的肺栓塞其疼痛性质、部位与不稳定型心绞痛或急性心肌梗死十分类似，但一般更为剧烈，放射更为广泛，可在呼吸时加剧。含服硝酸甘油不能使疼痛缓解。常伴有呼吸困难、咳嗽、咯血、心动过速及低血压，严重者出现休克及猝死。其疼痛可能是由于右心室压力突然增高，使冠脉血流量减少，而氧耗量反而增高，导致心肌缺氧所致。也有人认为肺动脉的扩张也可能是引起疼痛的因素之一，这一机制也常用以解释肺动脉高压时的胸痛。巨大肺栓塞时，患者常有胸膜性胸痛和少量咯血等症状。

（四）急性主动脉夹层

主动脉夹层疼痛常突然暴发，持续而异常剧烈。其疼痛部位依主动脉壁内层断裂的部位不同而异。主动脉夹层最常发生于主动脉弓或降主动脉，此时疼痛多局限于前胸，并放射至背部，有时以背部疼痛为主而放射至项部、颈部或手臂。若主动脉夹层在数小时或数日内继续扩展，则疼痛将扩展至腹部、腰部和下肢。对于慢性高血压患者、妊娠妇女及马方综合征（Marfan syndrome）的患者应多考虑这种可能性，少数患者疼痛不十分剧烈而以突发呼吸困难及昏厥为主要表现。

以上几种心源性胸痛的鉴别见表 5-1。

表 5-1　几种心源性胸痛的鉴别

	稳定型心绞痛	不稳定型心绞痛	心肌梗死	急性心包炎	肺栓塞	急性主动脉夹层
部位	胸骨后可波及心前区	胸骨后可波及心前区	胸骨后可波及心前区	胸骨后可波及心前区	胸骨下端	前胸部或背部
放射	左肩、左臂尺侧或达下颌、咽及颈部	左肩左背上方、左臂尺侧或达下颌、咽及颈部	左肩、左背上方、左臂尺侧或达下颌、咽及颈部	颈、背、上腹、左肩	广泛	颈、背部、腹部、腰部和下肢
性质	压榨感、紧缩感	胸痛阈值降低、程度加重、次数增加	胸痛的程度较心绞痛更剧烈	锐痛	剧烈痛	胸痛突然暴发、剧烈，呈撕裂样
时间	3～5 min	通常＜20 min	数小时或更长	持续性吸气、吞咽、咳嗽加剧	持续性	持续性
诱因	劳力、情绪激动、寒冷、进餐	轻体力活动或休息时发作	不常有		右心室压力增高所致	常患高血压或马方综合征
缓解方式	休息、硝酸酯缓解	硝酸酯缓解作用减弱	休息和硝酸酯不能缓解	前倾坐位可缓解	硝酸酯不能缓解	硝酸酯不能缓解

续表

	稳定型心绞痛	不稳定型心绞痛	心肌梗死	急性心包炎	肺栓塞	急性主动脉夹层
伴随临床表现	有时可出现第4心音和乳头肌功能不全的表现	第4心音和乳头肌功能不全的表现明显,可出现一过性心功能不全表现	呼吸短促、出汗、烦躁不安和濒死感,恶心、呕吐和上腹胀	心包摩擦音	呼吸困难、咯血、低血压,急性右心衰和肺动脉高压的表现	下肢暂时性瘫痪、偏瘫和主动脉关闭不全的表现,双上肢血压和脉搏不对称

(五)其他原因引起的胸痛

除了上述引起胸痛的疾病外,还有一些心源性和非心源性疾病可引起胸痛。在鉴别诊断时应予以考虑。

(1)扩张型心肌病和二尖瓣脱垂患者常诉胸痛,其机制不明。疼痛性质可类似典型心绞痛,也可类似功能性胸痛。

(2)肋软骨炎或肌炎引起的胸壁疼痛,这类胸痛常伴有肋软骨或肌肉的局部压痛。身体活动或咳嗽时可使疼痛加重。

(3)左侧胸部带状疱疹,在出疹前其胸痛有时可误诊为心肌梗死,但随之出现的疱疹可使诊断当即明确。

(4)功能性或精神性胸痛,忧郁症的患者也可有胸痛,常同时伴有叹息样呼吸、过度换气、手足发麻,称之为心血管神经症。这种胸痛常局限于心尖部,持续性钝痛,长达数小时或十数小时,伴有心悸,兼有针刺样短暂锐痛。心前区常有压痛。胸痛发作间期常有神经衰弱、疲倦无力等症状。情绪不稳定,止痛药不能使疼痛完全缓解,但休息或活动或镇静剂,甚至安慰剂可使疼痛部分缓解。

胸腔内其他脏器或组织的疾病,上腹部脏器的疾病有不少也有胸痛症状。值得一提的是,食管痉挛及反流性食管炎其胸痛症状常易与心绞痛混淆。尽管有不少检查手段有助于鉴别多种不同原因的胸痛,但毫无疑问询问病史是最重要、最有价值的方法。特别是对胸痛性质及其伴随症状的综合分析常可得到重要的鉴别线索。

第三节 心悸

心悸(palpitation)是心血管病的主要症状之一,是患者感觉到自身心跳增强或加速的不舒服感觉,也是患者就诊的常见原因。患者描述心悸的感觉各有不同,如心悸、心脏下沉感、心脏振动感、撞击感、停顿感及心搏不规则等。心悸的轻重很大程度上取决于患者的敏感性。对这一主诉应进一步询问其诱发或加重因素,诸如运动、进食、情绪激动、饮酒及服用药物的影响等。

(一)不伴有心律失常的心悸

这种心悸十分常见。有些只是对正常心搏的感知,特别当左侧卧位时更明显,多见于紧张和敏感的正常人。情绪易激动者常有窦性心动过速使之感到心慌,并多伴有焦虑、呼吸深大、手足发麻、颤抖等。与阵发性心动过速不同,窦性心动过速起始和终止都是逐渐而隐袭的。心率一般为100~140次/分。

正常人在剧烈运动时出现的心悸是由于窦性心动过速及高动力循环状态所致。

(二)心律失常所致的心悸

心悸是心律失常患者的常见症状,心悸时心率可快可慢,心律亦可不规则。各种类型的期前收缩、快速性心律失常、缓慢性心律失常或心律不规则均可引起心悸,但有心律失常不一定都有心悸症状。

根据长程心电图的监测,心脏正常的人群,大多有偶发的房性期前收缩或室性期前收缩,但不一定都有心悸症状。因室性期前收缩而有心悸者随年龄增高而增加。各种类型的器质性心脏病均可伴发期前收缩，但临床上功能性期前收缩更为多见。有期前收缩者常主诉有心搏脱漏或停顿感，有时描写为心脏冲向喉部或下沉的感觉，少数患者感到有连跳。

阵发性室上性心动过速时，其心慌的症状呈突发突止的特点，心率一般超过160次/分；心律规则，持续时间可长达数小时，也可能仅数分钟。颈动脉窦按摩、Valsalva动作、作呕或呕吐等刺激迷走神经的动作一般可使心慌症状终止。

阵发性心房颤动发作时心慌更为严重，心跳快而极不规则，伴有脉搏短绌是其特点。心房扑动在临床上较为少见，心率常为150次/分左右，可以规则也可以不规则，心率成倍地增加或突然减半是其特征。

室性心动过速发作时，心室率增快可引起心悸，且常伴有昏厥或昏厥前症状，可能还会发生猝死。

心率缓慢时，也可出现心悸，多由房室传导阻滞或窦房结病变引起。

因为伴随于心律失常的心悸症状大多数情况下不是持久性的，所以当患者就诊时往往不是正值心律失常发作之际。请患者描述心悸的感觉，发作心悸时心跳的节律和速率，有时有助于判断心律失常的性质。常规心电图及长程心电图对心律失常的诊断价值最高。心脏电生理检查对阵发性心动过速的诱发复制率极高，确诊率可达90%左右。

（三）血流动力学改变所致的心悸

由于每搏血量增加，心肌收缩力增强，可使患者经常存在心悸感，特别在二尖瓣或主动脉瓣关闭不全时，心内、心外有分流时，或心动过缓时心悸感常较明显。此外，高动力循环状态，如妊娠、甲亢及嗜铬细胞瘤时均可有此症状。

由于心功能不全，每搏血量减少，心率代偿性增快，常表现为轻度活动后即出现心悸。

第四节　昏厥

昏厥（syncope）是由于一过性脑部供血不足所致的突然和短暂的意识丧失伴自主体位丧失，一般能很快恢复正常。若患者尚未达到意识丧失的程度，但出现头晕、心悸、胸闷、气短、乏力、面色苍白、出汗、站立不稳、视物模糊、听力下降及消化道症状，则称之为昏厥先兆。其供血不足的病理生理基础不外乎是心脏泵血不足或是周围血管异常反应——血管扩张、血容量相对不足，或者两者兼而有之。由明显的失水、失血等造成的低血容量休克伴昏厥不在本节内讨论。昏厥的病因多种多样，大体上可分为以下几类：①神经介导性昏厥：主要包括血管迷走性昏厥（vasovagal syncope）、颈动脉窦综合征（carotid sinus syndrome）和其他反射性昏厥；②心源性昏厥；③脑源性昏厥；④直立性低血压（orthostatic hypotension）；⑤血液成分异常引起的昏厥，如低血糖和重度贫血。另有一些昏厥虽经各种检查仍诊断不明。从治疗及预后的角度来看，心源性昏厥最为重要；但从临床发病率来看，血管迷走性昏厥最为多见。

（一）神经介导性昏厥

神经介导性昏厥指多种因素触发的过强的神经反射，引起低血压和心动过缓，从而导致昏厥发作。

1. 血管迷走性昏厥

血管迷走性昏厥是临床上最常见的昏厥，占昏厥患者的30%～50%。多见于年轻体弱的女性，常反复发生，但无器质性疾病，也无特定性诱因。情绪激动、恐惧、久站、见到血、疼痛、天气闷热、空气污浊、过度疲劳等情况下均可发作，过去均列入"不明原因"性昏厥。自1986年Kenney采用直立倾斜试验（head upright test，HUT）用于诊断血管迷走性昏厥以来，国内外对血管迷走性昏厥患者的体位、血压、心率与昏厥的关系进行了大量临床研究，将血管迷走性昏厥分为三种类型：血管抑制型，直立倾斜试验中诱发昏厥时以血压降低为主；心脏抑制型，昏厥时表现为心率突然减慢甚至出现心脏停搏；混合型，昏厥时心率和血压均明显下降。尽管血管迷走性昏厥发生的病理生理机制尚未完全明了，但这类患者在直立倾斜位时出现血压下降及（或）心动过缓，并再现昏厥发生的症状是明确的。目前临床上已将倾斜试验作为诊断血管迷走性昏厥最可靠的手段。

2. 颈动脉窦综合征

颈动脉窦综合征是指对颈动脉窦刺激的过度神经反射导致心动过缓和（或）血压下降，从而引起昏厥。

常见诱因为局部动脉硬化、炎症、外伤、肿物、衣领压迫、颈部肌肉加压、转动头部、揉压颈部或其他刺激颈动脉窦的动作等。颈动脉窦综合征在老年人中多见，心血管和神经系统检查往往正常，昏厥发作前常无预兆，以心脏停搏和心动过缓为特点，做颈动脉窦按摩试验可资诊断。

3. 情境性昏厥

情境性昏厥（situational syncope）与咳嗽、排尿、排便和吞咽等相关，其发生机制相似，分别通过反射弧将通路上的胸腔、膀胱和胃肠道内压力感受器经脑神经与中枢（孤束核、髓质血管减压部位）连接，反射性地引起传出通路中的迷走神经张力增高，从而引起心率减慢和心输出量降低，最终导致昏厥发作。

4. 疼痛性昏厥

舌咽神经或三叉神经痛引起的喉部和面部疼痛可导致昏厥发作，触摸扁桃体、耳、咽、喉的引发点产生疼痛刺激也可引起昏厥。其发生机制可能为：疼痛刺激由相应神经传入，反射性地引起血管舒缩中枢抑制，周围血管扩张，回心血量减少，心输出量减少，脑部供血不足导致昏厥发作。

（二）心源性昏厥

心源性昏厥指由心脏疾病造成心输出量暂时减少导致一过性脑供血不足而产生的昏厥。常见的原因可归纳如下。

1. 心律失常

缓慢性心律失常：如严重窦性心动过缓、房室传导阻滞、心室停搏或病窦综合征等；快速性心律失常：如室性心动过速、心室扑动、心室颤动、阵发性室上速、心房颤动、心房扑动、心脏遗传性离子通道病（先天性长QT综合征、Brugada综合征）、起搏器功能不良、药物的促心律失常作用等。如果在一阵心悸后出现昏厥，常提示为快速性心律失常中止时，在正常窦性心律恢复之前有短暂的窦性停搏或严重心动过缓。

2. 器质性心脏病或心肺疾病

心瓣膜口狭窄或流出道梗阻：如严重的主动脉瓣狭窄、肺动脉或肺动脉瓣狭窄、肺栓塞、法洛四联征、肥厚型梗阻性心肌病、心房黏液瘤、二尖瓣脱垂等；泵衰竭：如急性心肌梗死或心肌缺血等；其他心脏疾病：如急性主动脉夹层、心包疾病、心脏压塞等。体位改变或体力负荷突然加重可使这类患者心输出量突然减少、血压明显降低导致昏厥发作。

心源性昏厥一般发生极为突然，无头昏不适等前驱症状，持续时间甚短，可有外伤及大小便失禁。意识恢复后，除原有心脏病症状外，常无其他明显症状。

（三）脑源性昏厥

脑血管病变、痉挛而发生一过性、短暂脑供血不足，也可发生昏厥，如短暂性脑缺血发作（TIA）、锁骨下窃血综合征、脊椎基底动脉供血不足等均可造成一过性昏厥。双侧颈动脉严重狭窄也可引起昏厥。

（四）直立性低血压

直立性低血压也叫体位性低血压。当患者突然改变体位，如从卧位或蹲位快速站立时，血液因重力作用而积聚在下肢，由于患者存在着自主神经功能障碍，外周血管不能相应收缩，静脉回心血量下降，心搏出量减少，血压过度下降（＞20/10 mmHg），大脑灌注不足，因而发生昏厥。直立性低血压常见于老年患者、服用抗高血压和抗抑郁药及利尿剂的患者，继发于糖尿病和滥用酒精的自主神经功能受损的患者也易出现直立性低血压。

（五）血液成分异常引起的昏厥

脑储备糖的能力差，但耗能大，血糖过低会引起头昏、乏力、冷汗、神志恍惚甚至昏厥；贫血时血液中红细胞减少，血氧浓度降低引起脑缺氧，也可发生昏厥。此外，过度换气导致二氧化碳排出过多、血液中二氧化碳含量下降和低碳酸血症，继而引起外周血管扩张、回心血量减少和大脑供血不足；低碳酸血症还可引起脑血管收缩和血红蛋白对氧的亲和力增强、大脑供氧量降低，进而导致昏厥发作。此外，昏厥在临床上还应与其他引起意识障碍的疾病相鉴别，如癫痫、癔症发作、前庭病变等。

对昏厥的诊断，首先要判断是否确有意识丧失，如对外界刺激的感知，是否有摔倒、受伤及二便失禁等。经过详细询问病史，包括诱发因素、前驱症状、昏厥持续时间、恢复过程、意识恢复后的心率、自我感觉以及伴随症状等常可提供诊断线索。例如：血管迷走性昏厥多与疼痛、恐惧、听到噩耗、情绪激动、站立时间过久、环境闷热等有关，"情境性"昏厥多与排便、排尿、咳嗽、吞咽有关，突然转动颈部发生昏厥提示颈动脉窦综合征，活动上肢而发生昏厥提示锁骨下窃血综合征，由卧位直立时突然晕倒提示直立性低血压。运动、劳力时发生昏厥则可见于多种疾病，如肥厚型心肌病、主动脉瓣狭窄、先天性长QT综合征等。

病史结合体格检查一般可对昏厥的原因做出初步判断。进一步明确诊断常需做特殊检查，特别是疑为心律失常所致的昏厥除一般心电图及超声心电图之外，需做长程心电图，甚至心脏电生理检查。对疑为血管神经性昏厥者，应行倾斜试验。

第五节 发绀

发绀（cyanosis）是指皮肤和黏膜呈现蓝色的异常外观，其主要是由于血液中还原血红蛋白含量的增多，少数情况下异常血红蛋白的增多也可引起发绀。发绀既是一种症状，也是一种体征，除非发绀已十分明显，一般体格检查时容易被忽视。

毛细血管血液中还原血红蛋白含量的多少取决于两个因素：其一是动脉血内氧的浓度，其二是组织从毛细血管中摄取氧量的多少。因此，毛细血管血液中还原血红蛋白增加，可能是由于动脉血氧不饱和，此型发绀称之为中心性发绀；也可能是由于组织从血中摄取过多的氧，此型发绀称之为周围性发绀。正常情况下，动脉血氧饱和度为100%，还原血红蛋白仅为0.75 g/dL，血液流经毛细血管，组织摄取了部分氧气，在静脉血液中的还原血红蛋白即升高至4.75 g/dL。由此看来，发绀与静脉内氧含量的关系更大。当临床上判断有发绀时，其毛细血管内血液的还原血红蛋白含量至少达到了4 g/dL。

（一）中心性发绀

中心性发绀主要见于右向左分流的先天性心脏病患者。一般当分流量大约相当于30%的左心搏出量时即可出现发绀，这部分分流的血液不经过肺部的气体交换，致使动脉和毛细血管内的血液氧饱和度不足。换句话说，即循环血流中还原血红蛋白的含量增加。

在先天性心脏病中，以下三种情况可导致右向左分流而引起发绀：①当右心流出道有狭窄而同时有一大的间隔缺损时，血流倾向于经过缺损口从右向左分流（如法洛四联征、肺动脉口闭锁等）；②较大的间隔缺损，原有左向右分流（如室间隔缺损），随着时间的推移，逐渐形成肺血管的阻塞性改变，而使分流倒向，出现发绀；③有一个左、右共用的心腔，在血流进入动脉系统以前，氧饱和与氧未饱和的血液混合在一起（如单心室），可出现发绀，但如无肺动脉阻塞性改变，同时肺血流量较大时，动脉血氧饱和度可达82%～88%，可以没有或仅轻度发绀。

除了右向左分流的先天性心脏病以外，中心性发绀也可见于严重的呼吸系统疾病，如呼吸道阻塞、肺部疾患（肺炎、阻塞性肺气肿、弥漫性肺间质性纤维化、肺淤血、肺水肿）、胸膜疾患（大量胸腔积液、气胸、严重胸膜肥厚）及肺血管病变（原发性肺动脉高压、肺动静脉瘘）等，其发病机制是由于呼吸功能衰竭，肺通气或换气功能障碍，经过肺的血液不能得到充分氧合，导致体循环毛细血管中还原性血红蛋白增多，从而发生发绀。

中心性发绀具有以下两大特点可与周围性发绀鉴别：①中心性发绀患者常有杵状指（趾），这是十分重要的鉴别体征；②中心性发绀时动脉血氧饱和度一般均低于85%，并伴有红细胞增多。发绀在体力负荷时明显加重。

确定为中心性发绀后，应进一步判断其为心源性还是肺源性。单纯的心源性中心性发绀，一般没有严重的呼吸困难，除非有急性肺动脉栓塞或急性肺水肿。而肺源性发绀毫无例外均有严重的呼吸困难。此外，如为肺源性发绀给予纯氧吸入5～10 min后，发绀可明显减轻，甚至消失。心源性者则无此反应。对心源性发绀只有采取降低肺血管阻力的措施或输入含有溶解性氧的液体时，方可使发绀略有减轻。

（二）周围性发绀

周围性发绀系因通过皮肤的血流减少或缓慢所致，常出现在肢体末梢及身体下垂部位，如肢端、耳垂及鼻尖。以下几种情况可导致周围性发绀：当体循环淤血、周围血流缓慢、氧在组织中被过多地摄取时，如右心衰、缩窄性心包炎、局部静脉病变（血栓性静脉炎、下肢静脉曲张）等；当肢体或末梢动脉收缩或阻塞时，如雷诺现象（Raynaud phenomenon）是典型的周围性局限性发绀；由于心输出量减少、循环血容量减少、周围组织血流灌注不足及缺氧所致，如严重的休克；当血红细胞数与血红蛋白含量显著增高时，如真性红细胞增多症。周围性发绀以肢端及暴露部位更为明显。在温度保持较高的部位如结膜、唇内面、颊内面和舌头常无发绀。而中心性发绀在这些部位也无例外。此外，周围性发绀常伴皮肤苍白发凉，当搓揉和加温后，局部发绀可消失。

中心性与周围性发绀的鉴别见表5-2。

表5-2 中心性与周围性发绀的鉴别

	中心性发绀	周围性发绀
动脉氧饱和度	低于75%～85%	基本正常
发绀的分布	全身性（包括口腔内黏膜），发绀部位暖和，周围血管扩张	局限于四肢末端、鼻尖、外耳、口唇等；发绀部分较凉，周围血管收缩
对吸入100%氧的反应	肺源性发绀减轻	无反应
对体力活动的反应	发绀可加重	发绀可减轻
同时存在的情况	右至左分流的先心病，肺动静脉瘘，弥漫性肺脏疾病，如严重肺气肿等	休克、充血性心力衰竭（后者发绀主要为周围性，中心性因素也参与）

（三）混合性发绀

肺心病的发绀是中心性和周围性混合性发绀。中心性发绀是因肺部疾患所致，周围性发绀则因晚期心输出量不足所致。

有些少见的血红蛋白异常疾病也可引起类似发绀的皮肤色泽改变，应注意鉴别，如硫变血红蛋白血症（因食入乙酰苯胺、乙酰氧乙苯胺、苯胺、磺胺等引起）、中毒性高血红蛋白血症（如大量食用含亚硝酸盐的蔬菜，或少数情况下由于长期应用硝普钠或亚硝酸盐类药物）、先天性高血红蛋白血症（患儿自幼即有发绀，有家族史而无心肺疾病）。此外，尚需与色素沉着病如银质沉着病或血色沉着病等鉴别。

第六节 水肿

水肿（edema）是由于体内液体过量积聚在细胞外组织间隙中的表现，患者外观浮肿，如在骨表面用指压皮肤，可见压痕持续数秒不消失，水肿既是一症状，也是一体征。

严重的心力衰竭、肾病综合征和肝硬化患者均可出现水肿，根据病史、物理检查和简单的实验室检查可对其进行鉴别。水肿是右心衰竭较晚期的症状，但在右心衰竭导致体循环静脉压力增高以前，往往已可因水、钠潴留而使体重增加，一般在细胞间隙内积聚的液体超过5L时方可见到显性水肿。故在心性水肿出现以前，患者常先有少尿及体重增加（3～5kg）。

无论病因如何，引起心性水肿的因素主要有二，一是静脉压升高，二是水、钠潴留，后者是由于肾脏排钠减少。而影响水、钠潴留的因素很多，目前尚未能一一阐明。醛固酮增加可能是引起水、钠潴留的因素之一，而醛固酮增加又是心输出量减少导致肾血流量减少的代偿反应。有些研究表明，当心力衰竭进入慢性期时，醛固酮的分泌逐渐恢复至正常水平，此时应用血管紧张素转化酶抑制剂阻断血管紧张素Ⅰ转换为血管紧张素Ⅱ，其有利的作用主要是减少心脏的后负荷（扩张血管），而并不在于消除刺激醛固酮分泌的因素。大多数晚期心力衰竭患者有效血循环量减少（尽管整个血容量是增加的），促使抗利尿激素增加，这对水的潴留和稀释性低钠（尽管体内总钠量增加）起一定的作用。

临床上心力衰竭患者白天水肿明显而夜间可减轻，其水肿部位与重力有关。门诊患者水肿主要见于双下肢（脚和踝部），卧床患者则主要表现在腰骶部。当水潴留进一步增加时，可发展为全身性水肿，面部水肿常较晚出现，可能提示伴有肾功能不全或上腔静脉阻塞。

（一）心性水肿的特点

（1）心性水肿总是伴有静脉压升高，后者的主要体征是颈静脉搏动增强及怒张，肝脏充血肿大并有压痛，肝颈静脉回流征阳性。

（2）心性水肿部位与重力有关，好发于身体下垂处，且为双侧对称性，如双下肢，除非患者长时间保持侧卧体位。

（3）大多数右心衰竭的病因为二尖瓣病变及肺心病，所以在心性水肿出现以前，一般均先有呼吸困难。少数情况下，全心疾病首先影响右心者，如心肌病、缩窄性心包炎等则出现水肿前可无呼吸困难症状，但大多数全心疾病常同时波及左、右心，所以呼吸困难和水肿常同时出现。

（二）水肿的特殊形式

1. 腹腔积液

腹膜腔内积液是晚期右心衰竭的另一种表现，常先有或同时有腹壁水肿。心源性腹腔积液几乎毫无例外地先有下肢水肿，仅仅在缩窄性心包炎或三尖瓣疾患时可以先有腹水或腹水比下肢水肿更突出。此时应高度重视与肝性腹水相鉴别，观察颈静脉，判断有无体循环静脉压升高，将对鉴别诊断有重要帮助。

2. 胸水

胸膜腔内积水主要来自壁胸膜的渗漏。由于胸膜上的静脉同时引流至体循环及肺循环，所以只有当体循环和肺循环静脉压力均升高时，方有胸水形成。所以，胸水常见于同时有左、右心衰时。心力衰竭时出现的胸水常为双侧性，而以右侧为多。少数单侧胸水也均在右侧，如果出现左侧的单侧胸腔积液，心力衰竭所致的可能性极小。

如果胸水是由于心力衰竭所致者，在X线上常同时有上叶肺静脉影增粗，以及出现Kerley水平线。表明有慢性肺静脉压增高。

第七节　咯血

咯血（hemoptysis）是指痰中带血丝或血块，血虽来自呼吸系统，但由于心肺关系极其密切，不少情况下，心脏疾患是咯血的病因。

（1）急性肺水肿，红细胞从淤血的血管中进入肺泡，典型的表现为咳大量粉红色泡沫痰。

（2）严重二尖瓣狭窄，肺动脉高压导致肺动脉与支气管静脉系统形成侧支循环，支气管内的血管扩张，进而破裂而发生大口咯鲜血色血液。

（3）肺梗死，肺动脉梗死组织坏死出血，血液进入肺泡可出现痰中带血或咯血。

（4）各种心脏病所致慢性左心功能不全，肺淤血均可有痰中带血或暗红色血痰。

（5）主动脉瘤偶可破入支气管而引起极大量的咯血，可致患者迅即死亡。

以上所列举的各类心脏疾患可导致不同程度的咯血，临床上应特别注意与呼吸系统疾病所致的咯血相鉴别，详细的病史对确定咯血的病因有着重要的作用。如患者是否有长期慢性咳嗽、咳痰，吐大量脓痰以及长期低热史，这些对诊断支气管炎、支气管扩张或肺结核有参考价值。咯血量的多少对确定病因也有重要的参考价值，如反复发生的小量咯血多见于慢性支气管炎、支气管扩张、肺结核或二尖瓣狭窄，此类患者有时也可出现大量咯血；中等量咯血可见于肺动静脉瘘破裂。中老年患者不明原因的反复咯血应怀疑肿瘤的可能，伴有急性胸痛的咯血提示肺动脉栓塞伴肺梗死；先天性心脏病患者出现咯血和发绀时提示艾森门格综合征（Eisenmenger syndrome）。伴有严重呼吸困难的咯血常提示心脏疾患所致，高血压、冠心病常是导致左心功能不全的病因，病史中不可疏忽。体格检查也十分重要，如单纯二尖瓣狭窄时，心尖部舒张期杂音局限且音调低沉，常容易疏漏应特别注意。

第八节 咳嗽

咳嗽（cough）是心肺系统最常见的症状之一。肺部和支气管的各种感染、肿瘤及过敏反应等均可引起咳嗽。心血管疾病所致的咳嗽多由于肺静脉高压、间质性和肺泡性肺水肿、肺梗死及主动脉瘤压迫支气管等原因引起。肺静脉高压引起的咳嗽常继发于左心衰或二尖瓣狭窄，先有刺激性干咳，而后有浆液性痰、血泡痰，患者多于夜间睡眠 1~2 h 后突然憋醒，发生刺激性咳嗽。肺水肿所致咳嗽多由左心功能不全或快速静脉补液过量引起，患者表现为连续性咳嗽、咳出粉红色泡沫痰，并出现夜间阵发性呼吸困难，双肺可闻及水泡音。当患者出现咳嗽伴胸痛、咯血及呼吸困难等症状时应想到肺梗死的可能。主动脉瘤压迫气管和支气管时可引起咳嗽和气急，咳嗽往往带有金属音。当咳嗽伴发劳力性呼吸困难时，常提示慢性阻塞性肺病或心功能不全；而当患者有过敏和（或）喘鸣病史时，咳嗽常常伴发支气管哮喘。如果咳嗽合并声嘶而又无上呼吸道疾病的病史时，可能为扩大的左心房和肺动脉压迫左喉返神经致其麻痹所致。此外，某些心血管常用药如血管紧张素转化酶抑制剂卡托普利、依那普利等可引起部分患者咳嗽，有文献报道其发生率高达 15.4%，且多为干咳，晚上或仰卧位时加重。咳嗽在服药后 24 h 至数月内发生，治疗期间可持续存在，停药数日后症状可消失。

痰的性状也有助于判断不同病因的咳嗽。咳嗽咳出粉红色泡沫痰常因肺水肿引起，而痰中带血丝则提示肺结核、支气管扩张、肺癌或肺梗死等疾病。

心内科疾病诊治精要

第六章 高血压

第一节 原发性高血压

一、概述

（一）定义

原发性高血压或高血压病是指成年人（≥18岁）凡在未服用降血压药物情况下和在安静状态下，非同日血压至少测量3次，当体循环动脉收缩压≥140 mmHg和（或）舒张压≥90 mmHg，称为血压增高。与此同时，常伴有脂肪和糖代谢紊乱以及心、脑、肾和视网膜等器官功能性或器质性改变为特征的全身性疾病。如果仅收缩压≥140 mmHg，而舒张压不高者称为单纯收缩性高血压。同理，若舒张压≥90 mmHg，而收缩压<140 mmHg，则称为舒张性高血压。

（二）流行病学

高血压患病率和发病率在不同国家、地区或种族之间有差别，工业化国家较发展中国家发病率高，美国黑种人约为白种人的2倍。高血压患病率、发病率及血压水平随年龄增长而升高，高血压在老年人中较为常见，尤其是收缩期高血压。我国自20世纪50年代以来进行了4次（1959年、1979年、1991年、2002年）成年人血压普查，高血压患病率分别为5.11%、7.73%、11.88%、18.8%，总体上呈明显上升趋势。据估计，我国现有高血压患者2亿以上。但高血压的知晓率、治疗率及控制率均很低，2002年的普查资料显示：知晓率为30.2%，治疗率为24.7%，控制率为6.1%，较1991年略有提高。根据2007年我国卫生部心血管病防治研究中心，中国心血管病报道的一项调查报告，城市高血压知晓率、治疗率、控制率和治疗控制率分别为41.1%、35.1%、9.7%和28.2%，而农村分别为22.5%、17.4%、3.5%和20.4%。如此低的知晓率、治疗率、控制率和治疗控制率，促使我国高血压病致死、致残率居高不下。因此，高血压的防治任重道远。

（三）病因

本病病因未完全阐明，目前认为是在一定的遗传基础上由于多种后天因素的作用，正常血压调节机制失代偿所致，以下因素可能与发病有关。

1. 遗传

高血压的发病有较明显的家族集聚性，双亲均有高血压的正常血压子女（儿童或少年）血浆去甲肾上腺素、多巴胺浓度明显较无高血压家族史的对照组高，以后发生高血压的比例亦高。国内调查发现，与无高血压家族史者比较，双亲一方有高血压者的高血压患病率高1.5倍，双亲均有高血压病者则高2~3倍，高血压病患者的亲生子女和收养子女虽然生活环境相同，但前者更易患高血压。动物实验已筛选出遗传性高血压大鼠株（SHR），分子遗传学研究已实验成功基因转移的高血压动物，上述资料均提示遗传因素的作用。

2. 饮食

饮食主要有以下几种。

（1）盐类：与高血压最密切相关的是Na^+，人群平均血压水平与食盐摄入量有关，在摄盐较高的人群，减少每日摄入食盐量可使血压下降。高钠促使高血压可能是通过提高交感张力，增加外周血管阻力所致。饮食中K^+、Ca^{2+}摄入不足、Na^+/K^+比例升高时易患高血压，高K^+高Ca^{2+}饮食可能降低高血压的发病率，动物实验也有类似的发现。我国不同年龄段人群食盐摄入量均较高，居民平均每日食盐摄入量为12.1 g，远远超过WHO应将一般人群每日食盐限制在6 g以下。全国居民营养与健康状况调查（2002年）中指出，我国城乡居民平均每日每人盐摄入量为12 g，其中农村12.4 g，城市10.9 g，北方地区高于南方地区。高盐饮食是高血压的重要危险因素。高盐饮食地区人群的高血压患病率往往较高。

中国人群高血压流行特点：钠盐摄入量高，钾盐摄入不足，盐敏感性高血压居多。盐敏感的实质是个体对于盐负荷而导致血压升高的一种遗传易感体质。盐敏感被认为是由于肾小球的过滤能力减低和（或）肾小管钠再吸收的比率增加所导致。

盐敏感性：盐敏感性是高血压早期损害标志。盐敏感性（salt-sensitivity）已被美国ASH"2005高血压新定义"确立为高血压早期损害标志之一。

我国一般人群中盐敏感者占15%~42%，而高血压人群中50%~60%为盐敏感者。有高血压家族史的成年人中盐敏感者为65%，青少年中为45%。黑种人、老年人、停经女性、糖尿病、肥胖和代谢综合征患者中盐敏感者比例较高。盐敏感性高血压是高血压的一种特殊类型，常见于老年人、黑种人，有糖尿病、肾疾病史者，交感激活状态以及高盐摄入地区的高血压患者，同时也是难治性高血压的重要原因之一。

（2）脂肪酸与氨基酸：降低脂肪摄入总量，增加不饱和脂肪酸成分，降低饱和脂肪酸比例可使人群平均血压下降。动物实验发现摄入含硫氨基酸的鱼类蛋白质可预防血压升高。

（3）饮酒：长期饮酒者高血压的患病率升高，而且与饮酒量成正比。可能与饮酒促使皮质激素、儿茶酚胺水平升高有关。

3. 职业、环境和气候

流行病学资料提示，从事高度集中注意力工作、长期精神紧张、长期受环境噪声及不良视觉刺激者易患高血压病。此外，气候寒冷地区冬季较长，人的血管容易收缩而导致血压升高，这也是我国北方地区高血压发病率比南方地区高的原因之一。

4. 其他

吸烟、肥胖和糖尿病患者高血压病患病率高。

（四）临床表现

高血压是多基因遗传因素与环境因素长期相互作用的结果，无论是男性还是女性，平均血压随年龄增长而增高，尤其是收缩压。流行病学研究已经证实，高血压本身不仅会造成心血管损害，而且当高血压患者合并有其他危险因素时更易引起或加重心血管损害，这些危险因素包括糖尿病、吸烟、高脂血症等。血压在同一水平上的高血压患者，合并危险因素越多，心血管系统并发症发生率也越高，说明危险因素之间存在着对心血管系统损害的协同作用。

高血压病根据起病和病情进展的缓急及病程的长短可分为两型，缓进型（chronic type）和急进型（accelerated type）高血压，前者又称良性高血压，绝大部分患者属此型，后者又称恶性高血压，仅占高血压病患者的1%~5%。

1. 缓进型高血压

多为中年后起病，有家族史者发病年龄可较轻。起病多数隐匿，病情发展慢，病程长。早期患者血压波动，血压时高时正常，为脆性高血压阶段，在劳累、精神紧张、情绪波动时易有血压升高，休息、去除上述因素后，血压常可降至正常。随着病情的发展，血压可逐渐升高并趋向持续性或波动幅度变小。患者的主观症状和血压升高的程度可不一致，约50%患者无明显症状，只是在体格检查或因其他疾病就医时才发现有高血压，少数患者则在发生心、脑、肾等器官的并发症时才明确高血压病的诊断。

患者可有头痛，多发在枕部，尤易发生在睡醒时，尚可有头晕、头胀、颈部板紧感、耳鸣、眼花、健忘、注意力不集中、失眠、烦闷、乏力、四肢麻木、心悸等。这些症状并非都是由高血压直接引起，部分是机体功能失调所致，无临床特异性。此外，尚可出现身体不同部位的反复出血，如眼结膜出血、鼻出血、月经过多、少数有咯血等。

（1）脑部表现：头痛、头晕和头胀是高血压病常见的神经系统症状，也可有头部沉重或颈项板紧感。

高血压直接引起的头痛多发生在早晨，位于前额、枕部或颞部，可能是颅外颈动脉系统血管扩张，其脉搏振幅增高所致。这些患者舒张压多很高，经降压药物治疗后头痛可减轻。

高血压病脑血管并发症主要表现为脑血管意外，即脑卒中，可分为两大类。①缺血性脑卒中，其中有动脉粥样硬化血栓形成、腔隙梗死、栓塞、短暂性脑缺血和未定型等各种类型。②出血性脑卒中，有脑实质和蛛网膜下隙出血。

（2）心脏表现：血压长期升高增加了左心室的负担，左心室因代偿而逐渐肥厚，早期常呈向心性对称性肥厚，继之可出现心腔扩张，最终导致高血压性心脏病。近年来研究发现，高血压时心脏最先受影响的是左心室舒张期功能。左心室肥厚时舒张期顺应性下降，松弛和充盈功能受影响，若左心室舒张末压升高，左心房可有不同程度扩大，甚至可出现在临界高血压和左心室无肥厚时，与此同时，左心室的心肌间质已有胶原组织沉积和纤维组织形成，但此时患者可无明显临床症状。

出现临床症状的高血压性心脏病多发生在高血压病起病数年至十余年之后。在心功能代偿期，除有时感心悸外，其他心脏方面的症状可不明显。代偿功能失调时，则可出现左心衰竭症状，开始时在体力劳累、饱食和说话过多时发生气喘、心悸、咳嗽，以后呈阵发性的发作，常在夜间发生，并可有痰中带血等，严重时或血压骤然升高时可发生急性肺水肿，出现端坐呼吸，咳粉红色泡沫样痰，若不及时降压可危及生命。反复发作或持续的左心衰竭，可影响右心室功能而发展为全心心力衰竭，出现尿少、水肿等临床症状。在心脏未增大前，体检可无特殊发现，或仅有脉搏或心尖冲动较强有力，主动脉瓣区第二心音因主动脉舒张压升高而亢进。心脏增大后，体检可发现心界向左、向下扩大；心尖冲动强而有力，呈抬举样；心尖区和（或）主动脉瓣区可听到Ⅱ~Ⅲ级收缩期吹风样杂音。心尖区杂音是左心室扩大导致相对性二尖瓣关闭不全或二尖瓣乳头肌功能失调所致；主动脉瓣区杂音是主动脉扩张，导致相对性主动脉瓣狭窄所致。主动脉瓣区第二心音可因主动脉及瓣膜病变而呈金属音调，可有第四心音。心力衰竭时心率增快，出现发绀，心尖区可闻奔马律，肺动脉瓣区第二心音增强，肺底出现湿啰音，并可有交替脉；后期出现颈静脉怒张、肝大、下肢水肿、腹腔积液和发绀等全心心力衰竭征象。

（3）肾脏表现：肾血管病变的程度和血压升高的程度及病程密切相关。实际上，无控制的高血压病患者均有肾脏的病变，但在早期可无任何临床表现。随病程的进展可先出现蛋白尿，如无并发其他情况（如心力衰竭和糖尿病等），24 h尿蛋白总量很少超过1 g，控制高血压可减少尿蛋白。血尿多为显微镜血尿，少见有透明和颗粒管型。肾功能失代偿时，肾浓缩功能受损可出现多尿、夜尿、口渴、多饮等，尿比重逐渐降低，最后固定在1.010左右，称等渗尿。当肾功能进一步减退时，尿量可减少，血中非蛋白氮、肌酐、尿素氮常增高，酚红排泄试验示排泄量明显减低，尿素廓清率或肌酐廓清率可明显低于正常，上述改变随肾脏病变的加重而加重，最终出现尿毒症。但是，在缓进型高血压病，患者在出现尿毒症前多数已死于心、脑血管并发症。此外，当高血压导致肾功能损害的同时，肾损害又可反过来加重血压升高，从而形成恶性循环。

2. 急进型高血压

在未经治疗的原发性高血压病患者中，约1%可发展成急进型高血压，发病较急骤，在发病前可有病程不一的缓进型高血压病史。男女比例约为3 : 1，多在青中年发病，近年来此型高血压已少见，可能与早期发现轻、中度高血压患者并得到及时有效的治疗有关。其表现基本上与缓进型高血压病相似，但与后者相比，临床症状如头痛等更为明显，具有病情严重、发展迅速、视网膜病变和肾功能很快衰竭等特点。血压显著升高，舒张压多持续在130 ~ 140 mmHg或更高。各种症状明显，小动脉纤维样坏死性病变进展迅速，常于数月至1 ~ 2年内出现严重的脑、心、肾损害，发生脑血管意外、心力衰竭和尿毒症。并常有视物模糊或失明，视网膜可发生出血、渗出及视盘水肿。血浆肾素活性增高，以肾脏损害最为显著，常出现持续蛋白尿，24 h尿蛋白可达3 g，伴有血尿和管型尿，最后多因尿毒症而死亡，但也可死于脑血管意外或心力衰竭。

3. 高血压危重症

有以下两种。

（1）高血压危象（hypertensive crisis）：高血压病的进程中，如果全身小动脉发生暂时性强烈痉挛，周围血管阻力明显上升，致使血压急骤上升而出现一系列临床症状，称之为高血压危象。这是高血压病的急重症，可见于缓进型高血压各期和急进型高血压，血压改变以收缩压突然明显升高为主，舒张压也可升高，常在诱发因素作用下出现，如强烈的情绪变化、精神创伤、心身过劳、寒冷刺激和内分泌失调（如经期和绝经期）等。患者出现剧烈头痛、头晕、眩晕，亦可有恶心、呕吐、胸闷、心悸、气急、视物模糊、腹痛、尿频、尿少、排尿困难等症状。有的患者可伴随自主神经紊乱症状，如发热、口干、出汗、兴奋、皮肤潮红或面色苍白、手足发抖等；严重者，尤其在伴有靶器官病变时，可出现心绞痛、肺水肿、肾衰竭、高血压脑病等。发作时尿中出现少量蛋白和红细胞；血尿素氮、肌酐、肾上腺素、去甲肾上腺素可增加，血糖也可升高、眼底检查有小动脉痉挛、可伴有出血、渗出或视盘水肿。发作一般历时短暂，控制血压后，病情可迅速好转，但易复发。在有效降压药普遍应用的人群，此危象已很少发生。

（2）高血压脑病（hypertensive encephalopathy）：急进型或严重的缓进型高血压病患者，尤其是伴有明显脑动脉硬化时，可出现脑部小动脉持久而明显的痉挛，继之发生被动性或强制性扩张，急性脑循环障碍导致脑水肿和颅内压增高而出现的一系列临床表现，称为高血压脑病。发病时常先有血压突然升高，收缩压、舒张压均可增高，以舒张压升高为主，患者出现剧烈头痛、头晕、恶心、呕吐、烦躁不安、脉搏多慢而有力，可有呼吸困难或减慢、视力障碍、黑矇、抽搐、意识模糊甚至昏迷，也可出现暂时性偏瘫、失语、偏身感觉障碍等。检查可见视盘水肿，脑脊液压力增高、蛋白含量增高。发作短暂者历时数分钟，长者可数小时甚至数天。妊娠高血压综合征、肾小球肾炎、肾血管性高血压和嗜铬细胞瘤的患者，也可能发生高血压脑病。

4. 并发症

在我国，高血压病最常见的并发症是脑血管意外，其次是高血压性心脏病、心力衰竭，再次是肾衰竭。较少见但严重的并发症为主动脉夹层血肿。其起病常突然，迅速发生剧烈胸痛，向背或腹部放射，伴有主动脉分支堵塞现象时，使两上肢血压及脉搏有明显差别，严重者堵塞一侧，从颈动脉到股动脉的脉搏均消失，或下肢暂时性瘫痪或偏瘫。当累及主动脉根部时，患者可发生主动脉关闭不全。未受堵塞的动脉血压升高。主动脉夹层血肿可破裂入心包或胸膜腔，因心脏压塞而迅速死亡。胸部X线检查可见主动脉明显增宽。超声心动图、CT或磁共振断层显像检查（MRI）可直接显示主动脉夹层及范围，甚至可发现破口，主动脉造影也可确立诊断。高血压并发下肢动脉粥样硬化时，可造成下肢疼痛、间歇性跛行。

二、诊断要点

（一）确定是否高血压

1. 诊所血压

诊所偶测血压是目前诊断高血压和分级的标准方法和主要手段，要求在未服用降压药物情况下、非同日3次安静状态下，测血压达到诊断水平，体循环动脉收缩压≥140 mmHg及（或）舒张压≥90 mmHg者为高血压。由于测量次数少、观察误差较大和"白大衣效应"，不能可靠地反映血压的波动和活动状态下的情况。动态血压及家庭自测血压可弥补诊所偶测血压的不足，具有重要的临床价值。

2. 自测血压

对于评估血压水平及严重程度，评价降压效应，改善治疗依从性，增强治疗的主动参与，自测血压具有独特优点，且无白大衣效应，可重复性较好。目前，患者家庭自测血压在评价血压水平和指导降压治疗上已经成为诊所血压的重要补充。然而，对于精神焦虑或根据血压读数常自行改变治疗方案的患者，不建议自测血压。推荐使用符合国际标准（BHS和AAMI）的上臂式全自动或半自动电子血压计，正常上限参考值：135/85 mmHg。应注意患者向医师报告自测血压数据时可能有主观选择性，即报告偏差，患者有意或无意选择较高或较低的血压读数向医师报告，影响医师判断病情和修改治疗。有记忆存储数据功能的电子血压计可克服报告偏差。血压读数的报告方式可采用每周或每月的平均值。家庭自测血压低于诊所血压，家庭自测血压135/85 mmHg相当于诊所血压140/90 mmHg。对血压正常的人建议定期测量血压（20～29岁，每2年1次；30岁以上每年至少1次）。

3. 动态血压

动态血压测量应使用符合国际标准（BHS 和 AAMI）的监测仪。动态血压的正常值推荐以下国内参考标准：24 h 平均值＜130/80 mmHg，白昼平均值＜135/85 mmHg，夜间平均值＜125/75 mmHg。正常情况下，夜间血压均值比白昼血压值低 10%～15%。动态血压监测在临床上可用于诊断白大衣性高血压、隐蔽性高血压、顽固难治性高血压、发作性高血压或低血压，评估血压升高严重程度，但是目前主要仍用于临床研究，如评估心血管调节机制、预后意义、新药或治疗方案疗效考核等，不能取代诊所血压测量。动态血压测量时应注意以下问题：测量时间间隔应设定一般为每 30 min 1 次。可根据需要而设定所需的时间间隔。指导患者日常活动，避免剧烈运动。测血压时患者上臂要保持伸展和静止状态。若首次检查由于伪迹较多而使读数＜80% 的预期值，应再次测量。可根据 24 h 平均血压，日间血压或夜间血压进行临床决策参考，但倾向于应用 24 h 平均血压。

4. 中心动脉压

近年来提出了中心动脉压的概念，中心动脉压是指升主动脉根部血管所承受的侧压力。中心动脉压也分为收缩压（SBP）、舒张压（DBP）及脉压（PP）。主动脉的 SBP 由两部分组成：前向压力波（左心室搏动性射血产生）、回传的外周动脉反射波。前向压力波形成收缩期第 1 个峰值（P1），反射波与前向压力波重合形成收缩期第 2 个峰值（即 SBP）。反射波压力又称增强压（AP），增强压的大小可用增压指数（AIx）表示，AIx = AP/PP（AP = SBP-P1）。通常情况下，AP 在舒张期回传到主动脉根部与前向压力波重合，在收缩期回传到外周动脉。

中心动脉压直接影响心、脑、肾等重要脏器的灌注压，因而可能比肱动脉血压更能够预测心脑血管病的发生。反射波是左心室后负荷的组分，是心脏后负荷的指标之一，也是收缩期高血压的发病基础。中心动脉压增高将诱发冠脉硬化，进而容易引起冠状动脉狭窄及冠状动脉事件。因此，降低中心动脉压将有助于预防心血管事件。已证明中心动脉血流动力学与高血压靶器官损害、心血管疾病独立相关。在预测、决定终点事件方面中心动脉血流动力学的意义优于外周血流动力学。ASCOT 试验的亚组研究 CAFE 中心动脉压可作为评价及优化抗高血压治疗方案的一个新的指标。

5. 白大衣高血压与隐匿性高血压

"白大衣高血压"也称"诊所高血压"，指患者去医院就诊时，在医师诊室测量血压时血压升高，但回到自己家中自测血压或 24 h 动态血压监测时血压正常。

隐匿性高血压与之相反，系指患者在医院测量血压正常，而动态血压监测或家庭自测血压水平增高。隐匿性高血压在一般人群中患病率为 8%～23%，其发生靶器官损害和心血管疾病的危险性较一般人明显增高。目前，对于是否应该采用药物手段干预隐匿性高血压与诊室高血压尚存争议，但加强对这些患者的血压监测，及时发现持续性高血压仍具有重要意义。同时，对于这些患者还应加强生活方式干预，如控制饮食、增加体力运动、控制体重、限制食盐摄入量等，努力延缓或避免持久性高血压的发生。由此可见，临床上应大力提倡并推广非诊室血压监测措施（包括动态血压监测与家庭自测血压）。动态血压监测与家庭自测血压能够提供更为详尽且真实的血压参数，有助于全面了解血压波动情况，鉴别与判定一过性血压升高（诊室高血压与隐匿性高血压）的人群。

（二）判断高血压的病因，明确有无继发高血压

对怀疑继发性高血压者，通过临床病史、体格检查和常规实验室检查可对继发性高血压进行简单筛查。

1. 临床病史提示继发性高血压的指征

有以下病史。

（1）肾脏疾病家族史（多囊肾）。

（2）肾脏疾病、尿路感染、血尿、滥用镇痛药（肾实质性疾病）。

（3）药物：口服避孕药、甘草、生胃酮（甘珀酸）、滴鼻药、可卡因、安非他明、类固醇、非甾体类抗炎药、促红细胞生长素、环孢素。

（4）阵发性出汗、头痛、焦虑、心悸（嗜铬细胞瘤）。

（5）阵发性肌无力和痉挛（醛固酮增多症）。

2. 提示继发性高血压的体征

（1）库欣（Cushing）综合征面容。

（2）神经纤维瘤性皮肤斑（嗜铬细胞瘤）。

（3）触诊有肾增大（多囊肾）。

（4）听诊有腹部杂音（肾血管性高血压）。

（5）听诊有心前区或胸部杂音（主动脉缩窄或主动脉病）。

（6）股动脉搏动消失或胸部杂音（主动脉缩窄或主动脉病）。

（7）股动脉搏动消失或延迟、股动脉压降低（主动脉缩窄或主动脉病）。

3. 继发高血压常规实验室及辅助检查

测定肾素、醛固酮、皮质激素和儿茶酚胺水平，动脉造影，肾和肾上腺超声、计算机辅助成像（CT）、头部磁共振成像（MRI）等。

三、治疗

（一）目的

治疗高血压的主要目的是最大限度地降低心血管发病和死亡的总危险。当然，血压也并非降得越低越好，近年来研究表明，在降压治疗中存在明显的降压"J"点曲线问题。"J"点曲线现象即血压下降达到特定水平时，主要心血管疾病的发生率会下降；但持续降低血压，心血管事件发生率反而会回升。但究竟血压J点值在哪里，目前没有定论。可以肯定的是不同高血压人群其J点值不同，血压在J点值之上，降压治疗越低、越早越好。

（二）高血压的非药物治疗

非药物治疗包括提倡健康生活方式，消除不利于心理和身体健康的行为和习惯，达到减少高血压以及其他心血管病的发病危险，适用于所有高血压患者。

1. 减重

建议体重指数（kg/m^2）应控制在24以下。减重对健康的利益是巨大的，如人群中平均体重下降5～10 kg，收缩压可下降5～20 mmHg。高血压患者体重减少10%，则可使胰岛素抵抗、糖尿病、高脂血症和左心室肥厚改善。减重的方法一方面是减少总热量的摄入，强调少脂肪并限制过多糖类的摄入；另一方面则需增加体育锻炼，如跑步、太极拳、健美操等。在减重过程中还需积极控制其他危险因素，老年高血压则需严格限盐等。减重的速度可因人而异，但首次减重最好达到减重5 kg以增强减重信心，减肥可提高整体健康水平，减少包括癌症在内的许多慢性病，关键是"吃饭适量，活动适度"。

2. 采用合理膳食

根据我国情况对改善膳食结构预防高血压提出以下建议：①减少钠盐：WHO建议每人每日食盐量不超过6 g。我国膳食中约80%的钠来自烹调或含盐高的腌制品，因此，限盐首先要减少烹调用盐及含盐高的调料，少食各种咸菜及盐腌食品。若北方居民减少日常用盐的一半，南方居民减少1/3，则基本接近WHO建议。②减少脂肪摄入：补充适量优质蛋白质。建议改善饮食结构，减少含脂肪高的猪肉，增加含蛋白质较高而脂肪较少的禽类及鱼类。蛋白质占总热量15%左右，动物蛋白占总蛋白质的20%。蛋白质质量依次为奶、蛋；鱼、虾；鸡、鸭；猪、牛、羊肉；植物蛋白，其中豆类最好。③注意补充钾和钙。④多吃蔬菜和水果：研究证明增加蔬菜或水果摄入，减少脂肪摄入可使SBP和DBP有所下降。素食者比肉食者有较低的血压，其降压的作用可能基于水果、蔬菜、食物纤维和低脂肪的综合作用。⑤限制饮酒：尽管有研究表明非常少量饮酒可能减少冠心病发病的危险，但是饮酒和血压水平及高血压患病率之间却呈线性相关，大量饮酒可诱发心脑血管事件发作。因此，不提倡用少量饮酒预防冠心病，提倡高血压患者应戒酒，因饮酒可增加服用降压药物的抗性。如饮酒，建议每日饮酒量应为少量。男性饮酒量：葡萄酒＜100～150 mL（相当于2～3两），或啤酒＜250～500 mL（250～500 g），或白酒＜25～50 mL（0.5～1两）；女性则减半量，孕妇不饮酒。不提倡饮高度烈性酒。WHO对酒的新建议是酒越少越好。

3. 增加体力活动

每个参加运动的人特别是中老年人和高血压患者在运动前最好了解一下自己的身体状况，以决定自己的运动种类、强度、频度和持续运动时间。对中老年人应包括有氧、伸展及增强肌力练习三类，具体项目可选择步行、慢跑、太极拳、门球、气功等。运动强度必须因人而异，按科学锻炼的要求，常用运动强度指标可用运动时最大心率达到180（或170）减去年龄，如50岁的人运动心率为120～130次/分，若求精确则采用最大心率的60%～85%作为运动适宜心率，需在医师指导下进行。运动频率一般要求每周3～5次，每次持续20～60 min即可，可根据运动者身体状况和所选择的运动种类以及气候条件等而定。

4. 减轻精神压力，保持平衡心态

长期精神压力和心情抑郁是引起高血压和其他一些慢性病的重要原因之一，对于高血压患者，这种精神状态常使他们较少采用健康的生活方式，如酗酒、吸烟等，并降低对抗高血压治疗的依从性。对有精神压力和心理不平衡的人，应减轻精神压力和改变心态，要正确对待自己、他人和社会，积极参加社会和集体活动。

5. 戒烟

对高血压患者来说戒烟也是重要的，虽然尼古丁只使血压一过性升高，但它降低服药的依从性并增加降压药物的剂量。吸烟可造成血管内皮损伤，它是导致心血管事件的最重要独立危险因素之一，因此必须提倡全民戒烟。

（三）高血压的药物治疗

1. 降压药物治疗原则

（1）小剂量：初始治疗时通常应采用较小的有效剂量以获得可能有的疗效而使不良反应最小，如有效而不满意，可逐步增加剂量以获得最佳疗效。

（2）尽量应用长效制剂：为了有效地防止靶器官损害，要求每天24 h内血压稳定于目标范围内，如此可以防止从夜间较低血压到清晨血压突然升高而致猝死、脑卒中或心脏病发作。要达到此目的，最好使用持续24 h作用的药物，一天一次给药。其标志之一是降压谷峰比值应>50%，此类药物还可增加治疗的依从性。

（3）联合用药：为使降压效果增大而不增加不良反应，用低剂量单药治疗疗效不满意的可以采用两种或多种降压药物联合治疗。事实上2级以上高血压为达到目标血压常需降压药联合治疗。两种药物的低剂量联合使用，疗效优于大剂量单一用药。

（4）个体化：根据患者具体情况和耐受性及个人意愿或长期承受能力，选择适合患者的降压药物。

在用药过程中，同时考虑：①患者其他危险因素的情况。②患者有无其他并发疾病，包括糖尿病、心脏病、脑血管病、肾脏疾病等。③患者靶器官的损害情况。④长期药物服用应简便，以利于患者坚持治疗。

2. 降压药物的选择

（1）降压药物选择的原则：目前，治疗高血压病的药物主要有6大类，即利尿药、β受体阻滞药、钙拮抗药、血管紧张素转化酶抑制药（ACEI）、血管紧张素Ⅱ受体拮抗药（ARB）及α肾上腺素能阻滞药。另外，我国也使用一些复方制剂及中药制剂。目前指南推荐的一线降压药物有5类：利尿药、β受体阻滞药、钙拮抗药、血管紧张素转化酶抑制药（ACEI）、血管紧张素Ⅱ受体拮抗药（ARB）。近年来大型荟萃分析显示：常用的5种降压药物总体降压作用无显著性差异。任何降压治疗的心血管保护作用主要源自降压本身。5大类降压药物都可以用于高血压患者的起始和维持治疗。当然每种药物都有其临床适应证和禁忌证，不同类降压药在某些方面可能有相对的优势。一些研究提示，预防脑卒中，ARB优于β受体阻滞药，钙拮抗药优于利尿药；预防心力衰竭，利尿药优于其他类；延缓糖尿病和非糖尿病肾病的肾功能不全，ACEI或ARB优于其他类；改善左心室肥厚，ARB优于β受体阻滞药；延缓颈动脉粥样硬化，钙拮抗药优于利尿药或β受体阻滞药。不同类降压药在某些方面的可能的相对优势仍有争议，尚需进一步的研究。因此2009年欧洲高血压指南更新中指出，应依据循证医学证据来选择降压药物，传统的一线、二线、三线用药的分类方法缺乏科学性和实用性，应避免采用。

选择哪种降压药物作为开始治疗及维持降压治疗的原则是：对每个患者应该采取在指南指导下的个体化治疗，因为需要长期甚至终身的治疗。要考虑的主要因素有：①患者存在的心血管危险因素。②有无靶器官损害，临床有无并发心血管病、肾脏疾病及糖尿病等。③有无其他伴随疾病影响某种降压药物的使用。④对患者存在的其他情况，所用药物有无相互作用。⑤降压药降低心血管危险的证据有多少。⑥患者长期治疗的经济承受能力。

（2）常用抗高血压药：

①利尿药：最常用的一线类降压药，噻嗪类利尿药不论单用或联用，都有明确的疗效，有利于肾脏排出体内的钠盐和水分，达到降低血压的目的。主要不良反应为低钾血症、胰岛素抵抗和脂代谢异常。目前较少单独使用并尽量小剂量应用，在使用利尿药的同时，应该使用补钾和保钾制剂。新型利尿药吲达帕胺在常用剂量上仅表现有轻微的利尿作用，主要表现为血管扩张作用，降压有效率在70%左右，且不具有传统利尿药易造成代谢异常的特点。

适应证：主要用于轻、中度高血压，尤其是老年人高血压或并发心力衰竭时，肥胖者、有肾衰竭或心力衰竭的高血压患者。痛风患者禁用，糖尿病和高脂血症患者慎用。小剂量可以避免低血钾、糖耐量降低和心律失常等不良反应。可选择使用氢氯噻嗪（HCT）12.5~25 mg、吲达帕胺（indapamide）1.25~2.5 mg，每天1次。呋塞米（furosemide）仅用于并发肾衰竭时。

②β受体阻滞药：β受体阻滞药降压安全、有效，通过阻断交感神经系统起作用。单用一般能使收缩压下降15~20 mmHg。目前第一代的β受体阻滞药普萘洛尔已较少使用，临床常用的有美托洛尔、阿替洛尔（因临床研究获益不大，目前不建议使用）和比索洛尔。其中比索洛尔为每天1次的新型高度选择性的β受体阻滞药，服用方便，不良反应小，几乎不影响糖脂代谢。β受体阻滞药主要用于轻、中度高血压，尤其是静息心率较快（>80次/分）的中青年患者或并发心绞痛者。不良反应是心动过缓、房室传导阻滞、心肌收缩抑制、糖脂代谢异常。特别适用于年轻人、发生过心肌梗死、快速型心律失常、心绞痛的患者。

适应证：主要用于轻、中度高血压，尤其在静息时心率较快（>80次/分）的中青年患者或并发心绞痛时。心脏传导阻滞、哮喘、慢性阻塞性肺病与周围血管病患者禁用。胰岛素依赖型糖尿病患者慎用。可选择使用美托洛尔（metoprolol）25~50 mg，每天1~2次；比索洛尔（bisoprolol）2.5~5 mg，每天1次；倍他洛尔（betaxolol）5~10 mg，每天1次。β受体阻滞药也可用于治疗心力衰竭，但用法与降压完全不同，应加注意。

③钙拮抗药（CCB）：钙拮抗药通过血管扩张以达到降压目的。用于高血压的钙拮抗药可分为3类，即二氢吡啶类，以硝苯地平为代表，目前第一代的短效制剂硝苯地平已较少应用，临床多使用缓释和控释制剂或二、三代制剂，如尼群地平、非洛地平、氨氯地平等；苯噻氮䓬类，以地尔硫䓬为代表；苯烷胺类，以维拉帕米为代表。后两类钙拮抗药亦称非二氢吡啶类，多用于高血压并发冠心病和室上性心律失常的患者，不良反应主要有降低心率和抑制心肌收缩力。钙拮抗药的降压特点为：在具有良好降压效果的同时，能明显降低心、脑血管并发症的发生率和病死率，延缓动脉硬化进程，对电解质、糖脂代谢、尿酸无不良影响。第一代的短效制剂硝苯地平服用不方便、依从性差、对血压控制不稳、有反射性心率加速、交感神经激活、头痛、面红、踝部水肿等不良反应，研究显示，使用短效钙拮抗药有可能增加死于心肌梗死的危险性，但有证据显示，使用长效制剂则没有类似危险，故已较少应用短效钙拮抗药，建议尽量使用长效制剂。

长效钙拮抗药和缓释制剂能产生相对平稳和持久的降压效果，不良反应少。心脏传导阻滞和心力衰竭患者禁用非二氢吡啶类钙拮抗药。不稳定型心绞痛和急性心肌梗死时禁用速效二氢吡啶类钙拮抗药。优先选择使用长效制剂，例如，非洛地平（felodipine）缓释片5~10 mg，每天1次；硝苯地平（nifedipine）控释片30 mg，每天1次；氨氯地平（amlodipine）5~10 mg，每天1次；拉西地平（lacidipine）4~6 mg，每天1次；维拉帕米（verapamil）缓释片120~240 mg，每天1次。对于经济承受能力较低的患者，也可使用硝苯地平缓释片或尼群地平普通片10 mg，每天2~3次，虽然疗效可能没有长效制剂好，但降压总比不降好。慎用硝苯地平速效胶囊。常见不良反应为头痛、面红、踝部水肿等。

适应证：可用于各种程度的高血压，尤其在老年人高血压或并发稳定型心绞痛时。

CCB是非常好的抗高血压药物，无论是用于起始治疗，还是作为联合治疗的用药之一。ALLHAT试验证实CCB是很好的降压选择。ACCOMPLISH试验显示，CCB与ACEI联用优于利尿药+ACEI。ASCOT试验也是如此。这些大型临床试验给治疗提供了依据。特别是对于中国人群，发生脑卒中的风险很高，CCB是非常理想的药物，中国的高血压患者应当尽量早应用CCB。

④血管紧张素转化酶抑制药（ACEI）：通过扩张动脉降低血压。这些药物口服大多1h内出现降压效应，但可能需要几天甚至几周才能达到最大降压效应。其中卡托普利作用时间最短，需每天2~3次服药，其他大多是新型的ACEI，如苯那普利（贝那普利）、赖诺普利、雷米普利、福辛普利等，均可每天1次服药。可降低高血压患者心力衰竭发生率及病死率、延缓胰岛素依赖型糖尿病患者肾损害的进展，尤其是伴有蛋白尿时特别有效。ACEI不影响心率和糖、脂代谢，更重要的功能是能保护和逆转靶器官的损害。主要不良反应为干咳、高钾血症、血管神经性水肿。主要用于高血压并发糖尿病，或者并发心脏功能不全、肾脏损害有蛋白尿的患者。妊娠和肾动脉狭窄、肾衰竭（血肌酐>265μmol/L或3mg/dL）患者禁用。可以选择使用以下制剂：卡托普利（captopril）12.5~25mg，每天2~3次；依那普利（enalapril）10~20mg，每天1~2次；培哚普利（perindopril）4~8mg，每天1次；西拉普利（cilazapril）2.5~5mg，每天1次；苯那普利（benazepril）（贝那普利）10~20mg，每天1次；雷米普利（ramipril）2.5~5mg，每天1次；赖诺普利（lisinopril）20~40mg，每天1次。

适应证：ACEI能安全有效地降低血压，可用于治疗各级高血压，特别适用于年轻人、心力衰竭患者、服用其他药物出现较多不良反应的患者。

⑤血管紧张素Ⅱ受体拮抗药（ARB）：ARB是继ACEI之后的对高血压、动脉硬化、心肌肥厚、心力衰竭、糖尿病肾病等具有良好作用的新一类作用于肾素-血管紧张素系统（RAS）的抗高血压药物。作用机制与ACEI相似，但更加直接。与ACEI比较，它更充分、更具选择性地阻断RAS，且很少有干咳、血管神经性水肿等不良反应，氯沙坦还可促进血尿酸排出，适用于ACEI不能耐受的患者。对糖尿病患者、心力衰竭患者、肾损害患者靶器官有良好的保护作用，可降低心脑突发事件的发生，减低心力衰竭患者的病死率。目前国内应用较多的是氯沙坦、缬沙坦，其次是伊贝沙坦和替米沙坦。例如，氯沙坦（losartan）50~100mg，每日1次，缬沙坦（valsartan）80~160mg，每日1次。

适应证：与ACEI相同，目前主要用于ACEI治疗后发生干咳的患者，特别适用于使用其他降压药物有不良反应的患者，可提高患者的治疗顺应性。

（3）新型的降压药物：

①肾素抑制药（DRI）：肾素抑制剂能有效、高度选择性地作用于RAS系统，抑制肾素以减少血管紧张素原转化为血管紧张素Ⅰ；具有抗交感作用，因而避免了血管扩张后反射性的心动过速；能改善心力衰竭患者的血流动力学；对肾脏的保护作用强于ACEI和血管紧张素受体（AT_1）拮抗药；预期不良反应小。肽类肾素拮抗药如雷米克林、依那克林属第一代肾素抑制药，但由于其生物利用度低，口服有首剂效应，易为蛋白酶水解等缺点，临床应用价值低。非肽类肾素拮抗药如A-72517、RO-425892、阿利吉仑等为第二代肾素抑制药，能克服上述缺点，有望成为新型的抗高血压药。

②其他新型降压药：目前报道有内皮素受体拮抗药、神经肽Y抑制药、心钠素及内肽酶抑制药、咪唑林受体兴奋药（如莫索尼定、雷美尼定）、5-羟色胺受体拮抗药（酮色林、乌拉地尔）、K^+通道开放剂、降钙素基因相关肽（CGRP）等。这些新药研究进展迅速，有些已应用于临床，使高血压病防治出现更为广阔的前景，但目前在国内应用这些新药的临床报道还不多。

（四）采取综合防治措施，治疗相关危险因素

1. 调脂治疗

高血压伴有血脂异常可增加心血管病发生危险。血压或非高血压者调脂治疗对预防冠状动脉事件的效果是相似的。一级预防和二级预防分别使脑卒中危险下降15%和30%。我国完成的CCSPS研究表明，调脂治疗对中国冠心病的二级预防是有益的。调脂治疗参见新的中国血脂异常防治指南。

2. 抗血小板治疗

对于有心脏事件既往史或心血管高危患者，抗血小板治疗可降低脑卒中和心肌梗死的危险。

对高血压伴缺血性血管病或心血管高危因素者血压控制后可给予小剂量阿司匹林。

3. 血糖控制

高于正常的空腹血糖值或糖化血红蛋白（HbA1c）与心血管危险增高具有相关性。UKPDS 研究提示强化血糖控制与常规血糖控制比较，虽对预防大血管事件不明显，但却明显减低微血管并发症。治疗糖尿病的理想目标是空腹血糖 ≤ 6.1 mmol/L 或 HbA1c ≤ 6.5%。

4. 微量白蛋白尿

近年来，随着对微量白蛋白尿（microalbuminuria，MAU）的不断认识，其临床意义越来越受到重视。肾脏的病变，如微量白蛋白尿的出现，是肾脏血管内皮功能障碍的标志，同时也是全身其他部位（心脏、脑）血管病变的一个反映窗口。神经体液因素不断作用于心血管疾病高危患者的大、小血管，引发高血压、动脉硬化、冠心病，内皮损伤及炎症反应导致随后发生靶器官损害，产生蛋白尿、心力衰竭等。MAU 已明确作为包括糖尿病（DM）、高血压及其他慢性肾脏疾病（CKD）患者甚至普通人群心血管并发症、肾脏疾病预后及死亡的独立预测因子，K/DOQI 指南已将尿白蛋白的检测列为 CKD 高危人群的筛查指标。RAS 抑制药通过抑制异常激活的神经体液因子、保护内皮来干预危险因素，明显改善了高危患者的预后，体现在肾脏保护作用、减少微量蛋白尿、改善代谢综合征、降低新发糖尿病，以及保护心脏功能、治疗心肌梗死和心力衰竭等方面。

（五）高血压治疗中存在的问题

高血压治疗尽管取得了较快发展，但在治疗效果、治疗策略、治疗药物与方案，以及临床实践方面仍面临许多问题和挑战。

1. 血压水平对高血压患者来说是否代表一切

血压水平对于相关并发症来说，既是一种危险性标志，又是致病危险因素，然而在临床实践中发现，单纯血压水平本身并不是一个敏感和特异的判断预后的指标。心脑血管病从绝对数上更多地常发生在所谓的正常血压者中，血压升高者仅占人群的一部分；更为重要的是血压升高通常不是孤立存在，常伴随一些其他危险因素（如血糖升高、血脂异常等），血压升高增强了其他危险因素的有害作用。不应当孤立地看待高血压。高血压是一个危险因素，而不是一种疾病。危险因素就是一种特征，血压也是一种特征。

2. 血压是否降得越低越好

中国高血压指南明确指出：血压降低阈值应以个体化治疗为原则，依据总体心血管危险水平而定，以患者可耐受，不出现心、脑、肾等脏器灌注不足表现作为降压的底线。

3. 血压是否降得越快越好

快速降压时，无力、疲惫和头晕等不良反应及缺血事件的发生率显著升高，患者的依从性和顺应性也会下降。除非高血压急症患者伴有严重的临床症状，需要在严密监测下采用静脉用药的手段，在可控的条件下把血压比较快地降下来，一般 48 h 内 SBP 降低不超过 20 mmHg。在绝大多数情况下，平稳和缓慢降压是管理血压的最佳方式。

临床上应采取平稳和缓的高质量降压治疗策略，1~3 个月内达标。合理选择降压药物，强效而平稳地降压会给患者带来更多获益。良好地控制服药后 20~24 h 血压，可能带来显著临床获益。

（六）降压治疗中的常见错误概念

1. 很多人认为高血压不治疗不要紧

应该认识到高血压是当前最常见的心血管病。若不进行治疗，任其自然发展，则会明显加快动脉粥样硬化进程。研究表明，收缩压降低 10 mmHg，脑卒中的危险就降低 56%，冠心病的危险性下降 37%。因此，必须及时、有效地把血压控制在正常水平。

2. 没有症状就不需要治疗

血压的高度与并发症相关，而与患者自身症状不一定相关。即使没有症状，高血压对患者脏器的损害也是持续存在的。因此，必须及时治疗，且要早期治疗。

3. 很多患者认为可以随意选用降压药物

用药应根据患者病情、血压严重程度、并发症等进行个体化治疗。高血压急症应选用快速降压药；控制血压应选用长效且效果平稳的降压药，一种药物效果不满意则需就诊，增加剂量或联合用药，有并发症时应选用对相应靶器官有保护作用的药物。

4. 血压降至一定范围就停药，认为不需要再服用药物

应该认识到所有降压药都只在服用期间才有效。如果血压正常就停药，那么血压或早或晚都会恢复到服药前水平。降压药需长期服用。必须选择合适的药物，将血压控制在合适的范围内，才能减少对身体的危害。

5. 血压降得越快越好

高血压是一个长期的缓慢过程，人体对此具有一定的调节能力，可以逐渐适应，所以相当部分患者没有不适的感觉。所以除了高血压急症之外，降压治疗应缓慢进行，不能操之过急。如果超出了调节范围，重要的脏器血流量不能保证，反而会造成头晕、心悸等不适。高血压患者在确诊前有很长时间已经处于高血压状态而患者并不知晓，因此，我们一般希望比较和缓地把他们的血压降至达标，以免发生直立性低血压、血压波动大或者跌倒等其他不良反应。我们认为 1~3 个月内使患者血压达标比较理想。

第二节 继发性高血压

继发性高血压亦称症状性高血压，此种高血压存在明确的病因，高血压为其临床表现之一。继发性高血压在所有高血压患者中占 5%~10%。继发性高血压本身的临床表现和危害性，与原发性高血压甚相似。因此当原发病的其他症状不多或不太明显时，容易被误认为原发性高血压。由于继发性高血压和原发性高血压的治疗方法不尽相同，且有些继发性高血压的病因是可以去除的，因此在临床工作中，两者的鉴别关系到是否能及时正确地进行治疗，很为重要。

一、病因

引起继发性高血压的原因，可有以下各种。

（一）肾脏疾病

肾脏疾病引起的高血压，是继发性高血压中最常见的一种，称为肾性高血压，包括：①肾实质性病变：如急性和慢性肾小球肾炎、慢性肾盂肾炎、妊娠高血压疾病、先天性肾脏病变（多囊肾、马蹄肾、肾发育不全）、肾结核、肾结石、肾肿瘤、继发性肾脏病变（各种结缔组织疾病、糖尿病性肾脏病变、肾淀粉样变、放射性肾炎、创伤和泌尿道阻塞所致的肾脏病变）等。②肾血管病变：如肾动脉和肾静脉狭窄阻塞（先天性畸形、动脉粥样硬化、炎症、血栓、肾蒂扭转）。③肾周围病变：如炎症、脓肿、肿瘤、创伤、出血等。

（二）内分泌疾病

肾上腺皮质疾病，包括皮质醇增多症（库欣综合征）、原发性醛固酮增多症、伴有高血压的肾上腺性变态综合征和肾上腺髓质的嗜铬细胞瘤、肾上腺外的嗜铬细胞肿瘤都能引起继发性高血压。其他内分泌性的继发性高血压包括垂体前叶功能亢进（肢端肥大症）、甲状腺功能亢进或低下、甲状旁腺功能亢进（高血钙）、类癌和绝经期综合征等。内分泌疾病伴有高血压的并不少见。继发性高血压也可由外源性激素所致：雌激素（女性长期口服避孕药）、糖皮质激素、盐皮质激素、拟交感胺和含酪胺的食物和单胺氧化酶抑制剂等。

（三）血管病变

如主动脉缩窄、多发性大动脉炎等，主要引起上肢血压升高。

（四）其他

睡眠呼吸暂停综合征和各种药物引起的高血压等。

二、发病机制和病理

肾性高血压主要发生于肾实质病变和肾动脉病变。前一类肾脏病理解剖的共同特点是肾小球玻璃样变性、间质组织和结缔组织增生、肾小管萎缩和肾细小动脉狭窄：说明肾脏既有实质性损害也有血液供应不足这两种情况同时存在，后者为肾内血管病变所引起。后一类则病变在肾动脉，主要引起肾脏血流灌注的固定性减少。在以上病变造成肾缺血缺氧的情况下，肾脏可以分泌多种增高血压的因子，主要是肾小球旁细胞分泌大量肾素。过多的血管紧张素Ⅱ通过直接收缩血管作用、刺激醛固酮分泌导致水钠潴留和兴奋交感神经系统使血压增高。高血压反过来又可引起肾细小动脉病变，加重肾脏缺血。这样互相影响，使血压持续增高。

皮质醇增多症时的高血压，是下丘脑-垂体分泌ACTH样物质刺激肾上腺皮质增生或肾上腺皮质自身发生肿瘤，使调节糖类和盐类的肾上腺皮质激素分泌增多，导致水钠潴留所致。嗜铬细胞瘤通过释放过量儿茶酚胺引起患者血压阵发性或持续性增高。原发性醛固酮增多症为肾上腺皮质增生或肿瘤所致的醛固酮自主性分泌过多，可导致体内钠和水潴留，进而使有效血容量增加和高血压。

肾上腺性变态综合征的高血压，是 $C_{11\beta}$ 羟化酶失常致11去氧皮质醇及11去氧皮质酮增多的结果；也可由于 $C_{17\alpha}$ 羟化酶不足而皮质醇及性激素减少，11去氧皮质酮、皮质酮及醛固酮分泌增多所致。

甲状旁腺功能亢进患者约1/3有高血压，此与该病血钙增高引起肾结石、肾钙质沉积、间质性肾炎、慢性肾盂肾炎等肾脏病变有关。血钙增高对血管也有直接的收缩作用。有些患者的高血压在血钙纠正后消失。垂体前叶功能亢进症和糖尿病中，高血压较无此种疾病的人群中多数倍。绝经期综合征的高血压可能与卵巢功能减退，雌激素对大脑皮质、自主神经中枢的调节和对垂体的抑制减弱有关。

先天性主动脉缩窄和多发性大动脉炎，可在主动脉各段造成狭窄，如狭窄发生于主动脉弓的末部至腹主动脉分叉之间，其所引起的体循环血流变化可使下肢血液供应减少而血压降低，大量血液主要进入狭窄部位以上的主动脉弓的分支，因而头部及上肢的血液供应增加而血压升高。由于狭窄部位以下的降主动脉与腹主动脉供血不足，且肾动脉的血液供应也不足，遂使肾脏缺血的因素亦参与了这类疾病高血压的形成。

睡眠呼吸暂停综合征表现为睡眠中上呼吸道反复发生的机械性阻塞，其中至少一半人血压增高，经手术或鼻持续气道正压治疗血压可下降。

许多药物可以引起或加重高血压。免疫抑制剂如环孢素和糖皮质激素可使高达80%的接受器官移植者血压升高。非甾体类抗炎药和COX-2抑制剂通过其抗肾脏前列腺素的作用使血压增高。高原病伴有的高血压，主要与高原气压及氧分压低致组织缺氧有关。

三、临床表现

继发性高血压的临床表现主要是有关原发病的症状和体征，高血压仅是其中的表现之一。但有时也可由于其他症状和体征不甚显著而使高血压成为主要表现。继发性高血压患者的血压特点可与原发性高血压甚相类似，但又各有自身的特点。如嗜铬细胞瘤患者的血压增高常为阵发性，伴有交感神经兴奋的症状，在发作间期血压可以正常；而主动脉缩窄患者的高血压可仅限于上肢。

四、诊断和鉴别诊断

对下列高血压患者应考虑继发性高血压的可能：①常规病史、体检和实验室检查提示患者有引起高血压的系统性疾病存在。②20岁之前开始有高血压。③高血压起病突然，或高血压患者原来控制良好的血压突然恶化，难以找到其他原因。④重度或难治性高血压。⑤靶器官损害严重，与高血压不相称，宜进行深入仔细的病史询问、体格检查和必要的实验室检查。

在病史询问中，应特别注意询问各种肾脏病、泌尿道感染和血尿史、肾脏病家族史（多囊肾），有无发作性出汗、头痛与焦虑不安（嗜铬细胞瘤），肌肉无力和抽搐发作（原发性醛固酮增多症）等。体检中注意有无皮质醇增多症的外表体征、有无扪及增大的肾脏（多囊肾）、腹部杂音的听诊（肾血管性高血压)、心前区或胸部杂音的听诊(主动脉缩窄或主动脉病),以及股动脉搏动减弱、延迟或胸部杂音,下肢动脉血压降低(主动脉缩窄或主动脉病),神经纤维瘤性皮肤斑(嗜铬细胞瘤)等。靶器官损害的体征包括有无颈动脉杂音、运动或感觉缺失、眼底异常、心尖冲动异常、心律失常、肺部啰音、重力性水肿和外周血管病变的体征。除常规实验室检查外,根据不同的病因选作下列实验室检查项目:血浆肾素、血管紧张素、醛固酮、皮质醇、儿茶酚胺,主动脉和肾血管造影、肾上腺B型超声波或CT、核素检查等。

(一)肾实质性疾病

肾实质性高血压是最常见的继发性高血压,以慢性肾小球肾炎最为常见,其他包括结构性肾病和梗阻性肾病等。应对所有高血压患者初诊时进行尿常规检查以筛查除外肾实质性高血压。体检时双侧上腹部如触及块状物,应疑为多囊肾,并作腹部超声检查。目前,超声检查在肾脏的解剖诊断方面几乎已经完全取代了静脉肾盂造影,可以提供有关肾脏大小和形态、皮质厚度,有无泌尿道梗阻和肾脏肿块的所有必要的解剖学资料。功能方面的筛选试验包括尿蛋白、红细胞、白细胞和血肌酐浓度。应当对所有高血压患者进行这些检查。如多次复查结果正常,可以排除肾实质疾病;如有异常,应进一步做详细检查。

(二)肾血管性高血压

肾血管性高血压是继发性高血压的第二位原因,系由一处或多处的肾外动脉狭窄所致。老年人肾动脉狭窄多由动脉粥样硬化所致。在我国,大动脉炎是年轻人肾动脉狭窄的重要原因之一。纤维肌性发育不良症状较少见。突然发生或加重、难治的高血压提示肾动脉狭窄的存在。肾动脉狭窄的表现包括腹部血管杂音、低血钾和肾功能进行性减退。彩色多普勒超声可以发现肾动脉狭窄,尤其是接近血管开口处的病变,并能确定有助于预测介入治疗效果的阻力指数。三维增强磁共振血管造影也有助于肾血管性高血压的诊断。螺旋CT诊断肾血管性高血压的敏感性也相似。肾动脉狭窄的确诊性检查是动脉内血管造影。肾静脉肾素比值需要多次侵入性导管检查,操作复杂,敏感性和特异性不高,目前不作为筛选试验推荐。

(三)嗜铬细胞瘤

嗜铬细胞瘤是一种少见的继发性高血压(占所有高血压患者的0.2%～0.4%),可为遗传性或获得性。嗜铬细胞瘤患者约70%有高血压,为稳定性或阵发性(伴有头痛、出汗、心悸和苍白等症状)。诊断根据血浆或尿中儿茶酚胺或其代谢产物增多。在进行旨在定位肿瘤的功能显像检查之前,应当进行药物试验以获得支持诊断的依据。敏感性最高(97%～98%)的试验是血浆游离甲氧基肾上腺素的测定加上尿甲氧基肾上腺素片段的测定。但由于目前血浆游离甲氧基肾上腺素的测定尚未常规用于诊断,因此尿甲氧基肾上腺素片段和尿儿茶酚胺仍然是首选的诊断试验。很高的测定值则无须进一步检查即可做出诊断;如测定值为中等升高,尽管临床高度怀疑嗜铬细胞瘤,仍有必要用胰高糖素或可乐定作激发或抑制试验;当试验结果为边缘时,许多临床医师愿意直接进入影像学检查。胰高糖素试验必须在患者已经有效地接受α受体阻滞药治疗之后实施,以防注射胰高糖素后发生显著的血压下降。给予可乐定后血浆儿茶酚胺水平显著下降被视为可乐定抑制试验阴性。做出定性诊断后,还需要进行定位诊断。95%位于肾上腺附近,因为常常是体积较大的肿瘤,因此有时可通过超声检查而被发现。CT和磁共振是最敏感的检查手段(敏感性为98%～100%),但后者的特异性较低(50%)。

(四)皮质醇增多症

高血压在本病十分常见,约占80%。患者典型的体形常提示本病。可靠指标是测定24 h尿氢化可的松水平,>110 nmol(40 ng)高度提示本病。确诊可通过2 d小剂量地塞米松抑制试验(每6 h给予0.5 mg,共8次)或夜间(夜11时给予1 mg)地塞米松抑制试验。2 d试验中第二天尿氢化可的松排泄超过27 nmol(10 ng)或夜间地塞米松抑制试验中次日8时血浆氢化可的松水平超过140 nmol(50 ng)提示本病,而结果正常可排除本病。最近也有采用后半夜血清或唾液氢化可的松作为诊断的更简单指标。本症的分型可采用进一步实验室和影像学检查。

(五)原发性醛固酮增多症

血清钾水平的检测是原发性醛固酮增多症的重要筛查试验,但只有少数患者会在本症的早期有低血钾。病因方面,30%为肾上腺腺瘤(多见于女性),70%为肾上腺皮质增生,罕见的是肾上腺癌。血压可轻度增高，亦可为显著增高而难以用药物控制。对难治性高血压和不能激发的低血钾患者要考虑原发性醛固酮增多症。进一步证实可通过氟可的松抑制试验（给予激素4天不能使血浆醛固酮水平降至阈值以下）以及标准状况下测定的醛固酮和肾素。也可测定醛固酮/肾素比值。但老年人也可有醛固酮增高和肾素降低。而且慢性肾病患者醛固酮/肾素比值也可增高，是因高血钾刺激醛固酮释放所致。一项荟萃分析的结果显示，本症患者醛固酮/肾素比值增高者在不同研究中所占比例的变化很大，从5.5%到39%，因此其临床使用价值尚有争议。肾上腺显影（目前常用CT、磁共振或放射性核素胆固醇标记技术）也有一定的使用价值。

（六）主动脉缩窄

先天性主动脉缩窄或多发性大动脉炎引起的降主动脉和腹主动脉狭窄，都可引起上肢血压增高，多见于青少年。本病的特点常是上肢血压高而下肢血压不高或降低，且上肢血压高于下肢，形成反常的上下肢血压差别（正常平卧位用常规血压计测定时下肢收缩压读数较上肢高20~40 mmHg）。下肢动脉搏动减弱或消失，有冷感和乏力感。在胸背和腰部可听到收缩期血管杂音，在肩胛间区、胸骨旁、腋部和中上腹部，可能有侧支循环动脉的搏动、震颤和杂音。多发性大动脉炎在引起降主动脉或腹主动脉狭窄的同时，还可以引起主动脉弓在头臂动脉分支间的狭窄或一侧上肢动脉的狭窄，这时一侧上肢血压增高，而另一侧血压则降低或测不到，应予注意。影像学检查（超声和放射学检查）可确立诊断。

（七）睡眠呼吸暂停综合征

又称阻塞性睡眠呼吸暂停综合征（OSA），特点是睡眠中上呼吸道吸气相陷闭引起呼吸气流停顿的反复发生，氧饱和度下降。对肥胖者，特别是伴有难治性高血压者应疑及本症的存在。对动态血压监测显示为"非杓型"者，应做呼吸监测。患者的体征包括白天嗜睡、注意力难以集中、睡眠不安、睡眠中呼吸发作性暂停、夜尿、易激惹和性格变化、性功能减退等。一旦怀疑本病，应做进一步检查。呼吸监测是诊断的主要工具。本症可通过兴奋交感神经、氧化应激、炎症和内皮功能障碍等机制对心血管功能和结构产生有害影响。本症可在相当一部分患者中引起血压增高，机制可能是心血管反射性调节机制的损伤和血管内皮功能障碍。

（八）药物诱发的高血压

升高血压的药物有甘草、口服避孕药、类固醇、非甾体抗炎药、可卡因、安非他明、促红细胞生成素和环孢素等。

五、治疗

继发性高血压的治疗，主要是针对其原发病。对原发病不能根治手术或术后血压仍高者，除采用其他针对病因的治疗外，对高血压可按治疗原发性高血压的方法进行降压治疗。

有关肾血管性高血压的治疗，目前认为：①顽固性高血压和肾功能进行性下降是血管重建的指征。②介入治疗已较手术血管重建更多选用。③对肌纤维发育不良者，选用单纯血管成形术成功率高、血压控制好，而对动脉粥样硬化性病变，再狭窄发生率较高，需加放置支架。④介入治疗的效果优于药物治疗，但药物治疗仍然十分重要。若肾功能正常、血压得到控制、肾动脉狭窄不严重，或高血压病程较长，则首选药物治疗。由于动脉粥样硬化病变有进展的高度危险，仍然需要强化生活方式的改变、小剂量阿司匹林、他汀类药物和多种降压药治疗。降压药宜选用噻嗪类利尿剂和钙拮抗剂，如无双侧肾动脉狭窄，尚可加用肾素-血管紧张素抑制剂。主要危险是狭窄后部位血流灌注显著减少导致的肾功能急性恶化和血清肌酐增高，常见于给予肾素-血管紧张素抑制剂后，但血清肌酐的变化可在撤药后恢复正常。

嗜铬细胞瘤的治疗是切除肿瘤。手术前，患者必须充分准备，包括给予α受体阻滞药和β受体阻滞药（前者足量给药后），然后给予手术切除，常用腹腔镜指导，此前给予足量补液，以免容量不足。

对原发性醛固酮增多症，通过腹腔镜切除腺瘤，术前给予醛固酮拮抗剂（如螺内酯或依普利酮）。对肾上腺增生，给予醛固酮拮抗剂治疗。

主动脉缩窄患者在手术修复或安置支架后，高血压可仍然存在，患者可能需要继续服用降压药。

睡眠呼吸暂停综合征并发高血压的治疗，包括肥胖者减轻体重，以及使用正压呼吸装置。

第三节 难治性高血压

一、正确理解难治性高血压的含义

难治性高血压（resistant hypertension）又称为顽固性高血压。其定义为：在改善生活方式的基础上，使用足够剂量且合理的3种降压药物（包括利尿剂）后，血压仍在目标水平以上，或至少需要4种药物才能使血压达标（一般人群<140/90 mmHg，糖尿病、冠心病和慢性肾病患者<130/80 mmHg）。难治性高血压占高血压患者的15%~20%，由于血压难控，对靶器官的损伤更为严重，预后更差。收缩压持续升高是难治性高血压的主要表现形式。

难治性高血压并非是所有未控制达标的高血压。主要原因包括：①生活方式改善不良；②患者依从性差，未合理规律用药；③部分患者可能为继发性高血压，而尚未明确诊断；④新近诊断的原发性高血压患者，降压药物需要合理调整；⑤短暂的血压增高，尤其是在急性呼吸道感染、突然失眠、寒冷等应激情况下。

二、假性难治性高血压的常见原因

1. 医患相关因素

①血压测量技术问题：包括使用有测量误差的电子血压计、测压方法不当，如测量姿势不正确、上臂较粗而未使用较大袖带。②"白大衣"效应：表现为诊室血压高而诊室外血压正常（动态血压或家庭自测血压正常），发生率在普通人群和难治性高血压人群类似，可高达20%~30%，老年人似乎更常见。③假性高血压：是指间接测压法测得的血压读数明显高于经动脉真正测得的血压读数。发生机制是由于周围动脉硬化，袖带气囊不易阻断僵硬的动脉血流。尽管血压较高，但并无靶器官损害，多见于有明显动脉硬化的老年人和大动脉炎的患者。④患者依从性差：如服药怕麻烦，担心药物的不良反应；忧虑用"好药"，后将来无药可用；经济上不能承受，听信不正确的舆论等。部分为发生药物不良反应而停药。⑤生活方式改善不良：包括食盐过多、饮酒、吸烟、缺乏运动、低纤维素饮食等。摄盐过多可抵消降压药物的作用，对盐敏感性高血压更为明显。睡眠质量差造成血压升高，并且难于控制，临床上比较常见。长期大量饮酒者高血压发生率升高12%~14%，而戒酒可使24小时收缩压降低7.2 mmHg，舒张压降低6.6 mmHg，高血压的比例由42%降至12%。⑥肥胖与糖尿病：由于胰岛素抵抗、血管内皮功能紊乱、肾脏损害、药物敏感性低等原因，更易发生难治性高血压。有研究显示，糖尿病并发高血压病患者平均需要2.8~4.2种抗高血压药物才能有效降低血压。⑦高龄：单纯收缩性高血压比较常见，并随年龄增长而增多，更难降压。⑧精神心理因素：伴有慢性疼痛、失眠、焦虑、忧郁等。

2. 药物因素

①降压药物剂量不足或联合用药不合理；②非固醇类抗炎药可使收缩压平均增高5 mmHg，可以削弱利尿剂、ACEI、ARB和β受体阻滞剂的降压作用，对大部分患者影响较小，但对老年、糖尿病、慢性肾病患者影响较大；③可卡因、安非他命及其他成瘾药物的使用；④拟交感神经药；⑤口服避孕药；⑥皮质类固醇激素类；⑦环孢素和他克莫司；⑧促红细胞生成素；⑨某些助消化药、通便药、通鼻用的交感神经兴奋剂和有激素样作用的甘草酸二铵等；⑩部分中草药如人参、麻黄、甘草、苦橙等。

3. 其他因素

急性呼吸道感染常使血压显著升高或使高血压难以控制，可持续1周。环境和季节因素也显著影响血压水平，如寒冷环境血压上升幅度较大，且相对难以控制，平时所用药物不足以控制其血压，或者难以使血压达到目标水平。

三、难治性高血压的继发原因

继发性高血压是难治性高血压的常见原因。继发性高血压主要包括高血压遗传性疾病、阻塞性睡眠-呼吸暂停综合征、肾实质疾病、肾血管性高血压、原发性醛固酮增多症、嗜铬细胞瘤、慢性类固醇治疗和库欣综合征、甲状腺和甲状旁腺疾病、主动脉缩窄、颅内肿瘤等。继发性高血压的流行病学和发生率目前尚无系统的研究资料。根据 Strauch 等对 402 例高血压住院患者的研究显示,继发性高血压占全部高血压患者的 31%,其中原发性醛固酮增多症占 19%,肾血管性高血压和嗜铬细胞瘤分别占 4% 和 5%,皮质醇增多症和肾性高血压分别为 2% 和 1%。

1. 高血压遗传学

11β-羟化酶缺乏、17β-羟化酶缺乏、Liddle 综合征(肾小管上皮细胞钠离子通道基因功能增强型突变)、糖皮质激素可治性高血压、肾单位上皮细胞 11β-羟类固醇脱氢酶缺乏所致的盐皮质样激素中间体过剩等均为单基因遗传的高血压,而且血压较难控制。近来认定的 WNK 激酶(丝氨酸-苏氨酸蛋白激酶家族成员)是有多种生理功能的蛋白,包括细胞信号、细胞生成、增殖和胚胎发育,其中对离子通道有重要的调节作用。其基因突变即可导致遗传性高血压和高血钾综合征,即假性醛固酮减低症 II 型。

2. 阻塞性睡眠-呼吸暂停综合征(OSAS)

约 50% 的高血压患者并发 OSAS,男性多于女性。然而 OSAS 与高血压明显相关,在药物难以控制的高血压病患者中常见,美国将其列为继发性高血压的首位原因。OSAS 的低氧状态导致的交感神经激活及压力反射敏感性下降,引起血压调节功能障碍,可能是造成高血压难治的主要机制。不适当的睡眠姿势、急性上呼吸道感染、饮酒和吸烟可加重病情,与喉部炎症、充血和水肿有关。诊断依靠详细询问病史和夜间呼吸睡眠监测。

3. 原发性醛固酮增多症

在难治性高血压患者中的患病率 > 10%,在继发性高血压中最为常见。常见原因是肾上腺腺瘤或增生,少见原因为遗传缺陷。大部分原发性醛固酮增多症并无低钾血症和尿钾增多的表现,血钾多在正常范围的低值。临床上不能以自发性低钾血症作为筛查和诊断的必要条件。肾上腺无创影像学检查对单侧肾上腺单个腺瘤的诊断价值较高,而对双侧肾上腺多个结节的准确性欠佳,需要行选择性肾上腺静脉血激素测定予以明确。

4. 肾血管性高血压

肾血管性高血压包括先天性纤维肌性发育不良、大动脉炎及肾动脉粥样硬化。前两者在年轻人(尤其是年轻女性)中多见,而后者在年龄 > 50 岁的患者中多见,尤其是合并糖尿病、冠心病或周围动脉粥样硬化者。对于粥样硬化性肾动脉狭窄,介入治疗仍能获得较好的血压控制和肾脏功能的改善,但尚需大规模的临床研究加以证实。

5. 肾实质疾病

慢性肾脏疾病既是高血压难治的原因,也是难治性高血压或高血压长期未能有效控制的并发症。慢性肾脏疾病的患者绝大多数伴有高血压,通常需要抗高血压治疗且多需联合用药,需要使用 3 种以上降压药物者占 70%。

6. 库欣综合征

70%~90% 的库欣综合征患者有高血压,其中 17% 为严重高血压。其主要机制为过多的糖皮质激素非选择性地刺激盐皮质激素受体,导致水钠重吸收增多、排钾增多和碱中毒,同时肥胖、睡眠-呼吸暂停也参与高血压的形成。其最有效的降压药物是醛固酮受体拮抗剂如螺内酯,必要时联用其他降压药物。

7. 嗜铬细胞瘤

患病率低却难治。95% 的患者有高血压,其中 50% 有持续性高血压。有研究表明,患者从发病到最后确诊平均需要 3 年以上时间。通过尸检发现,约为 55% 患者被漏诊。确诊需实验室检查(定性诊断)和影像学检查(定位诊断)。

8. 主动脉缩窄

属于先天性畸形，特点为上肢血压增高而下肢血压降低，甚至完全测不出，并且不能触及下肢的动脉搏动。发病率虽低，但应考虑发病的可能。

四、难治性高血压的临床评估

1. 翔实的病史资料

详细了解高血压的时间、严重程度、进展情况及影响因素；以往治疗用药及其疗效和不良反应，现在用药情况；询问继发性高血压的可能线索，以及睡眠情况、打鼾和睡眠呼吸暂停情况；了解有无动脉粥样硬化或冠心病；注意有无近期呼吸道感染史。

2. 评估患者的依从性

患者对于药物治疗的依从性直接关系治疗效果，一般可根据患者服药史获得。但是，对于依从性差的患者必须讲究询问技巧，如询问时不要直截了当或带有责备口气，应该从用药的不良反应、药物的价格及其承受能力、用药的方便程度着手。

3. 体格检查

要获得准确的血压信息，必须规范血压测量。测量血压时应在合适的温度和环境下安静休息 > 5min，在正确舒适的体位和姿势下测量。袖带应覆盖上臂长度 2/3，同时气囊覆盖上臂周长的 2/3 以上。每一侧至少测量 2 次，2 次之间至少间隔 1min；当 2 次血压读数差 < 5 mmHg 时方可认为测量读数准确，取其较低的数值为血压测量值。两臂血压不等时，应采用较高一侧的血压读数。注意测量四肢血压（下肢血压只取收缩压），有助于排除主动脉缩窄以及其他大动脉疾病。仔细检查颈区、锁骨下动脉区、肾区和股动脉区有无血管杂音，有助于诊断大血管疾病、肾动脉狭窄。肾区未闻及血管杂音不能排除肾动脉狭窄，胸骨左缘上部的杂音应当考虑主动脉缩窄的可能。患者有皮肤紫纹、面颊部发红并且呈中心性肥胖，可能是库欣综合征。

4. 诊所外血压监测

动态血压有利于排除"白大衣"效应，并能观察血压变化的规律（包括夜间高血压）以及对药物治疗的反应等。鼓励家庭血压监测，对识别"白大衣"效应、评价血压和判定预后也具有重要价值。

五、难治性高血压的实验室及影像学检查

1. 实验室检查

①尿常规：结合病史可以帮助认定或排除肾实质性疾病，如肾炎和肾功能受损；②血液生化：包括血肌酐和血浆钾、钠、镁浓度以及血糖、血脂水平；③检查清晨卧位和立位血浆血管紧张素、醛固酮、血浆肾素水平，并计算血浆醛固酮/血浆肾素活性比值，以便诊断或排除原发性醛固酮增多症；④必要时检测血浆和尿液儿茶酚胺代谢产物水平，以排除嗜铬细胞瘤；⑤当高度怀疑库欣综合征时检查血浆皮质醇水平，并做地塞米松抑制试验；⑥肾脏超声检查：能提供肾脏大小和结构信息，有助于某些病因的诊断；⑦24 h 尿液（乙酸防腐）检查，用于分析尿钠钾排泄、尿醛固酮排泄和计算内生肌酐清除率（必要时）。

2. 影像学检查

多排 CT 血管影像学检查能提供清晰可靠、接近选择性血管造影质量的图像。对于可疑肾动脉狭窄患者，如青少年高血压、女性疑为纤维肌性发育不良、老年人及粥样硬化性肾动脉狭窄的患者应进行 CT 肾动脉造影。对于非可疑肾动脉狭窄患者，不应该常规进行肾动脉造影检查。其他部位的 CT 动脉造影也有助于明确血管狭窄或结构异常的诊断。超声和 MRI 检查，对肾动脉狭窄诊断敏感性差，不能作为排除诊断的依据。

六、难治性高血压的诊断思路

对于难治性高血压患者的诊断，首先是要符合其诊断标准，其次是找出引起难治性高血压的病因，这也是诊断难治性高血压的重要环节。

1. 筛查程序

是否为假性难治性高血压→患者服用降压药物是否规律→降压药物选择和使用是否合理→有无联用拮抗降压的药物→治疗性生活方式改变有无不良或失败→是否合并使血压增高的器质性疾病（肥胖症、糖尿病等）→有无慢性疼痛和精神心理疾病→启动继发性高血压的筛查。可简化为：识别假性高血压→分析药物原因→注意生活方式不良→重视并发的疾病（肥胖症、糖尿病等）→排除继发性高血压。

2. 确定诊断

经过明确的筛查程序后，如诊室血压 > 140/90 mmHg 或糖尿病和慢性肾脏病患者血压 > 130/80 mmHg，且患者已经使用了包括利尿剂在内的 3 种足量降压药物血压难以达标，或需要 4 种或以上的降压药物才能使血压达标，方可诊断为难治性高血压。

3. 专家诊治

已知和可疑的难治性高血压，需要就诊于相关专家门诊；对于治疗 6 个月血压仍未控制或仍不见好转者，也需要就诊高血压专家门诊，以进一步诊断和治疗。

七、难治性高血压的治疗原则及方法

1. 治疗原则

①由心血管医师诊治，最好由高血压专科诊治；②多与患者沟通，提高用药的依从性；③强化治疗性生活方式，如减轻体重、严格限盐、控制饮酒；④合理选用联合降压药物治疗方案；⑤降压失败后，在严密观察下停用现有药物，重启新的联合用药方案。原则是，专科诊治有利于寻找难治性高血压原因，有利于制订合理的治疗方案。

2. 药物选用原则

抗高血压药物剂量不足和组合不当是所谓高血压难治的最常见原因。对于血压控制不良的患者，首先停用干扰血压的药物，对其所用的 ≥ 3 种抗高血压药物，根据其血压的基本病理生理、药理学原则和临床经验进行调整或加强。基本原则为能够阻断导致血压增高的所有病因，联合药物的作用机制及协同作用，抵消不良反应。

3. 药物治疗

降压药物首先选用 ACEI 或 ARB + 钙离子拮抗剂 + 噻嗪类利尿剂、扩张血管药 + 减慢心率药 + 利尿剂的降压方案。如果效果不理想，增加原有药物的剂量尤其是利尿剂剂量。血压仍不达标时，可再加用另一种降压药物如螺内酯、β 受体阻滞剂、α 受体阻滞剂或交感神经抑制剂（可乐定）。

（1）利尿剂：难治性高血压患者血浆及尿醛固酮的水平均较高，而且即使无慢性肾病，心房利钠肽及脑利钠肽的水平也较高。利尿剂是控制难治性高血压有效而稳定的药物，特别是对于盐敏感性高血压。当血压难以控制时，可适当增大剂量。通常选用噻嗪类利尿剂，当有明显肾功能不全时使用襻利尿剂如呋塞米或托拉塞米。因呋塞米是短效制剂，需要每日给药 2～3 次，否则间歇性尿钠排泄反而会激活 RAS 引起水、钠潴留。如果利尿剂加量后效果仍不佳，可联合醛固酮受体拮抗剂。2011 年应用螺内酯治疗难治性高血压的随机对照临床试验（ASPIRANT）结果表明，小剂量的醛固酮受体拮抗剂螺内酯（25 mg/d）能有效降低难治性高血压患者的收缩压，特别是肾素和血钾水平较低者降压效果更好。对于肥胖或睡眠 – 呼吸暂停的难治性高血压患者也可加用醛固酮受体拮抗剂（如螺内酯 20 mg/d）。有研究显示，调整利尿剂（增加一种利尿剂、增大利尿剂的剂量或根据肾功能水平更换利尿剂）可使 60% 以上的难治性高血压患者血压达标。值得提醒的是，利尿剂的降压效果在用药 2 周后较显著，而在用药 2 个月后才能达到比较理想的效果。

（2）ACEI 或 ARB：抑制 RAS 系统，兼有明显的心脏和肾脏保护作用，在难治性高血压中是重要的联合治疗药物之一，尤其适用于糖尿病、肥胖症、胰岛素抵抗或睡眠 – 呼吸暂停者。但是目前国内所用剂量普遍较小，应当适当增大剂量以加强降压效果。

（3）钙离子拮抗剂：常为难治性高血压患者联合用药的选择。钙离子拮抗剂的种类和品种不同，药理作用特点有较大差异，应该根据临床情况具体选择，建议选择缓释或长效制剂。硝苯地平作用强，但半衰期短，应该使用控释型或缓释片剂。尼卡地平作用强，目前尚无缓释型，仅在病情需要时使用。氨氯地平是长半衰期药物，作用温和，可安全使用。对于某些血压难控的患者，可采用二氢吡啶类与非二氢吡啶类联用，如硝苯地平联合地尔硫䓬。

（4）β受体阻滞剂：阻滞外周交感神经活性，降低中枢交感神经活性，减少肾素释放，并具有镇静和抗焦虑作用。在难治性高血压患者中，β受体阻滞剂常作为血压难控时的联合用药，尤其对舒张压较高、脉压较小、心率较快和有焦虑或失眠的患者效果更好。兼有α受体阻滞作用的β受体阻滞剂如卡维地洛，在降压方面也有较好的效果。

（5）α受体阻滞剂或交感神经抑制剂：在难治性高血压常用联合药物不能控制时也可选用。外周α受体阻滞剂的耐受性良好，如果选用的β受体阻滞剂不兼有α受体阻滞作用，可加用外周α受体阻滞剂。中枢性α受体阻滞剂虽可选用，但不良反应较多，耐受性差。

（6）肾素抑制剂：临床试验证实降压有效，但作为难治性高血压中的联合用药，尚缺乏确切的临床证据。有研究证实，肾素抑制剂与ACEI或ARB联用，不良事件并不减少反而增多。

4. 颈动脉压力感受器刺激术

颈动脉压力反射是调控血压的重要因素。正常生理状态下，颈动脉压力感受器感知动脉内的压力变化，通过调节交感神经张力而反射性调节血压水平，颈动脉压力升高时反射性减弱交感神经张力，颈动脉压力降低时增强交感神经活性，从而维持血压的基本稳定。

早期研究报道，颈动脉压力感受器刺激所致的血压下降伴随着血浆儿茶酚胺水平的下降，并通过肌肉交感神经活性测定及心率变异性分析，证实交感神经张力变化介导了血压的调节过程。临床随访证实，大部分接受颈动脉压力感受器刺激的患者，血压迅速并且持久地下降，最长的随访达12年。但由于该疗法不良反应较多，设备方面也有较多的技术问题难以解决等原因，限制了该疗法的临床应用。近年来研制出新型置入式Rheos脉冲发生器，体积小而且更为可靠，使此项技术重新得到重视。一项多中心临床研究纳入55例难治性高血压的患者，基线时服用5种抗高血压药物，平均血压为179/105 mmHg。采用Rheos脉冲发生器刺激颈动脉压力感受器，3个月后血压下降21/12 mmHg，其中17名患者随访2年，其血压平均降低33/22 mmHg，并且验证了该装置性能良好，对颈动脉压力感受器刺激不会造成颈动脉损伤、重构和狭窄。

5. 肾交感神经消融术

（1）病理基础：20世纪50到60年代，在临床尚无药物治疗高血压的情况下，外科医师尝试切除内脏交感神经治疗严重高血压，如通过切除交感神经节，包括胸、腹、盆腔交感神经节，虽然降压效果良好，但手术创伤大，致残、致死率均较高，同时伴有长期并发症，如严重的体位性低血压及肠道、膀胱、勃起功能障碍。降压药物问世后，该治疗方法逐渐被淘汰，并一度认为交感神经系统在难治性高血压发生与维持中的作用是非常有限的。随着经皮导管消融技术的迅速发展，经导管肾脏交感神经射频消融术（renal sympathetic nerve radiofrequency ablation，RSNA）治疗难治性高血压初步开展，并显示出良好的效果。

①肾交感神经在调控血压方面具有重要的作用：交感神经系统释放儿茶酚胺类物质（去甲肾上腺素、肾上腺素、多巴胺），通过作用于$β_1$受体以调控心排血量及肾素释放，作用于$α_1$受体以调控全身及肾血管收缩，作用于$β_2$受体以调节肾血管舒张，同时激活RAAS，综合作用是对血压和肾功能的调控。在正常人群中，通过短效（调节血管收缩、血管阻力及心率）和长效（调节肾素释放及肾小管水、钠吸收）两种机制维持血压的稳定。

②交感神经分为传出纤维和传入纤维：其中传出纤维过度激活产生和分泌过多的儿茶酚胺，综合效应是心率增快、心排血量增多、血管收缩和水钠潴留，引发高血压；而传入纤维过度激活，可以引起中枢神经系统兴奋，导致全身交感神经活性增强，血压进一步升高等。肾交感神经纤维进出肾脏的绝大部分经过肾动脉主干外膜，对于经导管选择性地消融肾交感神经纤维具备了解剖学的基础。通过经导管透过肾动脉的内、中膜损坏外膜的肾交感神经纤维，以达到降低交感神经冲动传出与传入的目的。

（2）研究证据：

①动物实验：一系列的动物实验表明，肾交感神经活性增强在高血压病中起到了重要作用，首先对

肾病晚期动物进行交感神经活性测定表明，交感神经活性增加，而双侧肾切除后交感神经活性并无明显变化。对预先使肾脏缺血受损的动物可观察到持续数周的血压升高，给予肾交感神经切除或交感神经阻滞剂，其肾静脉去甲肾上腺素水平明显下降。在肾交感神经切除术后，长期接受血管紧张素Ⅱ滴注的大鼠血压仍能维持正常水平。

②临床证据：2009年Krum等最早报道RSNA治疗难治性高血压的研究结果。该研究在澳大利亚和欧洲5个中心治疗了45例难治性高血压患者，结果显示诊室血压在1、3、6、9及12个月较治疗前分别降低了14/10、21/10、22/11、24/11、27/17 mmHg，对其中10例患者测定肾脏去甲肾上腺素分泌率，结果显示减少47%。表明RSNA能够在一定程度上降低肾脏局部的交感神经活性。随后，该研究组进一步扩大样本量至153例，并进行2年随访，结果显示患者在1、3、6、12、18和24个月时，诊室血压分别降低了20/10、24/11、25/11、23/11、26/14和32/14 mmHg，92%的患者术后收缩压降低≥10 mmHg。2010年Simplicity HTN-2（renal sympathetic denervation in patients with treatment-resistant hypertension）研究是一项多中心、前瞻性、随机对照的临床试验，共纳入24个中心的106例难治性高血压患者，RSNA组在术后仍坚持多种降压药物的联合治疗，对照组仅给予多药联合治疗（药物剂量配伍经优化处理）。随访6个月，主要终点诊室血压在RSNA组从基线的178/96 mmHg降低了32/12 mmHg，而对照组诊室血压从基线水平178/97 mmHg升高了1/0 mmHg，两组患者在用药后1个月开始出现降压疗效的差异，并持续于整个研究中。24小时动态血压监测显示也具有显著差异，但差异程度较诊室血压明显缩小。RSNA组血压降低11/7 mmHg，对照组降低3/1 mmHg，6个月时RSNA组诊室血压改善的比例明显高于对照组。另有研究表明，术后3个月除血压显著降低外，2分钟血压也较基线明显降低，静息心率较术前有所下降，运动后最大心率和心率的增加与术前无明显差异。小样本的研究和个案报道显示，RSNA对胰岛素抵抗、呼吸-睡眠暂停综合征、室性心律失常、终末期肾病等存在交感神经过度激活的疾病也有益，并且发现这种作用不依赖于血压的降低。

（3）肾交感神经消融术的相关问题：

①安全性：目前的研究表明具有良好的安全性，主要是极少数者发生与导管操作相关的并发症，如股动脉假性动脉瘤、血肿和肾动脉夹层。RSNA射频能量传递中主要不良反应为术中、术后短暂明显的腹部疼痛，系射频能量损伤肾动脉外膜所致，使用镇静或镇痛剂，如吗啡、芬太尼、咪达唑仑等可以缓解。少部分患者射频过程中有一过性心动过缓伴血压下降，可能系疼痛诱发迷走神经反射所致，可使用阿托品治疗。目前的研究，未在随访期间发现肾动脉狭窄、动脉瘤和动脉夹层，随访1年估测肾小球滤过率在术前和术后无明显差异。

②主要问题：目前尚无规范的准入制度和操作规范，无客观的疗效评估标准，无专用经皮肾交感神经消融导管，远期疗效和安全性也有待于大规模临床试验的评估，有潜在风险，并且价格昂贵，风险和效益需要再评估等。

第七章 冠心病

第一节 慢性稳定型心绞痛

一、概述

慢性稳定型心绞痛是指心绞痛反复发作的临床表现持续在 2 个月以上，且心绞痛发作性质（如诱因、持续时间、缓解方式等）基本稳定，系因某种因素引起冠状动脉供血不足，发生急剧的暂时的心肌缺血、缺氧，引起阵发性、持续时间短暂、休息或应用硝酸酯制剂后可缓解的以心前区疼痛为主要临床表现的综合征。本病多见于 40 岁以上的男性，劳累、情绪因素、高血压、吸烟、寒冷、饱餐等为常见诱因。

二、诊断要点

（一）冠心病危险因素

年龄因素（男性 > 45 岁、女性 > 55 岁），高血压、血脂异常、糖尿病、吸烟、冠心病家族史，其他如超重、活动减少、心理社会因素等。

（二）典型的心绞痛症状

劳累后胸骨后压榨样闷痛，休息或舌下含服硝酸甘油可以缓解。患者多有典型的胸痛病史，该病可根据典型的病史即可做出明确诊断，因此认真采集病史对诊断和处理心绞痛是必需的。慢性稳定型心绞痛典型发作时的诱因、部位、性质、持续时间及缓解方式如下。

1. 诱因

劳力性心绞痛发作常由体力活动引起，寒冷、精神紧张、饱餐等也可诱发。

2. 部位

大多数心绞痛位于胸骨后中、上 1/3 段，可波及心前区，向左肩、左上肢尺侧、下颌放射，也可向上腹部放射。少数患者以放射部位为主要不适部位。

3. 性质

心绞痛是一种钝痛，为压迫、憋闷、堵塞、紧缩等不适感，重者可伴出汗、濒死感。

4. 持续时间

较短暂，一般 3 ~ 5 min，不超过 15 min，可在数天或数星期发作 1 次，也可一日内多次发作。

5. 缓解方式

体力活动时发生的心绞痛如停止活动，休息数分钟即可缓解。舌下含服硝酸甘油后 1 ~ 3 min 也可使心绞痛缓解。服硝酸甘油 5 ~ 10 min 后症状不缓解，提示可能为非心绞痛或有严重心肌缺血。

（三）常规检查提示心肌缺血

1. 静息心电图

对于慢性稳定型心绞痛患者必须行静息心电图检查。尽管心电图对缺血性心脏病诊断的敏感性低，约 50% 以上的慢性稳定型心绞痛患者心电图结果正常，但心电图仍可以提供有价值的诊断性信息：比如可见 ST-T 改变、病理 Q 波、传导阻滞及各种心律失常。特别是心绞痛发作时的 ST-T 动态改变：心绞痛时 ST 段水平形或下斜形压低，部分心绞痛发作时仅表现为 T 波倒置，而发作结束后 ST-T 改变明显减轻或恢复，即可做出明确诊断。值得注意的是，部分患者原有 T 波倒置，心绞痛发作时 T 波可变为直立（为正常化）。

2. 运动心电图

单用运动试验诊断冠心病敏感性较低（约75%）。在低发缺血性心脏病的人群中，假阳性率很高，尤其是无症状者。在年轻人和女性患者中假阳性率的发生率更高。运动试验有2个主要用途：①缺血性心脏病的诊断和预后的判断。如果使用得当，运动试验是可靠的、操作方便的危险分层方法。②对鉴别高危患者和即将行介入手术的患者特别有用。但在临床上应注意其适应证，以免出现危险。

3. 负荷心肌灌注显像

负荷心肌灌注显像是较运动试验更准确地诊断缺血性心脏病的方法，可显示缺血心肌的范围和部位，其敏感性和特异性较运动试验高。但对运动试验已经诊断明确的高危者，负荷心肌灌注显像并不能提供更多的信息。对怀疑运动试验假阳性或假阴性而静息心电图异常的患者有诊断价值。对考虑行冠状动脉介入治疗的多支血管病变患者，负荷心肌灌注显像有助于确定哪支血管为罪犯血管。对左心室功能障碍的患者，负荷心肌灌注显像可鉴别冬眠心肌，从而通过冠状动脉介入治疗获益。负荷心肌灌注显像的缺血范围与预后成正比。

4. 静息和负荷超声心动图

静息和运动时的左心室功能障碍预示患者预后不良。和负荷心肌灌注显像一样，负荷超声心动图是确诊缺血性心脏病特异性和敏感性较高的方法。负荷超声心动图有助于判断冬眠心肌所致的心功能障碍，而冬眠心肌功能可通过冠状动脉介入术得到改善。

（四）多层螺旋CT

近年来，应用多层螺旋CT增强扫描无创地显示冠状动脉的解剖已逐渐成熟（后简称冠脉CT），目前常用的64～256层CT其对冠心病的诊断价值已得到国内外医学界的普遍认可。虽然冠状动脉导管造影（后简称冠脉造影）目前仍是诊断冠心病的金标准，但在下列方面有其明显不足。

（1）因临床症状和心电图改变而进行的冠脉造影阳性率不足50%（冠状动脉无明显狭窄或闭塞），有些医院甚至不足20%。

（2）不少患者心存畏惧，不愿住院接受有创的造影，且费用较高。虽然部分患者能够一次完成诊断和治疗的过程，但大多数患者却落得个"院白住，'罪'白受，钱白花"的结果。

（3）冠状动脉造影不能显示危险的类脂斑块，不能提出预警。这种斑块容易破裂，造成猝死（发病后1h甚至几分钟内死亡），几乎无抢救机会。患者生前从无相关症状，出现的第1个"症状"就是猝死。

冠脉CT目前虽还不能完全代替冠脉造影。但冠脉CT能可靠地显示冠状动脉壁上的类脂斑块，及时应用调脂药可有效地将其消除，从而大大减少或防止心脏性猝死的危险。冠脉CT还能无创地对冠状动脉支架或搭桥手术后的患者进行复查，相当准确地了解有无再狭窄或闭塞。

冠状动脉重度钙化时判断狭窄程度、对于心律失常患者如何获得好的图像以及辐射剂量较大是目前冠脉CT的最大不足。有资料显示，对120例患者的统计，冠状动脉正常或仅有1～2处病变的70例患者，冠脉CT对狭窄位置和程度诊断符合率可达99.2%，仅0.8%的患者对狭窄程度的诊断不够准确。但对多发病变（冠状动脉明显狭窄达5处以上），诊断的准确率仅88.4%，11.6%的病变对狭窄程度的诊断不够准确或严重的钙化导致难以诊断。此类患者多有重度的冠脉钙化，临床上也有典型的症状或心肌梗死的病史。

冠脉CT的技术还在迅速发展，机型几乎年年出新。最新机型使检查过程简化，适应证增宽（无须控制心率），屏气扫描时间缩短至1～4s，射线剂量和对比剂用量均远低于冠脉造影，并不断提高图像质量。

（五）冠状动脉造影术

冠状动脉造影是目前诊断冠心病的最可靠方法。其适应证为：①临床及无创性检查不能明确诊断者。②临床及无创性检查提示有严重冠心病，进行冠状动脉造影，以选择做血运重建术，改善预后。③心绞痛内科治疗无效者。④需考虑做介入性手术者。尤其近年来多数患者采用经桡动脉途径，避免了患者术后必须卧床的需要，大大减轻了患者的痛苦。

(六)鉴别诊断

慢性稳定型心绞痛要与以下疾病相鉴别：①急性冠脉综合征。②其他疾病引起的心绞痛，如严重的主动脉瓣狭窄或关闭不全、风湿性冠状动脉炎、梅毒性主动脉炎、肥厚型心肌病、心肌桥病变等均可引起心绞痛。③肋间神经痛和肋软骨炎。④心脏神经症。⑤不典型疼痛还需与反流性食管炎等食管疾病、膈疝、消化性溃疡、肠道疾病、颈椎病等相鉴别。

三、治疗

(一)治疗目标与措施

稳定型心绞痛治疗主要有两个目标：①预防心肌梗死的发生和延长寿命。②缓解心绞痛症状及减少发作频率以改善生活质量。第一个目标是最终目标。如果有数种策略可供选择，且都能够达到缓解心绞痛的效果，那么能否有效预防死亡将是其选择的主要依据。

对慢性稳定型心绞痛的治疗措施选择包括减少心血管病危险因素的生活方式改变、药物治疗以及血运重建三个方面。临床医师应根据患者个体情况的差异和伴随疾病的不同，而选择不同的治疗方案。

(二)改变生活方式

生活方式的改变是慢性稳定型心绞痛治疗的重要手段，因为它可以改善症状和预后，并且相对较经济，应该鼓励每个患者持之以恒。

1. 戒烟

吸烟是导致冠心病的主要危险因素，有研究表明，戒烟可使冠心病病死率下降36%，其作用甚至超过单独应用他汀、阿司匹林的作用。因此，应积极劝诫吸烟患者进行戒烟治疗。

2. 饮食干预

以蔬菜、水果、鱼和家禽作为主食。饮食干预是调脂治疗的有效补充手段，单独低脂饮食就可使血清中的胆固醇成分平均降低5%。改变饮食习惯（如摄入地中海饮食或鱼油中的高 $\omega-3$ 不饱和脂肪酸）能增加其预防心绞痛的作用。

3. 控制体重

肥胖与心血管事件密切相关。目前还没有干预试验显示体重减轻可以减轻心绞痛的程度，但体重的减轻可以减少心绞痛发作频率，且可能改善预后。现今随着肥胖程度的增加（尤其是腹型肥胖），可出现以肥胖、胰岛素抵抗、脂质紊乱、高血压为特征的代谢综合征，后者可导致心血管事件的增加。目前有新的治疗方法可减少肥胖和代谢综合征，大麻素（cannabinoid）1型受体拮抗药联合低热量饮食，可显著减轻体重和减少心血管事件危险因素，但其对冠心病肥胖患者的作用尚待确立。

4. 糖尿病

对所有糖尿病患者必须严格控制血糖，因其可减少长期并发症（包括冠心病）。一级预防试验及心肌梗死后的二级预防试验表明，强化降糖治疗可减少致残率和死亡率，且心肌梗死时血糖控制不佳提示预后不佳。

5. 适度运动

鼓励患者进行可以耐受的体力活动，因为运动可以增加运动耐量，减少症状的发生，运动还可以减轻体重，提高高密度脂蛋白浓度，降低血压、血脂，还有助于促进冠状动脉侧支循环的形成，可以改善冠心病患者的预后。值得注意的是，每个患者应该根据自身的具体病情制订符合自身的运动方式和运动量，最好咨询心脏科医生。

(三)药物治疗

以下将根据作用机制不同分述稳定型心绞痛内科治疗的药物。

1. 抗血小板治疗

（1）阿司匹林：乙酰水杨酸（aspirin，阿司匹林）可以抑制血小板在动脉粥样硬化斑块上的聚集，防止血栓形成，同时通过抑制血栓素 A_2（TXA_2）的形成，抑制 TXA_2 所致的血管痉挛。因此阿司匹林虽不能直接改善心肌氧的供需关系，但能预防冠状动脉内微血栓或血栓形成，有助于预防心脏事件的发生。

稳定型心绞痛患者可采用小剂量 75～150 mg/d。不良反应主要有胃肠道反应等。颅内出血少见，在上述剂量情况下发生率<0.1%/年。在长期应用阿司匹林过程中，应该选择最小的有效剂量，达到治疗目的和胃肠道不良反应方面的平衡。

（2）ADP 受体拮抗药：噻氯匹定（ticlopidine）250 mg，1～2 次/天，或氯吡格雷（clopidogrel）首次剂量 300 mg，然后 75 mg/d，通过 ADP 受体抑制血小板内钙离子活性，并抑制血小板之间纤维蛋白原的形成。本类药物与阿司匹林作用机制不同，合用时可明显增强疗效，但合用不作为常规治疗，而趋向于短期使用，如预防支架后急性或亚急性血栓形成，或用于高凝倾向，近期有频繁休息时心绞痛或反复出现心内膜下梗死者。氯吡格雷是一种可供选择的对胃黏膜没有直接作用的抗血小板药物，可用于不能耐受阿司匹林或对阿司匹林过敏的患者。

（3）肝素或低分子肝素：抗凝治疗主要为抗凝血酶治疗，肝素为最有效的药物之一。近年来，大规模的临床试验表明低分子肝素对降低心绞痛尤其是不稳定型心绞痛患者的急性心肌梗死发生率方面优于静脉普通肝素，故已作为不稳定型心绞痛的常规用药，而不推荐作为抗血小板药物用于稳定型心绞痛患者。

2. 抗心绞痛药物

（1）β 受体阻滞药：β 受体阻滞药通过阻断拟交感胺类的作用，一方面减弱心肌收缩力和降低血压而起到明显降低心肌耗氧量的作用；另一方面减慢心率，增加心脏舒张期时间，增加心肌供血时间，并且能防止心脏猝死。既能缓解症状又能改善预后。因此，β 受体阻滞药是稳定型心绞痛的首选药物。β 受体阻滞药应该从小剂量开始应用，逐渐增加剂量，使安静时心率维持在 55～60/min，严重心绞痛可降至 50/min。

普萘洛尔（propanolol）是最早用于临床的 β 受体阻滞药，用法 3～4 次/天，每次 10 mg，对治疗高血压、心绞痛、急性心肌梗死已有 30 多年的历史，疗效十分肯定。但由于普萘洛尔是非选择性 β 受体阻滞药，在治疗心绞痛等方面现已逐步被 $β_1$ 受体选择性阻滞药所取代。目前临床上的常用的制剂有美托洛尔（metoprolol，倍他乐克）12.5～50 mg，2 次/天；阿替洛尔（atenolol）12.5～25 mg，2 次/天；醋丁洛尔（acebutolol，醋丁酰心胺）200～400 mg/d，分 2～3 次服；比索洛尔（bisoprolol，康可）2.5～10 mg，1 次/天；噻利洛尔（celiprolol，噻利心安）200～400 mg，1 次/天等。

β 受体阻滞药的禁忌证：心率<50 次/分、动脉收缩压<90 mmHg、中重度心力衰竭、二到三度房室传导阻滞、严重慢性阻塞性肺部疾病或哮喘、末梢循环灌注不良、严重抑郁者等。

本药可与硝酸酯类药物合用，但需注意：①本药与硝酸酯类制剂有协同作用，因而起始剂量要偏小，以免引起直立性低血压等不良反应。②停用本药时应逐渐减量，如突然停药有诱发心肌梗死的危险。③剂量应逐渐增加到发挥最大疗效，但应注意个体差异。

我国慢性稳定型心绞痛诊断治疗指南指出，β 受体阻滞药是慢性稳定型心绞痛患者改善心肌缺血的最主要药物，应逐步增加到最大耐受剂量。当不能耐受 β 受体阻滞药或疗效不满意时可换用钙拮抗药、长效硝酸酯类或尼可地尔。当单用 β 受体阻滞药疗效不满意时也可加用长效二氢吡啶类钙拮抗药或长效硝酸酯类，对于严重心绞痛患者必要时可考虑 β 受体阻滞药、长效二氢吡啶类钙拮抗药及长效硝酸酯类三药合用（需严密观察血压）。

（2）硝酸酯类制剂：硝酸酯类（nitrates）药物能扩张冠状动脉，增加冠状循环的血流量，还通过对周围血管的扩张作用，减轻心脏前后负荷和心肌的需氧，从而缓解心绞痛。

硝酸酯类常见的不良反应是头晕、头痛、脸面潮红、心率加快、血压下降，患者一般可以耐受，尤其是多次给药后。第一次用药时，患者宜平卧片刻，必要时吸氧。轻度的反应可作为药物起效的指标，不影响继续用药。若出现心动过速或血压降低过多，则不利于心肌灌注，甚至使病情恶化，应减量或停药。

静脉点滴长时间用药可能产生耐受性，需增加剂量，或间隔使用，一般在停用 10 h 以上即可复效。其他途径给药如含服等则不会产生耐受性。

临床上常用的硝酸酯类制剂有：

①硝酸甘油（nitroglycerin，NTG）是最常用的药物，一般以舌下含服给药。心绞痛发作时，立即舌

下含化 0.3～0.6 mg，1～2 min 见效，持续 15～30 min。对约 92% 的患者有效，其中 76% 的患者在 3 min 内见效。需要注意的是，诊断为稳定型心绞痛者，如果服用的硝酸甘油在 10 min 以上才起作用，这种心绞痛的缓解可能不是硝酸甘油的作用，或者是硝酸甘油失效。

②硝酸异山梨酯（isosorbide dinitrate，消心痛）为长效制剂，3 次/天，每次 5～20 mg，服药后 30 min 起作用，持续 3～5 h；缓释制剂药效可维持 12 h，可用 20 mg，2 次/天。单硝酸异山梨酯（isosorbide 5-mononitrate）多为长效制剂，20～50 mg，每天 1～2 次。患青光眼、颅内压增高、低血压者不宜使用本类药物。

③长效硝酸甘油制剂：服用长效片剂，硝酸甘油持续而缓慢释放，口服 30 min 后起作用，持续 8～12 h，可每 8 h 服 1 次，每次 2.5 mg。用 2% 硝酸甘油油膏或皮肤贴片（含 5～10 mg）涂或贴在胸前或上臂皮肤而缓慢吸收，适用于预防夜间心绞痛发作。最近还有置于上唇内侧与牙龈之间的缓释制剂。

（3）钙离子拮抗药：钙离子拮抗药（calcium channel blockers，CCB 或称钙拮抗药 calcium antagonist），通过抑制钙离子进入细胞内，以及抑制心肌细胞兴奋-收缩耦联中钙离子的作用，抑制心肌收缩，减少心肌氧耗；扩张冠状动脉，解除冠状动脉痉挛，改善心肌供血；扩张周围血管，降低动脉压，减轻心脏负荷；还降低血液黏滞度，抗血小板聚集，改善心肌微循环。又因其阻滞钙离子的内流而有效防治心肌缺血再灌注损伤，保护心肌。钙离子拮抗药对冠状动脉痉挛引起的变异型心绞痛有很好的疗效，因为它直接抑制冠状动脉平滑肌收缩并使其扩张。

钙离子拮抗药与其他扩血管药物相似，有服药后颜面潮红、头痛、头胀等不良反应。一般 1 周左右即可适应，不影响治疗。少数患者发生轻度踝关节水肿或皮疹。部分病例可加重心力衰竭或引起传导阻滞，临床上应予以注意。维拉帕米和地尔硫草与 β 受体阻滞药合用时有过度抑制心脏的危险。因此，临床上不主张非二氢吡啶类钙拮抗药与 β 受体阻滞药联用。停用本类药物时也应逐渐减量停服，以免发生冠状动脉痉挛。

钙离子拮抗药主要分为二氢吡啶类与非二氢吡啶类。非二氢吡啶类包括地尔硫草与维拉帕米，它们在化学结构上并无相同之处。

二氢吡啶类举例如下。

①硝苯地平（nifedipine，硝苯吡啶，心痛定）：有较强的扩血管作用，使外周阻力下降，心排血量增加，反射性引起交感神经兴奋，心率加快，而对心脏传导系统无明显影响，故也无抗心律失常作用。硝苯地平一般用法：10～20 mg，3 次/天。舌下含服 3～5 min 后发挥作用，每次持续 4～8 h，故为短效制剂。循证医学的证据表明，短效二氢吡啶类钙拮抗药对冠心病的远期预后有不利的影响，故在防治心绞痛的药物治疗中需避免应用。现有缓释制剂 20～40 mg，1～2 次/天，能平稳维持血药浓度。

②其他常用于治疗心绞痛的二氢吡啶类钙拮抗药有：尼群地平（nitrendipine）口服每次 10 mg，1～3 次/天；尼卡地平（nicardipine）口服每次 10～30 mg，3～4 次/天，属短效制剂，现有缓释片口服每次 30 mg，2 次/天；氨氯地平（amlodipine）口服每次 5 mg，每日 1 次，治疗 2 周疗效不理想可增至每日 10 mg。需要长期用药的患者，推荐使用控释、缓释或长效制剂。

非二氢吡啶类举例如下：

①地尔硫草（diltiazem，硫氮草酮，合心爽）：对冠状动脉和周围血管有扩张作用，抑制冠状动脉痉挛，增加缺血心肌的血流量，有改善心肌缺血和降低血压的作用。用法为口服每次 30～60 mg，3 次/天。现有缓释胶囊，每粒 90 mg/d。尤其适用于变异型心绞痛。

②维拉帕米（verapamil，维拉帕米）：有扩张外周血管及冠状动脉的作用，此外还有抑制窦房结和房室结兴奋性及传导功能，减慢心率，降低血压，从而降低心肌耗氧。口服每次 40 mg，3 次/天。现有缓释片，每次 240 mg，每日 1 次。

（4）钾通道激活药：主要通过作用于血管平滑肌细胞和心肌细胞的钾通道，发挥血管扩张、改善心肌供血和增强缺血预适应、保护心肌的作用。尼可地尔是目前临床上唯一使用的此类药物，具有硝酸酯类和钾通道开放的双重作用。但目前尚无证据表明钾通道激活剂优于其他抗心绞痛药物，能明显改善冠心病预后。目前主要用于顽固性心绞痛的综合治疗手段之一。尼可地尔用法：每次口服 5～10 mg，3 次/天。

（5）改善心肌能量代谢：在心肌缺血缺氧状态下，应用曲美他嗪（万爽力）抑制心肌内脂肪酸氧化途径，促使有限的氧供更多地通过葡萄糖氧化产生更多的能量，达到更早地阻止或减少缺血缺氧的病理生理改变，从而缓解临床症状，改善预后。

3. 他汀类药物

近代药物治疗稳定型心绞痛的最大进展之一是他汀类药物的开发和应用。该类药物抑制胆固醇合成，增加低密度脂蛋白胆固醇（LDL-C）受体的肝脏表达，导致循环 LDL-C 清除增加。研究表明他汀类药物可降低 LDL 胆固醇水平 20%～60%。应用他汀类药物后，冠状动脉造影变化所显示的管腔狭窄程度和动脉粥样硬化斑块消退程度相对较少，而患者的临床冠心病事件的危险性降低却十分显著。对此的进一步的解释是他汀类药物除了降低 LDL-C、胆固醇、三酰甘油水平和提高高密度脂蛋白胆固醇（HDL-C）水平外，还可能有其他的有益作用，包括稳定其至缩小粥样斑块、抗血小板、调整内皮功能、改善冠状动脉内膜反应、抑制粥样硬化处炎症、抗血栓和降低血黏稠度等非调脂效应。

他汀类药物的治疗结果说明，对已确诊为冠心病的患者，经积极调脂后，明显减慢疾病进展并减少以后心血管事件发生。慢性冠心病中许多是稳定型心绞痛患者，他汀类药物对减少心血管事件发生超过对冠状动脉造影显示的冠状动脉病变的改善。慢性稳定型心绞痛患者 LDL-C 水平应控制在 2.6 mmol/L 以下。

4. 血管紧张素转化酶抑制药（ACEI）

2007 年中国《慢性稳定型心绞痛诊断与治疗指南》明确了 ACEI 在稳定型心绞痛患者中的治疗地位，将并发糖尿病、心力衰竭、左心室收缩功能不全或高血压的稳定型心绞痛患者应用 ACEI 作为 I 类推荐（证据水平 A），将有明确冠状动脉疾病的所有患者使用 ACEI 作为 II a 类推荐证据水平，并指出："所有冠心病患者均能从 ACEI 治疗中获益。"

（四）血运重建术

目前的两种疗效肯定的血运重建术用于治疗由冠状动脉粥样硬化所致的慢性稳定型心绞痛：经皮冠脉介入治疗（percutaneous coronary intervention，PCI）和外科冠状动脉搭桥术（coronary artery bypass grafting，CABG）。对于稳定型心绞痛患者，冠状动脉病变越重，越宜尽早进行介入治疗或外科治疗，能最大程度恢复改善心肌血供和改善预后而优于药物治疗。

根据现有循证医学证据，中国慢性稳定型心绞痛诊断治疗指南指出，严重左主干或等同病变、3 支主要血管近端严重狭窄、包括前降支（LAD）近端高度狭窄的 1～2 支血管病变，且伴有可逆性心肌缺血及左心室功能受损而伴有存活心肌的严重冠心病患者，行血运重建可改善预后（减少死亡及 MI）。糖尿病并发 3 支血管严重狭窄，无 LAD 近端严重狭窄的单、双支病变心性猝死或持续性室性心动过速复苏存活者，日常活动中频繁发作缺血事件者，血运重建有可能改善预后。对其他类型的病变只是为减轻症状或心肌缺血。因此，对这些患者血运重建应该用于药物治疗不能控制症状者，若其潜在获益大于手术风险，可根据病变特点选择 CABG 或经皮冠状动脉介入治疗（PCI）。

（五）慢性难治性心绞痛

药物和血运重建治疗，能有效改善大部分患者缺血性心脏病的病情。然而，仍有一部分患者尽管尝试了不同的治疗方法，仍遭受心绞痛的严重困扰。难治性的慢性稳定型心绞痛患者被认为是严重的冠心病引起的心肌缺血所致，在排除引发胸痛的非心脏性因素后，可以考虑其他治疗。慢性难治性心绞痛需要一种有效的最佳治疗方案，前提是各种药物都使用到个体所能耐受的最大剂量。其他可予考虑的治疗方法包括：①增强型体外反搏（EECP）。②神经调节技术（经皮电神经刺激和脊髓刺激）。③胸部硬脊膜外麻醉。④经内镜胸部交感神经阻断术。⑤星形神经节阻断术。⑥心肌激光打孔术。⑦基因治疗。⑧心脏移植。⑨调节新陈代谢的药物。

四、预防

对慢性稳定型心绞痛一方面要应用药物防止心绞痛再次发作，另一方面还应从阻止或逆转动脉粥样硬化病情进展、预防心肌梗死等方面综合考虑以改善预后。

第二节 不稳定型心绞痛

一、定义

临床上将原来的初发型心绞痛、恶化型心绞痛和各型自发性心绞痛广义地统称为不稳定型心绞痛（UAP）。其特点是疼痛发作频率增加、程度加重、持续时间延长、发作诱因改变，甚至休息时亦出现持续时间较长的心绞痛。含化硝酸甘油效果差，或无效。本型心绞痛介于稳定型心绞痛和急性心肌梗死之间，易发展为心肌梗死，但无心肌梗死的心电图及血清酶学改变。

不稳定型心绞痛是介于稳定型心绞痛和急性心肌梗死之间的一组临床心绞痛综合征。有学者认为除了稳定的劳力性心绞痛为稳定型心绞痛外，其他所有的心绞痛均属于不稳定型心绞痛，包括初发劳力型心绞痛、恶化劳力型心绞痛、卧位型心绞痛、夜间发作的心绞痛、变异型心绞痛、梗死前心绞痛、梗死后心绞痛和混合型心绞痛。若劳力性和自发性心绞痛同时发生在一个患者身上，则称为混合型心绞痛。

不稳定型心绞痛具有独特的病理生理机制及临床预后，如果得不到恰当及时的治疗，可能发展为急性心肌梗死。

二、病因及发病机制

目前认为有五种因素与产生不稳定型心绞痛有关，它们相互关联。

（一）冠脉粥样硬化斑块上有非阻塞性血栓

这种因素为最常见的发病原因，冠脉内粥样硬化斑块破裂诱发血小板聚集及血栓形成，血栓形成和自溶过程的动态不平衡过程，导致冠脉发生不稳定的不完全性阻塞。

（二）动力性冠脉阻塞

在冠脉器质性狭窄基础上，病变局部的冠脉发生异常收缩、痉挛导致冠脉功能性狭窄，进一步加重心肌缺血，产生不稳定型心绞痛。这种局限性痉挛与内皮细胞功能紊乱、血管收缩反应过度有关，常发生在冠脉粥样硬化的斑块部位。

（三）冠状动脉严重狭窄

冠脉以斑块导致的固定性狭窄为主，不伴有痉挛或血栓形成，见于某些冠脉斑块逐渐增大、管腔狭窄进行性加重的患者，或PCI术后再狭窄的患者。

（四）冠状动脉炎症

近年来研究认为斑块发生破裂与其局部的炎症反应有十分密切的关系。在炎症反应中感染因素可能也起一定作用，其感染物可能是巨细胞病毒和肺炎衣原体。这些患者炎症递质标志物水平检测常有明显增高。

（五）全身疾病加重的不稳定型心绞痛

在原有冠脉粥样硬化性狭窄基础上，由于外源性诱发因素影响冠脉血管导致心肌氧的供求失衡，心绞痛恶化加重。常见原因有：①心肌需氧增加，如发热、心动过速、甲状腺功能亢进等。②冠脉血流减少，如低血压、休克。③心肌氧释放减少，如贫血、低氧血症。

三、临床表现

（一）症状

临床上不稳定型心绞痛可表现为新近发生（1个月内）的劳力型心绞痛，或原有稳定型心绞痛的主要特征近期内发生了变化，如心前区疼痛发作更频繁、程度更严重、时间也延长，轻微活动甚至在休息也发作。少数不稳定型心绞痛患者可无胸部不适表现，仅表现为颌、耳、颈、臂或上胸部发作性疼痛不适，或表现为发作性呼吸困难，其他还可表现为发作性恶心、呕吐、出汗和不能解释的疲乏症状。

(二)体格检查

一般无特异性体征。心肌缺血发作时可发现反常的左室心尖冲动,听诊有心率增快和第一心音减弱,可闻及第三心音、第四心音或二尖瓣反流性杂音。当心绞痛发作时间较长,或心肌缺血较严重时,可发生左室功能不全的表现,如双肺底细小水泡音,甚至急性肺水肿或伴低血压,也可发生各种心律失常。

体检的主要目的是努力寻找诱发不稳定型心绞痛的原因,如难以控制的高血压、低血压、心律失常、梗阻性肥厚型心肌病、贫血、发热、甲状腺功能亢进、肺部疾病等,并确定心绞痛对患者血流动力学的影响,如对生命体征、心功能、乳头肌功能或二尖瓣功能等的影响,这些体征的存在高度提示预后不良。

体检对胸痛患者的鉴别诊断至关重要,有几种疾病状态如得不到及时准确诊断,即可能出现严重后果。如背痛、胸痛、脉搏不整,心脏听诊发现主动脉瓣关闭不全的杂音,提示主动脉夹层破裂,心包摩擦音提示急性心包炎,而奇脉提示心脏压塞,气胸表现为气管移位、急性呼吸困难、胸膜疼痛和呼吸音改变等。

(三)临床类型

1. 静息心绞痛

心绞痛发生在休息时,发作时间较长,含服硝酸甘油效果欠佳,病程1个月以内。

2. 初发劳力型心绞痛

新近发生的严重心绞痛(发病时间在1个月以内),CCS(加拿大心脏病学会的劳力型心绞痛分级标准,表7-1)分级,Ⅲ级以上的心绞痛为初发性心绞痛,尤其注意近48 h内有无静息心绞痛发作及其发作频率变化。

表7-1 加拿大心脏病学会的劳力型心绞痛分级标准

分级	特点
Ⅰ级	一般日常活动如走路、登楼不引起心绞痛,心绞痛发生在剧烈、速度快或长时间的体力活动或运动后
Ⅱ级	日常活动轻度受限,心绞痛发生在快步行走、登楼、餐后行走、冷空气中行走、逆风行走或情绪波动后活动
Ⅲ级	日常活动明显受限,心绞痛发生在一般速度行走时
Ⅳ级	轻微活动即可诱发心绞痛患者不能做任何体力活动,但休息时无心绞痛发作

3. 恶化劳力型心绞痛

既往诊断的心绞痛,最近发作次数频繁、持续时间延长或痛阈降低(CCS分级增加Ⅰ级以上或CCS分级Ⅲ级以上)。

4. 心肌梗死后心绞痛

急性心肌梗死后24 h以后至1个月内发生的心绞痛。

5. 变异型心绞痛

休息或一般活动时发生的心绞痛,发作时ECG显示暂时性ST段抬高。

四、辅助检查

(一)心电图

不稳定型心绞痛患者中,常有伴随症状而出现的短暂的ST段偏移伴或不伴有T波倒置,但不是所有不稳定型心绞痛患者都发生这种ECG改变。ECG变化随着胸痛的缓解而常完全或部分恢复。症状缓解后,ST段抬高或降低,或T波倒置不能完全恢复,是预后不良的标志。伴随症状产生的ST段、T波改变持续超过12 h者可能提示非ST段抬高心肌梗死。此外,临床表现拟诊为不稳定型心绞痛的患者,胸导联T波呈明显对称性倒置(≥0.2 mV),高度提示急性心肌缺血,可能系前降支严重狭窄所致。胸痛患者ECG正常也不能排除不稳定型心绞痛可能。若发作时倒置的T波呈伪性改变(假正常化),发作后T波恢复原倒置状态;或以前心电图正常者近期内出现心前区多导联T波深倒,在排除非Q波性心肌梗死后结合临床也应考虑不稳定型心绞痛的诊断。

不稳定型心绞痛患者中有 75%～88% 的一过性 ST 段改变不伴有相关症状，为无痛性心肌缺血。动态心电图检查不仅有助于检出上述心肌缺血的动态变化，还可用于不稳定型心绞痛患者常规抗心绞痛药物治疗的评估以及是否需要进行冠状动脉造影和血管重建术的参考指标。

（二）心脏生化标志物

心脏肌钙蛋白：肌钙蛋白复合物包括 3 个亚单位，即肌钙蛋白 T（TnT）、肌钙蛋白 I（TnI）和肌钙蛋白 C（TnC），目前只有 TnT 和 TnI 应用于临床。约有 35% 不稳定型心绞痛患者显示血清 TnT 水平增高，但其增高的幅度与持续的时间与 AMI 有差别。AMI 患者 TnT > 3.0 ng/mL 者占 88%，非 Q 波心肌梗死中仅占 17%，不稳定型心绞痛中无 TnT > 3.0 ng/mL 者。因此，TnT 升高的幅度和持续时间可作为不稳定型心绞痛与 AMI 的鉴别诊断之参考。

不稳定型心绞痛患者 TnT 和 TnI 升高者较正常者预后差。临床怀疑不稳定型心绞痛者 TnT 定性试验为阳性结果者表明有心肌损伤（相当于 TnT > 0.05μg/L），但如为阴性结果并不能排除不稳定型心绞痛的可能性。

（三）冠状动脉造影

目前冠状动脉造影仍是诊断冠心病的金标准。在长期稳定型心绞痛的基础上出现的不稳定型心绞痛常提示为多支冠脉病变，而新发的静息心绞痛可能为单支冠脉病变。冠脉造影结果正常提示可能是冠脉痉挛、冠脉内血栓自发性溶解、微循环系统异常等原因引起，或冠脉造影病变漏诊。

不稳定型心绞痛有以下情况时应视为冠脉造影强适应证：①近期内心绞痛反复发作，胸痛持续时间较长，药物治疗效果不满意者可考虑及时行冠状动脉造影，以决定是否急诊介入性治疗或急诊冠状动脉旁路移植术（CABG）。②原有劳力性心绞痛近期内突然出现休息时频繁发作者。③近期活动耐量明显减低，特别是低于 Bruce Ⅱ 级或 4METs 者。④梗死后心绞痛。⑤原有陈旧性心肌梗死，近期出现由非梗死区缺血所致的劳力性心绞痛。⑥严重心律失常、LVEF < 40% 或充血性心力衰竭。

（四）螺旋 CT 血管造影（CTA）

近年来，多层螺旋 CT 尤其是 64 排螺旋 CT 冠状动脉成像（CTA）在冠心病诊断中正在推广应用。CTA 能够清晰显示冠脉主干及其分支狭窄、钙化、开口起源异常及桥血管病变。有资料显示，CTA 诊断冠状动脉病变的灵敏度为 96.33%、特异度为 98.16%、阳性预测值为 97.22%、阴性预测值为 97.56%。其中对左主干、左前降支病变及大于 75% 的病变灵敏度最高，分别达到 100% 和 94.4%。CTA 对冠状动脉狭窄病变、桥血管、开口畸形、支架管腔、斑块形态均显影良好，对钙化病变诊断率优于冠状动脉造影，阴性者不能排除冠心病，阳性者应进一步行冠状动脉造影检查。另外，CTA 也可以作为冠心病高危人群无创性筛选检查及冠脉支架术后随访手段。

（五）其他

其他非创伤性检查包括运动平板试验、运动放射性核素心肌灌注扫描、药物负荷试验、超声心动图等，也有助于诊断。通过非创伤性检查可以帮助决定冠状动脉造影单支临界性病变是否需要做介入性治疗，明确缺血相关血管，为血运重建治疗提供依据。同时，可以提供有否存活心肌的证据，也可作为经皮腔内冠状动脉成形术（PTCA）后判断有否再狭窄的重要对比资料。但不稳定型心绞痛急性期应避免做任何形式的负荷试验，这些检查宜放在病情稳定后进行。

五、诊断

（一）诊断依据

对同时具备下述情形者，应诊断不稳定型心绞痛。

（1）临床新出现或恶化的心肌缺血症状表现（心绞痛、急性左心衰竭）或心电图心肌缺血图形。

（2）无或仅有轻度的心肌酶（肌酸激酶同工酶）或 TnT、TnI 增高（未超过 2 倍正常值），且心电图无 ST 段持续抬高。应根据心绞痛发作的性质、特点、发作时体征和发作时心电图改变以及冠心病危险因素等，结合临床综合判断，以提高诊断的准确性。心绞痛发作时心电图 ST 段抬高或压低的动态变化或左束支阻滞等具有诊断价值。

(二)危险分层

不稳定型心绞痛的诊断确立后,应进一步进行危险分层,以便于对其进行预后评估和干预措施的选择。

1. 中华医学会心血管分会关于不稳定型心绞痛的危险度分层

根据心绞痛发作情况、发作时 ST 段下移程度以及发作时患者的一些特殊体征变化,将不稳定型心绞痛患者分为高、中、低危险组(表 7-2)。

表 7-2 不稳定型心绞痛临床危险度分层

组别	心绞痛类型	发作时 ST 降低幅(mm)	持续时间(min)	肌钙蛋白 T 或 I
低危险组	初发、恶化劳力型,无静息时发作	≤1	<20	正常
中危险组	1 个月内出现的静息心绞痛,但 48 h 内无发作者(多数由劳力型心绞痛进展而来)或梗死后心绞痛	>1	<20	正常或轻度升高
高危险组	48 h 内反复发作静息心绞痛或梗死后心绞痛	>1	>20	升高

注:①陈旧性心肌梗死患者其危险度分层上调一级,若心绞痛是由非梗死区缺血所致时,应视为高危险组;②左心室射血分数(LVEF)<40%,应视为高危险组;③若心绞痛发作时并发左心功能不全、二尖瓣反流、严重心律失常或低血压[SBP ≤ 12.0 kPa(90 mmHg)],应视为高危险组;④当横向指标不一致时,按危险度高的指标归类。例如:心绞痛类型为低危险组,但心绞痛发作时 ST 段压低 > 1 mm,应归入中危险组。

2. 美国 ACC/AHA 关于不稳定型心绞痛 / 非 ST 段抬高心肌梗死危险分层

见表 7-3。

表 7-3 ACC/AHA 关于不稳定型心绞痛 / 非 ST 段抬高心肌梗死的危险分层

危险分层	高危(至少有下列特征之一)	中危(无高危特点但有以下特征之一)	低危(无高中危特点但有下列特点之一)
①病史	近 48 h 内加重的缺血性胸痛发作	既往 MI、外周血管或脑血管病,或 CABG,曾用过阿司匹林	近 2 周内发生的 CCS 分级 I 级或以上伴有高、中度冠脉病变可能者
②胸痛性质	静息心绞痛 > 20 min	静息心绞痛 > 20 min,现已缓解,有高、中度冠脉病变可能性,静息心绞痛 < 20 min,经休息或含服硝酸甘油缓解	无自发性心绞痛 > 20 min 持续发作
③临床体征或发现	第三心音、新的或加重的奔马律,左室功能不全(EF < 40%),二尖瓣反流,严重心律失常或低血压[SBP ≤ 12.0 kPa(90 mmHg)]或存在与缺血有关的肺水肿,年龄 > 75 岁	年龄 > 75 岁	
④ECG 变化	休息时胸痛发作伴 ST 段变化 > 0.1 mV;新出现 Q 波,束支传导阻滞;持续性室性心动过速	T 波倒置 > 0.2 mV,病理性 Q 波	胸痛期间 ECG 正常或无变化
⑤肌钙蛋白监测	明显增高(TnT 或 TnI > 0.1 μg/ml)	轻度升高(即 TnT > 0.01,但 < 0.1 μg/mL)	正常

六、鉴别诊断

在确定患者为心绞痛发作后，还应对其是否稳定做出判断。

与稳定型心绞痛相比，不稳定型心绞痛症状特点是短期内疼痛发作频率增加、无规律，程度加重、持续时间延长、发作诱因改变或不明显，甚至休息时亦出现持续时间较长的心绞痛，含化硝酸甘油效果差，或无效，或出现了新的症状如呼吸困难、头晕甚至昏厥等。不稳定型心绞痛的常见临床类型包括初发劳力型心绞痛、恶化劳力型心绞痛、卧位型心绞痛、夜间发作的心绞痛、变异型心绞痛、梗死前心绞痛、梗死后心绞痛和混合型心绞痛。

临床上，常将不稳定型心绞痛和非ST段抬高心肌梗死（NSTEMI）以及ST段抬高心肌梗死（STEMI）统称为急性冠脉综合征。

不稳定型心绞痛和非ST段抬高心肌梗死（NSTEMI）是在病因和临床表现上相似、但严重程度不同而又密切相关的两种临床综合征，其主要区别在于缺血是否严重到导致足够量的心肌损害，以至于能检测到心肌损害的标志物肌钙蛋白（TnI、TnT）或肌酸激酶同工酶（CK-MB）水平升高。如果反映心肌坏死的标记物在正常范围内或仅轻微增高（未超过2倍正常值），就诊断为不稳定型心绞痛，而当心肌坏死标记物超过正常值2倍时，则诊断为NSTEMI。

不稳定型心绞痛和ST段抬高心肌梗死（STEMI）的区别，在于后者在胸痛发作的同时出现典型的ST段抬高并具有相应的动态改变过程和心肌酶学改变。

七、治疗

不稳定型心绞痛的治疗目标是控制心肌缺血发作和预防急性心肌梗死。治疗措施包括内科药物治疗、冠状动脉介入治疗（PCI）和外科冠状动脉旁路移植手术（CABG）。

（一）一般治疗

对于符合不稳定型心绞痛诊断的患者应及时收住院治疗（最好收入监护病房），急性期卧床休息1~3 d，吸氧，持续心电监测。对于低危险组患者留观期间未再发生心绞痛，心电图也无缺血改变，无左心衰竭的临床证据，留观12~24 h期间未发现有CK-MB升高，TnT或TnI正常者，可再留观24~48 h后出院。对于中危或高危组的患者特别是TnT或TnI升高者，住院时间相对延长，内科治疗亦应强化。

（二）药物治疗

1. 控制心绞痛发作

（1）硝酸酯类：硝酸甘油主要通过扩张静脉，减轻心脏前负荷来缓解心绞痛发作。心绞痛发作时应舌下含化硝酸甘油，初次含硝酸甘油的患者以先含0.5 mg为宜。对于已有含服经验的患者，心绞痛发作时若含0.5 mg无效，可在3~5 min追加1次，若连续含硝酸甘油1.5~2.0 mg仍不能控制疼痛症状，需应用强镇痛药以缓解疼痛，并随即采用硝酸甘油或硝酸异山梨酯静脉滴注，硝酸甘油的剂量以5 μg/min开始，以后每5~10 min增加5 μg/min，直至症状缓解或收缩压降低1.3 kPa（10 mmHg），最高剂量一般不超过80~100 μg/min，一旦患者出现头痛或血压降低［SBP < 12.0 kPa（90 mmHg）］应迅速减少静脉滴注的剂量。维持静脉滴注的剂量以10~30 μg/min为宜。对于中危和高危险组的患者，硝酸甘油持续静脉滴注24~48 h即可，以免产生耐药性而降低疗效。

常用口服硝酸酯类药物：心绞痛缓解后可改为硝酸酯类口服药物。常用药物有硝酸异山梨酯（消心痛）和5-单硝酸异山梨酯。硝酸异山梨酯作用的持续时间为4~5 h，故以每日3~4次口服为妥，对劳力性心绞痛患者应集中在白天给药。5-单硝酸异山梨酯可采用每日2次给药。若白天和夜间或清晨均有心绞痛发作者，硝酸异山梨酯可每6 h给药1次，但宜短期治疗以避免耐药性。对于频繁发作的不稳定型心绞痛患者口服硝酸异山梨酯短效药物的疗效常优于服用5-单硝类的长效药物。硝酸异山梨酯的使用剂量可以从10 mg/次开始，当症状控制不满意时可逐渐加大剂量，一般不超过40 mg/次，只要患者心绞痛发作时口含硝酸甘油有效，即是增加硝酸异山梨酯剂量的指征，若患者反复口含硝酸甘油不能缓解症状，常提示患者有极为严重的冠状动脉阻塞病变，此时即使加大硝酸异山梨酯剂量也不一定能取得良好的效果。

（2）β受体阻滞药：通过减慢心率、降低血压和抑制心肌收缩力而降低心肌耗氧量，从而缓解心绞痛症状，对改善近、远期预后有益。

对不稳定型心绞痛患者控制心绞痛症状以及改善其近、远期预后均有好处，除有禁忌证外，主张常规服用。首选具有心脏选择性的药物，如阿替洛尔、美托洛尔和比索洛尔等。除少数症状严重者可采用静脉推注β受体阻滞药外，一般主张直接口服给药。剂量应个体化，根据症状、心率及血压情况调整剂量。阿替洛尔常用剂量为12.5～25 mg，每日2次；美托洛尔常用剂量为25～50 mg，每日2～3次；比索洛尔常用剂量为5～10 mg，每日1次，不伴有劳力性心绞痛的变异性心绞痛不主张使用。

（3）钙拮抗药：通过扩张外周血管和解除冠状动脉痉挛而缓解心绞痛，也能改善心室舒张功能和心室顺应性。非二氢吡啶类有减慢心率和减慢房室传导作用。常用药物有两类：①二氢吡啶类钙拮抗药：硝苯地平对缓解冠状动脉痉挛有独到的效果，故为变异性心绞痛的首选用药，一般剂量为10～20 mg，每6 h 1次。若仍不能有效控制变异性心绞痛的发作还可与地尔硫䓬合用，以产生更强的解除冠状动脉痉挛的作用，当病情稳定后可改为缓释和控释制剂。对并发高血压病者，应与β受体阻滞药合用。②非二氢吡啶类钙拮抗药：地尔硫䓬有减慢心率、降低心肌收缩力的作用，故较硝苯地平更常用于控制心绞痛发作，一般使用剂量为30～60 mg，每日3～4次。该药可与硝酸酯类合用，亦可与β受体阻滞药合用，但与后者合用时需密切注意心率和心功能变化。

如心绞痛反复发作，静脉滴注硝酸甘油不能控制时，可试用地尔硫䓬短期静脉滴注，使用方法为5～15 μg/（kg·min），可持续静滴24～48 h，在静滴过程中需密切观察心率、血压的变化，如静息心率低于50/min，应减少剂量或停用。

钙通道阻滞药用于控制下列患者的进行性缺血或复发性缺血症状：①已经使用足量硝酸酯类和β受体阻滞药的患者。②不能耐受硝酸酯类和β受体阻滞药的患者。③变异性心绞痛的患者。因此，对于严重不稳定型心绞痛患者常需联合应用硝酸酯类、β受体阻滞药和钙拮抗药。

2. 抗血小板治疗

阿司匹林为首选药物，急性期剂量应在150～300 mg/d，可达到快速抑制血小板聚集的作用，3 d后可改为小剂量即50～150 mg/d维持治疗。对于存在阿司匹林禁忌证的患者，可采用氯吡格雷替代治疗，使用时应注意经常检查血常规，一旦出现明显白细胞或血小板降低应立即停药。

（1）阿司匹林：阿司匹林对不稳定型心绞痛治疗目的是通过抑制血小板的环氧化酶快速阻断血小板中血栓素A_2的形成。因小剂量阿司匹林（50～75 mg）需数天才能发挥作用，故目前主张：①尽早使用，一般应在急诊室服用第一次。②为尽快达到治疗性血药浓度，第一次应采用咀嚼法，促进药物在口腔颊部黏膜吸收。③剂量300 mg，每日1次，5 d后改为100 mg，每日1次，很可能需终身服用。

（2）氯吡格雷：为第二代抗血小板聚集的药物，通过选择性地与血小板表面腺苷酸环化酶偶联的ADP受体结合而不可逆地抑制血小板的聚集，且不影响阿司匹林阻滞的环氧化酶通道，与阿司匹林合用可明显增加抗凝效果，对阿司匹林过敏者可单独使用。噻氯匹定的最严重不良反应是中性粒细胞减少，见于连续治疗2周以上的患者，易出现血小板减少和出血时间延长，亦可引起血栓性血小板减少性紫癜，而氯吡格雷则不明显，目前在临床上已基本取代噻氯匹定。目前对于不稳定型心绞痛患者和接受介入治疗的患者多主张强化血小板治疗，即二联抗血小板治疗，在常规服用阿司匹林的基础上立即给予氯吡格雷治疗至少1个月，亦可延长至9个月。

（3）血小板糖蛋白Ⅱb/Ⅲa受体抑制药：为第三代血小板抑制药，主要通过占据血小板表面的糖蛋白Ⅱb/Ⅲa受体，抑制纤维蛋白原结合而防止血小板聚集。但其口服制剂疗效及安全性令人失望。静脉制剂主要有阿昔单抗和非抗体复合物替罗非班、Lamifiban、Xemilofi-ban、Eptifiban、Lafradafiban等，其在注射停止后数小时作用消失。目前临床常用药物有盐酸替罗非班注射液，是一种非肽类的血小板糖蛋白Ⅱb/Ⅲa受体的可逆性拮抗药，能有效地阻止纤维蛋白原与血小板表面的糖蛋白Ⅱb/Ⅲa受体结合，从而阻断血小板的交联和聚集。盐酸替罗非班对血小板功能的抑制的时间与药物的血浆浓度相平行，停药后血小板功能迅速恢复到基线水平。在不稳定型心绞痛患者盐酸替罗非班静脉输注可分两步，在肝素和阿司匹林应用条件下，可先给以负荷量 0.4 μg/（kg·min）（30 min），而后以 0.1 μg/（kg·min）维持静脉点滴 48 h。对于高度血栓倾向的冠脉血管成形术患者盐酸替罗非班两步输注方案为负荷量 10 μg/kg 于 5 min 内静脉推注，然后以 0.15 μg/（kg·min）维持 16~24 h。

3. 抗凝血酶治疗

目前，临床使用的抗凝药物有普通肝素、低分子肝素和水蛭素，其他人工合成或口服的抗凝药正在研究或临床观察中。

（1）普通肝素：是常用的抗凝药，通过激活抗凝血酶而发挥抗栓作用，静脉滴注肝素会迅速产生抗凝作用，但个体差异较大，故临床需化验部分凝血活酶时间（APTT）。一般将 APTT 延长至 60~90 s 作为治疗窗口。多数学者认为，在 ST 段不抬高的急性冠状动脉综合征，治疗时间为 3~5 d，具体用法为 75 U/kg 体重，静脉滴注维持，使 APTT 在正常的 1.5~2 倍。

（2）低分子肝素：低分子肝素是由普通肝素裂解制成的小分子复合物，分子量在 2 500~7 000，具有以下特点：抗凝血酶作用弱于肝素，但保持了抗因子 Xa 的作用，因而抗因子 Xa 和凝血酶的作用更加均衡；抗凝效果可以预测，不需要检测 APTT；与血浆和组织蛋白的亲和力弱，生物利用度高；皮下注射，给药方便；促进更多的组织因子途径抑制物生成，更好地抑制因子Ⅶ和组织因子复合物，从而增加抗凝效果等。许多研究均表明低分子肝素在不稳定型心绞痛和非 ST 段抬高心肌梗死的治疗中起作用至少等同或优于经静脉应用普通肝素。低分子肝素因生产厂家不同而规格各异，一般推荐量按不同厂家产品以千克体重计算皮下注射，连用一周或更长。

（3）水蛭素：是从药用水蛭唾液中分离出来的第一个直接抗凝血酶制药，通过重组技术合成的是重组水蛭素。重组水蛭素理论上优点有：无须通过 AT-Ⅲ 激活凝血酶；不被血浆蛋白中和；能抑制凝血块黏附的凝血酶；对某一剂量有相对稳定的 APTT，但主要经肾脏排泄，在肾功能不全者可导致不可预料的蓄积。多数试验证实水蛭素能有效降低死亡与非致死性心肌梗死的发生率，但出血危险有所增加。

（4）抗血栓治疗的联合应用：①阿司匹林＋ADP 受体拮抗：阿司匹林与 ADP 受体拮抗药的抗血小板作用机制不同，一般认为，联合应用可以提高疗效。CURE 试验表明，与单用阿司匹林相比，氯吡格雷联合使用阿司匹林可使死亡和非致死性心肌梗死降低 20%，减少冠状动脉重建需要和心绞痛复发。②阿司匹林加肝素：RISC 试验结果表明，男性非 ST 段抬高心肌梗死患者使用阿司匹林明显降低死亡或心肌梗死的危险，单独使用肝素没有受益，阿司匹林加普通肝素联合治疗的最初 5 d 事件发生率最低。目前资料显示，普通肝素或低分子肝素与阿司匹林联合使用疗效优于单用阿司匹林，阿司匹林加低分子肝素等同于甚至可能优于阿司匹林加普通肝素。③肝素加血小板 GP Ⅱb/Ⅲa 抑制药：PUR-SUTT 试验结果显示，与单独应用血小板 GP Ⅱb/Ⅲa 抑制药相比，未联合使用肝素的患者事件发生率较高。目前多主张联合应用肝素与血小板 GP Ⅱb/Ⅲa 抑制药。由于两者连用可延长 APTT，肝素剂量应小于推荐剂量。④阿司匹林加肝素加血小板 GP Ⅱb/Ⅲa 抑制药：目前，并发急性缺血的非 ST 段抬高心肌梗死的高危患者，主张三联抗血栓治疗，是目前最有效的抗血栓治疗方案。持续性或伴有其他高危特征的胸痛患者及准备做早期介入治疗的患者，应给予该方案。

4. 调脂治疗

血脂增高的干预治疗除调整饮食、控制体重、体育锻炼、控制精神紧张、戒烟、控制糖尿病等非药物干预手段外，调脂药物治疗是最重要的环节。近代治疗急性冠脉综合征的最大进展之一就是 3-羟基-3 甲基戊二酰辅酶 A（HMGCoA）还原酶抑制药（他汀类）药物的开发和应用，该类药物除降低总胆固醇（TC）、低密度脂蛋白胆固醇（LDL-C）、三酰甘油（TG）和升高高密度脂蛋白胆固醇（HDL-C）外，还有缩小斑块内脂质核、加固斑块纤维帽、改善内皮细胞功能、减少斑块炎性细胞数目、防止斑块破裂等作用，从而减少冠脉事件，另外还能通过改善内皮功能减弱凝血倾向，防止血栓形成，防止脂蛋白氧化，起到了抗动脉粥样硬化和抗血栓作用。随着长期的大样本的实验结果出现，已经显示他汀类强化降脂治疗和 PTCA 加常规治疗可同样安全有效地减少缺血事件。所有他汀类药物均有相同的不良反应，即胃肠道功能紊乱、肌痛及肝损害，儿童、孕妇及哺乳期妇女不宜应用。常见他汀类降调脂药见表 7-4。

表 7-4　临床常见他汀类药物剂量

药物	常用剂量（mg）	用法
阿托伐他汀（立普妥）	10~80	每天1次，口服
辛伐他汀（舒将之）	10~80	每天1次，口服
洛伐他汀（美将之）	20~80	每天1次，口服
普伐他汀（普拉固）	20~40	每天1次，口服
氟伐他汀（来适可）	40~80	每天1次，口服

5. 溶血栓治疗

国际多中心大样本的临床试验（TIMI Ⅲ B）业已证明采用 AMI 的溶栓方法治疗不稳定型心绞痛反而有增加 AMI 发生率的倾向，故已不主张采用。至于小剂量尿激酶与充分抗血小板和抗凝血酶治疗相结合是否对不稳定型心绞痛有益，仍有待临床进一步研究。

6. 不稳定型心绞痛出院后的治疗

不稳定心绞痛患者出院后仍需定期门诊随诊。低危险组的患者 1~2 个月随访 1 次，中、高危险组的患者无论是否行介入性治疗都应 1 个月随访 1 次，如果病情无变化，随访半年即可。

UA 患者出院后仍需继续服阿司匹林、β 受体阻滞药。阿司匹林宜采用小剂量，每日 50~150 mg 即可，β 受体阻滞药宜逐渐增量至最大可耐受剂量。在冠心病的二级预防中阿司匹林和降胆固醇治疗是最重要的。降低胆固醇的治疗应参照国内降血脂治疗的建议，即血清胆固醇 > 4.68 mmol/L（180 mg/dL）或低密度脂蛋白胆固醇 > 2.60 mmol/L（100 mg/dL）均应服他汀类降胆固醇药物，并达到有效治疗的目标。血浆三酰甘油 > 2.26 mmol/L（200 mg/dL）的冠心病患者一般也需要服降低三酰甘油的药物。其他二级预防的措施包括向患者宣教戒烟、治疗高血压和糖尿病、控制危险因素、改变不良的生活方式、合理安排膳食、适度增加活动量、减少体重等。

八、影响不稳定型心绞痛预后的因素

1. 左心室功能

为最强的独立危险因素，左心室功能越差，预后也越差，因为这些患者的心脏很难耐受进一步的缺血或梗死。

2. 冠状动脉病变的部位和范围

左主干病变和右冠开口病变最具危险性，三支冠脉病变的危险性大于双支或单支者，前降支病变危险大于右冠或回旋支病变，近段病变危险性大于远端病变。

3. 年龄

年龄是一个独立的危险因素，主要与老年人的心脏储备功能下降和其他重要器官功能降低有关。

4. 并发其他器质性疾病或危险因素

不稳定型心绞痛患者如并发肾衰竭、慢性阻塞性肺疾患、糖尿病、高血压、高血脂、脑血管病以及恶性肿瘤等，均可影响不稳定型心绞痛患者的预后。其中肾状态还明显与 PCI 术预后有关。

第三节　急性心肌梗死

心肌梗死指由于长时间缺血导致心肌细胞死亡，临床上多表现为剧烈而持久的胸骨后疼痛，伴有血清心肌损伤标志物增高及进行性心电图变化，属于急性冠状动脉综合征（acute coronary syndrome，ACS）的严重类型。基本病因是冠状动脉粥样硬化及其血栓形成，造成一支或多支血管管腔狭窄、闭塞，持久的急性缺血达 20~30 min 以上，即可发生心肌梗死。根据心电图 ST 段的改变，可分为 ST 段抬高型心肌梗死（STEMI）和非 ST 段抬高型心肌梗死（NSTEMI），本节主要讨论 STEMI。

一、临床表现

与梗死的范围、部位、侧支循环情况密切有关。

1. 症状

（1）先兆：患者多无明确先兆，部分患者在发病前数日有乏力、胸部不适，活动时心悸、气急、烦躁、心绞痛等前驱症状，其中以新发生心绞痛（初发型心绞痛）或原有心绞痛加重（恶化型心绞痛）最为突出。

（2）疼痛：

①最主要、最先出现的症状。多发生于清晨，疼痛部位和性质与心绞痛相同，但程度更重，持续时间较长，可达数小时或更长，休息和含用硝酸甘油片多不能缓解。诱因多不明显，且常发生于安静时。

②部分患者疼痛位于上腹部，被误认为胃穿孔、急性胰腺炎等急腹症；部分患者疼痛放射至下颌、颈部、背部上方，被误认为骨关节痛。

③少数患者无疼痛，一开始即表现为休克或急性心力衰竭。

（3）全身症状：除疼痛外，患者常出现烦躁不安、出汗、恐惧、胸闷或有濒死感。少部分患者在疼痛发生后 24～48 h 出现发热、心动过速、白细胞增高和红细胞沉降率增快等，体温一般 ≤ 38℃，持续约一周。

（4）胃肠道症状：疼痛剧烈时常伴有频繁的恶心、呕吐和上腹胀痛，下壁心肌梗死时更为常见，与迷走神经受坏死心肌刺激和心排血量降低，组织灌注不足等有关。肠胀气亦不少见，重症者可发生呃逆。

（5）心律失常：见于 75%～95% 的患者，多发生在起病 1～2 天，以 24 h 内最多见。可出现各种心律失常，如室性心律失常（期前收缩、室速、室颤）、传导阻滞（房室传导阻滞和束支传导阻滞）。

（6）低血压和休克：疼痛期常见血压下降，未必是休克。休克多在起病后数小时至数日内发生，见于约 20% 的患者，主要是心源性，表现为疼痛缓解而收缩压仍低于 80 mmHg，有烦躁不安、面色苍白、皮肤湿冷、脉细而快、大汗淋漓、尿量减少（＜20 mL/h）、反应迟钝，甚至晕厥。

（7）心力衰竭：主要是急性左心衰竭，可在起病最初几天内发生，或在疼痛、休克好转阶段出现，发生率为 32%～48%。出现呼吸困难、咳嗽、发绀、烦躁等症状，严重者可发生肺水肿。右心室梗死者可一开始即出现有心衰竭表现，有颈静脉怒张、肝大、水肿等右心衰竭表现伴血压下降。

2. 体征

（1）心脏体征：①心脏浊音界可正常也可轻度至中度增大；②心率多增快，少数也可减慢、不齐；③心尖区第一心音减弱，可出现第四心音（心房性）奔马律，少数有第三心音（心室）奔马律；④ 10%～20% 患者在起病第 2～3 天出现心包摩擦音，为反应性纤维性心包炎所致，常提示透壁性心肌梗死；⑤心尖区可出现粗糙的收缩期杂音或伴收缩中晚期喀喇音，为二尖瓣乳头肌功能失调或断裂所致。

（2）血压：除极早期血压可增高外，几乎所有患者都有血压降低。起病前有高血压者，血压可降至正常，且可能不再恢复到起病前的水平。

（3）其他：可有与心律失常、休克或心力衰竭相关的其他体征。

二、辅助检查

1. 心电图

（1）特征性改变：STEMI 心电图表现特点为：① ST 段抬高：多呈弓背向上型；②宽而深的 Q 波（病理性 Q 波），在面向透壁心肌坏死区的导联上出现；③ T 波倒置，在面向损伤区周围心肌缺血区的导联上出现，在背向心肌梗死（MI）区的导联则出现相反的改变，即 R 波增高、ST 段压低和 T 波直立并增高。

（2）动态性演变：高大两肢不对称的 T 波（数小时）→ ST 段明显抬高，可与直立 T 波形成单相曲线 → R 波减低，Q 波出现（数小时至数天）→抬高 ST 段回落、T 波平坦或倒置。

（3）定位和定范围：STEMI 的定位和定范围可根据出现特征性改变的导联数来判断。

2. 超声心动图

二维和 M 型超声心动图也有助于了解心室壁的运动和左心室功能，诊断室壁瘤和乳头肌功能失调、室间隔穿孔、心脏破裂等。

3. 实验室检查

（1）起病 24~48 h 后白细胞可增至（10~20）×10^9/L，中性粒细胞增多，嗜酸性粒细胞减少或消失；红细胞沉降率（ESR）增快；C 反应蛋白（CRP）增高均可持续 1~3 周。起病数小时至 2 日内血中游离脂肪酸增高。

（2）血心肌坏死标志物动态变化：目前推荐使用的心肌损伤标志物包括肌钙蛋白 I 或 T（cTnI/cTnT）、肌红蛋白（Mb）和肌酸磷酸激酶同 T 酶（CK-MB），其升高水平和时间特点见表 7-5。

表 7-5 STEMI 时心肌损伤标志物变化

升高时间	血清心肌损伤标志物			
	肌红蛋白（MB）	肌钙蛋白		CK-MB
		cTnT	cTnI	
开始升高时间（b）	1~2	2~4	2~4	6
峰值时间（h）	4~8	10~24	10~24	18~24
持续时间（d）	0.5~1.0	5~14	5~10	2~4

注：cTnT：心脏肌钙蛋白 T；cTnI：心脏肌钙蛋白 I；CK-MB：肌酸激酶同工酶。

肌红蛋 e（Mb）对早期诊断的初筛有较高价值，但确诊有赖于 cTnI/cTnT 或 CK-MB。Mb 和 CK-MB 对再梗死的诊断价值较大。梗死时间较长者，cTnI/cTnT 检测是唯一的有价值检查。

三、诊断和鉴别诊断

1. 诊断标准

根据"心肌梗死全球统一定义"，存在下列任何一项时，可以诊断心肌梗死。

（1）心肌标志物（最好是肌钙蛋白）增高≥正常上限 2 倍或增高后降低，并有以下至少一项心肌缺血的证据：①心肌缺血临床症状；②心电图出现新的心肌缺血变化，即新的 ST 段改变或左束支传导阻滞；③心电图出现病理性 Q 波；④影像学证据显示新的心肌活力丧失或区域性室壁运动异常。

（2）突发、未预料的心脏性死亡，涉及心脏停搏，常伴有提示心肌缺血的症状、推测为新的 ST 段抬高或左束支传导阻滞、冠状动脉造影或尸体检验显示有新鲜血栓的证据，死亡发生在可取得血标本之前，或心脏生物标志物在血中升高之前。

（3）在基线肌钙蛋白正常，接受经皮冠状动脉介入术（PCI）的患者肌钙蛋白超过正常上限的 3 倍，定为 PCI 相关的心肌梗死。

（4）基线肌钙蛋白值正常，行冠状动脉旁路移植术（CABG）患者，肌钙蛋白升高超过正常上限的 5 倍并发生新的病理性 Q 波或新的左束支传导阻滞，或有冠状动脉造影或其他心肌活力丧失的影像学证据，定义为与 CABG 相关的心肌梗死。

（5）有 AMI 的病理学发现。

2. 鉴别诊断

临床发作胸痛，结合心电图和心肌损伤标志物，鉴别诊断并不困难。不要为了鉴别而耽搁急诊再灌注治疗的时间。

四、并发症

1. 乳头肌功能失调或断裂

二尖瓣乳头肌因缺血、坏死出现收缩功能障碍，二尖瓣关闭不全，心尖区出现收缩中晚期喀喇音和吹风样收缩期杂音，第一心音减弱，多伴心力衰竭。严重者，可迅速发生肺水肿，在数日内死亡。

2. 心脏破裂

心脏破裂少见，多在起病 1 周内出现。心室游离壁破裂则造成心包积血、急性心脏压塞而猝死。室间隔破裂造成穿孔可在胸骨左缘第3~4肋间出现收缩期杂音，可引起心力衰竭和休克，死亡率高。

3. 心室壁瘤

心室壁瘤或称室壁瘤，主要见于左心室，发生率为5%~20%。体格检查可见左侧心界扩大，心脏搏动范围较广，可有收缩期杂音。瘤内发生附壁血栓时，心音减弱。心电图ST段持续抬高。X线透视、摄影、超声心动图、放射性核素心脏血池显像以及左心室造影可见局部心缘突出，搏动减弱或有反常搏动。

其他并发症，如栓塞、心肌梗死后综合征等发生率较低，临床意义不大。

五、治疗

对于STEMI患者，治疗原则是尽快恢复心肌的血液灌注，以挽救濒死的心肌，防止梗死扩大，保护心功能。

1. 监护和一般治疗

（1）休息：急性期须住院、卧床休息。

（2）心电、血压监护。

（3）吸氧：对有呼吸困难和血氧饱和度降低者，最初几日间断或持续通过鼻导管面罩吸氧。

（4）护理：建立静脉通道，保持给药途径畅通。急性期12 h卧床休息，若无并发症，24 h内应鼓励患者在床上进行肢体活动，若无低血压，第3天就可在病房内走动；梗死后第4~5天，逐步增加活动直至每天3次步行100~150 m。

（5）解除疼痛：除舌下含服或静脉点滴硝酸甘油外，可以使用吗啡等镇痛药缓解疼痛。

2. 抗栓治疗

（1）抗血小板治疗：抗血小板治疗已成为急性STEMI常规治疗。

①阿司匹林：首次300 mg嚼服，以后100 mg/d口服。

②氯吡格雷：负荷量：急诊PCI前首次300~600 mg顿服，静脉溶栓前150 mg（≤75岁）或75 mg（>75岁）；常规应用剂量：75 mg/d口服。也可用替格瑞洛、普拉格雷替代。

③替罗非班：属于静脉注射用GP Ⅱb/Ⅲa受体拮抗剂，主要用于：①高危；②拟转运进行经皮冠状动脉介入治疗（PCI）；③出血风险低（Crusade评分<30）；④造影显示大量血栓；⑤PCI术中出现慢血流或无复流。

起始推注剂量为10 μg/kg，在3 min内推注完毕，而后以0.15 μg/(kg·min)的速率维持滴注，持续36~48 h。

（2）抗凝治疗：凝血酶是使纤维蛋白原转变为纤维蛋白最终形成血栓的关键环节，因此抑制凝血酶至关重要。所有STEMI患者急性期均进行抗凝治疗。非介入治疗患者，抗凝治疗要达到8天或至出院前；行急诊介入治疗的患者，抗凝治疗可在介入术后停用或根据患者情况适当延长抗凝时间。

①普通肝素：a. 溶栓治疗：可先静脉注射肝素60 U/kg（最大量4 000 U），继以12 U/(kg·h)（最大1 000 U/kg），使APTT值维持在对照值1.5~2.0倍（为50~70 s），至少应用48 h。尿激酶和链激酶均为非选择性溶栓剂，可在溶栓后6 h开始测定APTT或活化凝血时间（ACT），待其恢复到对照时间2倍以内时开始给予皮下肝素治疗。b. 直接PCI：与GP Ⅱb/Ⅲa受体拮抗剂合用者，肝素剂量应为50~70 U/kg，使ACT>200 s；未使用GP Ⅱb/Ⅲa受体拮抗剂者，肝素剂量应为60~100 U/kg，使ACT达到250~350 s。c. 对于因就诊晚、已失去溶栓治疗机会、临床未显示有自发再通情况，静脉滴注肝素治疗是否有利并无充分证据。

使用肝素期间应监测血小板计数，及时发现肝素诱导的血小板减少症。

②低分子量肝素：使用方便，不需监测凝血时间，有条件尽量替代普通肝素。

③磺达肝癸钠：是间接Xa因子抑制剂，接受溶栓或未行再灌注治疗的患者，磺达肝癸钠有利于降低死亡和再梗死。而不增加出血并发症。无严重肾功能不全的患者，初始静脉注射2.5 mg，以后每天皮下注射2.5 mg，最长8天。在用于直接PCI时，应与普通肝素联合应用，以减少导管内血栓的风险。

④比伐卢定：在直接PCI时，可以使用比伐卢定。先静脉推注0.75 mg/min，再静脉滴注1.75 mg/

（kg·min），不需监测 ACT，操作结束时停止使用。不需要同时使用替罗非班，降低出血发生率。

3. 再灌注疗法

起病 3～6 h，最多在 12 h 内，使闭塞的冠状动脉再通，心肌得到再灌注，濒临坏死的心肌可能得以存活或使坏死范围缩小，减轻梗死后心肌重塑，改善预后，是一种积极的治疗措施。

（1）介入治疗（PCI）：

①直接 PCI：直接 PCI 适应证包括：a. 症状发作＜12 h 的 STEMI 或伴有新出现的左束支传导阻滞。b. 在发病 36 h 内发生心源性休克，或休克发生 18 h 以内者。c. 如果患者在发病 12～24 h 内具备以下 1 个或多个条件时可行直接 PCI 治疗：严重心力衰竭、血流动力学或心电不稳定、持续缺血的证据。

②转运 PCI：高危 STEMI 患者就诊于无直接 PCI 条件的医院，尤其是有溶栓禁忌证或虽无溶栓禁忌证但已发病＞3 h 的患者，可在抗栓（抗血小板，如口服阿司匹林、氯吡格雷或肝素抗凝）治疗同时，尽快转运患者至有条件实施急诊 PCI 的医院进行治疗。

③溶栓后紧急 PCI：接受溶栓治疗的患者无论临床判断是否再通，都应进行冠状动脉造影检查及可能的 PCI 治疗：a. 溶栓未再通者：尽早实施冠状动脉造影。b. 溶栓再通者：溶栓后 3～24 h 内行冠状动脉造影检查。

（2）溶栓治疗：无条件施行介入治疗或因转送患者到可施行介入治疗的单位超过 3 h，如无禁忌证应在接诊患者后 30 min 内对患者实施静脉溶栓治疗。

①适应证：a. 发病 12 h 以内 STEMI 患者，无溶栓禁忌证，不具备急诊 PCI 治疗条件，转诊行 PCI 的时间＞3 h。b. 对发病 12～24 h 仍有进行性缺血性疼痛和至少 2 个胸导联或肢体导联 ST 段抬高＞0.1 mV 的患者，若无急诊 PCI 条件，在经过选择的患者也可进行溶栓治疗。c. 对再梗死患者，如果不能立即（症状发作后 60 min 内）进行冠状动脉造影和 PCI，可给予溶栓治疗。

②禁忌证：a. 既往任何时间脑出血病史；b. 脑血管结构异常（如动静脉畸形）；c. 颅内恶性肿瘤（原发或转移）；d. 6 个月内缺血性卒中或短暂性脑缺血史（不包括 3 h 内的缺血性卒中）；e. 可疑主动脉夹层；f. 活动性出血或者出血体质（不包括月经来潮）；g. 3 个月内的严重头部闭合性创伤或面部创伤；h. 慢性、严重、没有得到良好控制的高血压或目前血压严重控制不良（收缩压≥180 mmHg 或者舒张压≥110 mmHg）；i. 痴呆或已知的其他颅内病变；j. 创伤（3 周内）或者持续＞10 min 的心肺复苏，或者 3 周内进行过大手术；k. 近期（4 周内）内脏出血；l. 近期（2 周内）不能压迫止血部位的大血管穿刺；m. 感染性心内膜炎；n. 5 天至 2 年内曾应用过链激酶，或者既往有此类药物过敏史（不能重复使用链激酶）；o. 妊娠；p. 活动性消化性溃疡；q. 目前正在应用口服抗凝治疗［国际标准化比值（INR）水平越高，出血风险越大］。

③溶栓药物的选择：以纤维蛋白溶酶原激活剂激活血栓中纤维蛋白溶酶原，使之转变为纤维蛋白酶而溶解冠状动脉内的血栓。国内常用：a. 尿激酶（UK）：30 min 内静脉滴注（150～200）万单位；b. 链激酶（SK）或重组链激酶（rSK）：以 150 万单位静脉滴注，在 60 min 内滴完，用链激酶时，应注意寒战、发热等过敏反应；c. 重组组织型纤维蛋白溶酶原激活剂（rt-PA）：100 mg 在 90 min 内静脉给予：先静脉注入 15 mg，继而 30 min 内静脉滴注 50 mg，其后 60 min 内再滴注 35 mg。用 rt-PA 前先用肝素 5 000 U 静脉注射，用药后继续以肝素每小时 700～1 000 U 持续静脉滴注共 48 h，以后改为皮下注射 7 500 U 每 12 h 一次，连用 3～5 天（也可用低分子量肝素）。

④溶栓成功的判断：可以根据冠状动脉造影直接判断，或根据：a. 心电图抬高最为明显的导联的 ST 段于 2 h 内回降＞50%；b. 胸痛 2 h 内基本消失；c. 2 h 内出现再灌注性心律失常；d. 血清 CK-MB 酶峰值提前出现（14 h 内）等间接判断溶栓是否成功。

六、二级预防、康复治疗与随访

STEMI 患者出院后，应继续进行科学合理的二级预防，以降低心肌梗死复发、心力衰竭以及心脏性死亡等主要不良心血管事件的危险性，并改善患者生活质量。

1. 加强宣教促使患者改善生活方式

(1) 戒烟。

(2) 病情稳定的患者建议每天进行 30～60 min 的有氧运动,以不觉劳累为原则。有心功能不全者,活动量宜小。

(3) 控制体重。

(4) 清淡饮食,可少量饮酒。

(5) 保持乐观心情。

2. 坚持药物治疗

(1) 抗血小板药物:若无禁忌证,所有 STEMI 患者出院后均应长期服用阿司匹林(75～150 mg/d)治疗。因存在禁忌证而不能应用阿司匹林者,可用氯吡格雷(75 mg/d)替代。如接受了 PCI 治疗,则同时服用阿司匹林+氯吡格雷至少一年,以后阿司匹林长期服用。

(2) ACEI 和 ARB 类药物:若无禁忌证,所有伴有心力衰竭(LVEF＜45%)、高血压、糖尿病或慢性肾病的 STEMI 患者均应长期服用 ACEI。具有适应证但不能耐受 ACEI 治疗者,可应用 ARB 类药物。

(3) β 受体阻滞药:若无禁忌证,所有 STEMI 患者均应长期服用 β 受体阻滞药治疗,并根据患者耐受情况确定个体化的治疗剂量。

(4) 醛固酮受体拮抗剂(螺内酯):无明显肾功能能损害和高血钾的心肌梗死后患者,经过有效剂量的 ACEI 与 β 受体阻滞药治疗后其 LVEF＜40% 者,可考虑应用螺内酯治疗,但须密切观察高钾血症等不良反应。

3. 控制心血管危险因素

(1) 控制血压:STEMI 患者出院后应继续进行有效的血压管理。对于一般患者,应将其血压控制于＜140/90 mmHg,并发慢性肾病者应将血压控制于＜130/80 mmHg。

(2) 调脂治疗(同稳定型心绞痛调脂治疗)。

(3) 血糖管理:对所有 STEMI 患者均应常规筛查其有无糖尿病。对于确诊糖尿病的患者,应将其糖化血红蛋白(HbA1c)控制在 7% 以下;若患者一般健康状况较差、糖尿病病史较长、年龄较大时,宜将 HbA1c 控制于 7%～8%。

第八章 心脏瓣膜病

第一节 概述

心脏瓣膜病（valvular heart disease，VHD）是指由于先天性发育畸形或各种获得性病变（如风湿性、退行性、感染等）引起心脏瓣膜（瓣叶、腱索及乳头肌）和（或）周围组织发生解剖结构或功能上的异常，造成单个或多个瓣膜急性或慢性狭窄和（或）关闭不全，导致心脏血流动力学显著变化，并出现一系列的临床表现。我国的心脏瓣膜病主要属风湿性，但近几年老年性退行性瓣膜病，特别是钙化引起的主动脉瓣狭窄和二尖瓣反流的发病率有所增加。

瓣膜病的诊断主要依靠临床评价和心脏超声。心脏听诊发现杂音往往是诊断瓣膜病的第一步；任何有病理性杂音的患者都应进一步行心脏超声检查以明确或除外瓣膜病的诊断；对于确诊瓣膜病的患者，还应进一步评价病变的严重程度、随访病变进展、手术时机和手术风险、预防心内膜炎。

第二节 二尖瓣狭窄

一、病因和病理

大多数二尖瓣狭窄（mitral stenosis，MS）是由风湿性心脏病（风心病）所致，60%的单纯MS的患者有风湿热病史，而40%的风湿性心脏病患者最终发展为MS，女：男为2：1。主要病理改变是瓣膜交界粘连，瓣叶增厚，瓣口变形和狭窄，腱索缩短融合，病程后期出现钙化，瓣叶活动受限。病变分为：①隔膜型：瓣体无病变或病变较轻，弹性及活动尚可；②漏斗型：瓣叶增厚和纤维化，腱索和乳头肌明显粘连和缩短，整个瓣膜变硬呈漏斗状，活动明显受限。常伴不同程度的关闭不全。瓣叶钙化进一步加重狭窄，甚至呈孔隙样，可引起血栓形成和栓塞。

退行性MS的发生呈上升趋势，主要病变为瓣环钙化，多见于老年人，常并发高血压、动脉粥样硬化或主动脉瓣狭窄。单纯瓣环钙化导致二尖瓣反流较为多见；当累及瓣叶增厚和（或）钙化时瓣叶活动受限导致MS；但无交界粘连，且瓣叶增厚和（或）钙化以瓣叶底部为甚，不同于风湿性MS以瓣缘为主。先天性MS较少见，主要是瓣下狭窄。其他少见病因如结缔组织病（系统性红斑狼疮等）、浸润性疾病、心脏结节病、药物相关性瓣膜病等，表现为瓣叶增厚和活动受限，极少有交界粘连。

二、病理生理

正常二尖瓣质地柔软，二尖瓣瓣口面积（mitral valve area，MVA）为4~6 cm^2。当MVA减小至1.5~2.0 cm^2时为轻度狭窄，1.0~1.5 cm^2时为中度狭窄，<1.0 cm^2时为重度狭窄。狭窄使舒张期血流由左心房流入左心室受限，左心房压力（left atrium pressure，LAP）增高，左房室之间压差增大以保持正常的心排血量；LAP增高可引起肺静脉和肺毛细血管压升高，继而扩张和淤血。当MVA > 1.5 cm^2时，患者静息状态下无明显症状；但在跨二尖瓣血流增多或舒张期缩短（体力活动、情绪应激、感染、妊娠）、心房颤动（atrial fibrillation，AF）可导致LAP、肺静脉和肺毛细血管压升高，出现呼吸困难、咳嗽、发绀，甚至急性肺水肿。随着MS不断加重，静息状态下心排血量也降低，运动后心排血量不增加，肺小动脉反应性收缩痉挛，继而内膜增生，中层肥厚，导致肺动脉压上升，肺血管阻力升高，机体通过增加肺泡基底膜厚度、增加淋巴引流、增加肺血管内皮渗透率等机制来代偿肺血管病变，维持较长的时间内的无症状或轻微症状期。但是长期的肺高压可致右心室（right ventricle，RV）肥厚、扩张，最终发生右心室衰竭，此时肺动脉压有所降低，肺循环血流量有所减少，肺淤血得以缓解。此外，左心房（left atrium，LA）扩大易致 AF，快速 AF 可使肺毛细血管压力上升，加重肺淤血或诱发肺水肿。

三、临床表现

（一）症状

风心病 MS 呈渐进性发展，MVA 减小速度为 0.09～0.32 cm²/年。早期为一较长（20～40 年）的缓慢发展期，临床上症状隐匿或不明显；病程晚期进展迅速，一旦出现症状，10 年左右即可丧失活动能力。无症状的 MS，十年生存率 >80%；而一旦出现严重症状，10 年生存率仅为 0%～15%；伴有重度肺高压的 MS，平均生存时间不足 3 年。死亡原因中充血性心力衰竭占 60%～70%，体循环栓塞占 20%～30%，肺栓塞占 10%，感染占 1%～5%。临床症状主要由低心排血量和肺血管病变所致，包括疲乏、进行性加重的劳力性呼吸困难、急性肺水肿（活动、情绪激动、呼吸道感染、妊娠或快速 AF 时可诱发）、夜间睡眠时及劳动后咳嗽、痰中带血或血痰（严重时咯血，急性肺水肿时咳粉红色泡沫样痰）、其他（胸痛、声嘶、吞咽困难）；右心室衰竭时可出现食欲减退、腹胀、恶心等症状；部分患者以 AF 和血栓栓塞症状起病。

（二）体征

二尖瓣面容即两颧呈紫红色，口唇轻度发绀，见于严重狭窄，四肢末梢亦见发绀。儿童患者可伴心前区隆起；胸骨左缘处收缩期抬举样搏动；胸骨左缘第 3 肋间心浊音界向左扩大，提示肺动脉和右心室（RV）增大。

心脏听诊：典型发现为局限于心尖区的舒张中晚期低调、递增型的隆隆样杂音，左侧卧位时明显，可伴有舒张期震颤；心尖区第一心音（S_1）亢进，呈拍击样；80%～85% 的患者胸骨左缘第 3～4 肋间或心尖区内侧闻及紧跟第二心音（S_2）后的高调、短促而响亮的二尖瓣开瓣音（opening snap，OS），呼气时明显，是隔膜型狭窄的前叶开放时发生震颤所致。存在 OS 和拍击样第一心音，高度提示瓣膜仍有一定的柔顺性和活动力，有助于诊断隔膜型 MS；肺高压时，肺动脉瓣区第二心音（P_2）亢进、分裂；肺动脉扩张造成相对性肺动脉瓣关闭不全时，可闻及 Graham-Steel 杂音，即胸骨左缘第 2～4 肋间的高调、吹风样、递减型的舒张早中期杂音，沿胸骨左缘向三尖瓣区传导，吸气时增强；并发三尖瓣关闭不全时，可在三尖瓣区闻及全收缩期吹风样杂音，吸气时明显，如 RV 显著增大，此杂音可在心尖区闻及。

四、辅助检查

（一）X 线检查

左心缘变直，肺动脉主干突出，肺静脉增宽，右前斜位钡剂透视可见扩张的左心房（LA）压迫食管。LA 和 RV 明显增大致后前位片心影右缘呈双重影，肺门影加深，主动脉弓较小。左心室（LV）一般不大。左心房压力（LAP）达 20 mmHg 时，中下肺可见 Kerley B 线。长期肺淤血后含铁血黄素沉积，双下肺野可见散在点状阴影。老年患者常有二尖瓣钙化。

（二）心电图检查

P 波增宽且呈双峰形，提示 LA 增大；并发肺高压时，显示 RV 增大，电轴右偏；晚期常有 AF。

（三）超声心动图检查

1. 超声心动图表现

风心病 MS 者二维超声显示瓣膜增厚变形（图 8-1），回声增强，交界粘连，瓣膜开放受限，早期主要累及瓣缘及交界，瓣体弹性尚可，短轴瓣口呈鱼口状；长轴前叶开放呈圆顶状或气球样，后叶活动受限；晚期整个瓣叶明显纤维化、钙化，瓣膜活动消失，瓣膜呈漏斗状，腱索乳头肌也增粗粘连、融合挛缩。

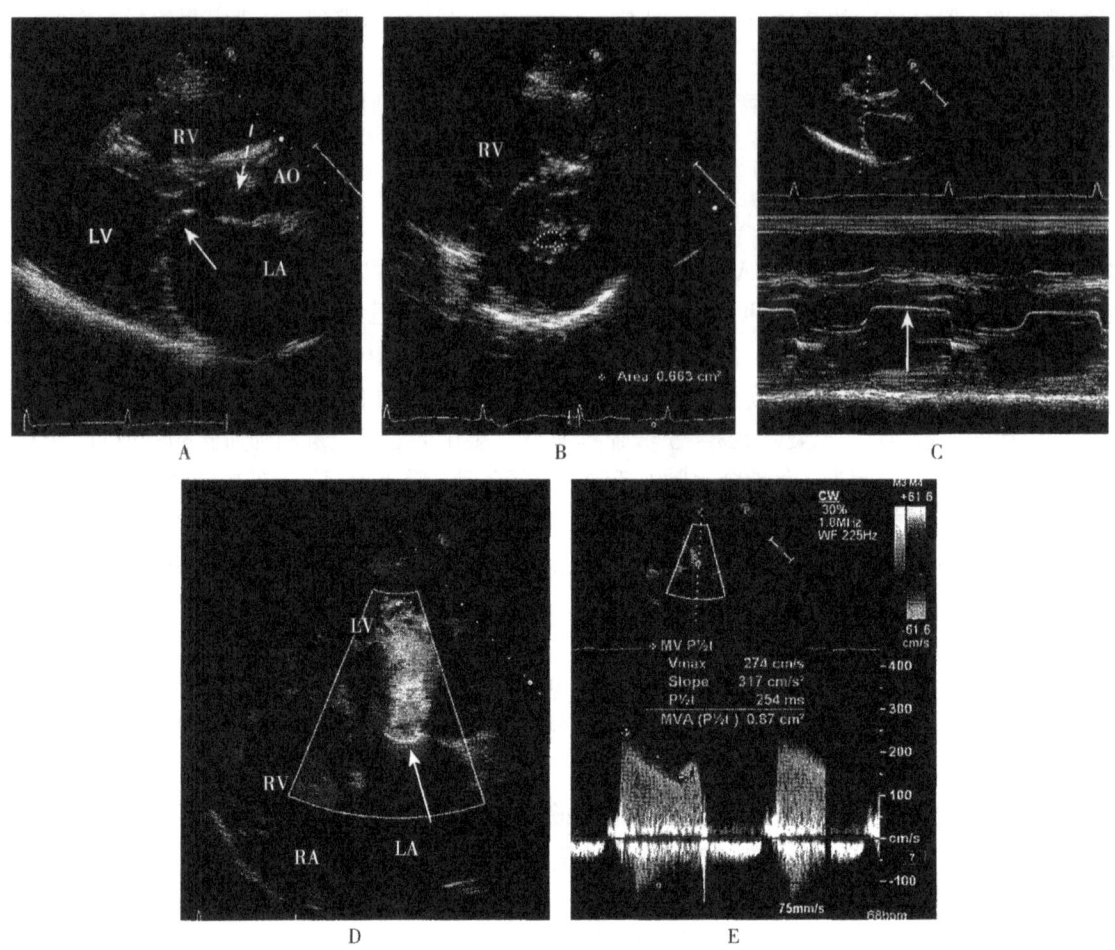

图 8-1 风湿性二尖瓣狭窄的超声心动图表现

A. 胸骨旁左室长轴切面二维图像显示左房增大，二尖瓣增厚，舒张期开放受限，前叶体部呈气球状膨出（实线箭头），该患者同时并发主动脉瓣狭窄，可见主动脉瓣增厚（虚线箭头）；B. 二尖瓣短轴切面显示交界粘连，瓣口狭小，开放呈鱼口状，二维描记 MVA 为 0.7 cm²；C. 经瓣口的 M 型超声显示瓣叶开放呈典型的城墙垛样改变；D. 心尖四腔心切面 CDFI 显示舒张期跨二尖瓣的高速射流，左房面可见血流汇聚现象（箭头所示）；E. CW 二尖瓣血流频谱显示跨瓣血流速度升高，根据 PHT 估测瓣口面积为 0.87 cm²；AO：主动脉；LA：左心房；LV：左心室；RA：右心房；RV：右心室

彩色多普勒血流显像（color doppler flow imaging，CD-FI）可见舒张期经二尖瓣口的细束的高速射流，在 LA 侧可出现血流汇聚，在 LV 侧出现五色镶嵌的湍流。二尖瓣口脉冲多普勒（pulse wave，PW）呈舒张期湍流频谱特征；连续多普勒（continous wave，CW）显示舒张期跨瓣峰值流速（Vmax）升高，压力减半时间（pressure half-time，PHT）延长，跨二尖瓣峰值压差（peak pressure gradient，PPG）及平均压差（mean pressure gradient，MPG）升高。

其他间接征象包括 LA 增大，并发 AF 更加明显；LA 内血流淤滞，自发显影呈云雾状或伴血栓形成。TEE 对检测 LA 自发显影及血栓更敏感。左心室（left ventricle，LV）内径正常，或因充盈不足而偏小，收缩活动正常。由三尖瓣反流估测肺动脉收缩压（pulmonary arterial systolic pressure，PASP）明显升高，可伴右房室和肺动脉扩张。

2. MS 的定量评估和分级（表 8-1）

常用的定量指标包括二维直接描记 MVA、MPG 及 PHT，二维直接描记 MVA 是首选指标；还应结合瓣膜的形态及活动度、LA 扩大程度、肺动脉压等指标综合判断。

表 8-1 二尖瓣狭窄严重程度分级

	轻	中	重
MPG（mmHg）	< 5	5 ~ 10	> 10
PASP（mmHg）	< 30	30 ~ 50	> 50
MVA（cm^2）	> 1.5	1.0 ~ 1.5	< 1.0

五、诊断与鉴别诊断

典型的心脏杂音及超声心动图表现可明确诊断。超声有助于与各种原因导致的功能性 MS、LA 黏液瘤、三尖瓣狭窄以及原发性肺高压鉴别。

六、并发症

（一）心律失常

房性心律失常最多见，晚期多并发持久性 AF。AF 可降低心排血量，诱发或加重心力衰竭，并改变杂音的强度。

（二）充血性心力衰竭和急性肺水肿

见于 50% ~ 75% 的患者，为本病的主要死亡原因。急性肺水肿是重度 MS 的急重并发症，多见于剧烈体力活动、情绪激动、感染、突发心动过速或快速 AF、妊娠和分娩时。

（三）栓塞

以脑栓塞最常见，亦见于外周，80% 有 AF。栓子多来自左心耳。右心房来源的栓子可造成肺栓塞或肺梗死。

（四）肺部感染

肺静脉压增高及肺淤血导致易发肺部感染，并可诱发心力衰竭。

（五）感染性心内膜炎

较少见。

七、治疗

（一）随访

无症状的重度 MS、经皮球囊二尖瓣扩张术（percutaneous balloon mitral commissurotomy，PBMC）术后患者应每年临床随访和心脏超声检查，一旦出现症状应及早手术/介入干预；中度 MS 每 1 ~ 2 年随访心脏超声；轻度 MS 每 3 ~ 5 年随访心脏超声。

（二）药物治疗

避免过度的体力劳动及剧烈运动；青少年患者应控制风湿活动；控制心力衰竭；并发 AF 时，控制室率及抗凝治疗，狭窄解除前复律效果差。窦性心律如有血栓病史、发现 LA 血栓、LA 明显扩大（> 50 mm）或经食管超声心动图（transesophageal echocardiography，TEE）显示 LA 自发显影时也建议抗凝治疗。

（三）介入和手术治疗

指征：MVA > 1.5 cm^2 时通常不考虑干预。MVA < 1.5 cm^2 时，是否干预及干预方式的选择取决于患者的症状、临床和瓣膜解剖条件、其他瓣膜病变、外科手术风险、有无介入手术的条件和经验。症状可疑时运动负荷试验有助于临床决策。

治疗方法及选择：分为外科手术（闭式交界分离术、直视下交界分离术和二尖瓣置换术）及 PBMC。当瓣膜解剖合适时，PBMC 能使 MVA 扩大至 2.0 cm^2 以上，有效地改善临床症状，具有安全、有效、创伤小、康复快等优点，已取代了外科交界分离手术。有症状的 MVA < 1.5 cm^2 的患者，当瓣膜解剖和临床条件合适时，PBMC 为首选治疗方式。PBMC 后再狭窄，如仍以交界粘连为主，临床情况良好，

无禁忌证时也可尝试再次介入。

不利于 PBMC 的情况包括老年、交界分离手术史、NYHA Ⅳ级、AF、严重的肺高压、Wilkins 评分 > 8 分、Cormier 评分 3 分（二尖瓣瓣膜钙化）、瓣口面积极小、严重的三尖瓣反流。PBMC 的禁忌证包括 MVA > 1.5 cm^2、LA 血栓、轻度以上二尖瓣反流、严重或双侧交界钙化、交界无粘连、并发严重的主动脉瓣或三尖瓣病变、并发冠心病需要旁路移植术。对于 LA 血栓，如非紧急手术，可给予抗凝治疗 2~6 个月后复查 TEE，如血栓消失仍可行 PBMC，如血栓仍存在考虑外科手术。

外科主要的手术方式为瓣膜置换。瓣膜分离术主要见于无条件开展经皮球囊二尖瓣成形术（PB-Mv）的地区；闭式分离术目前很少用，而直视下瓣膜分离术可同时清除血栓和瓣膜钙化，处理瓣下结构的异常。瓣膜分离术后再次狭窄出现症状者应进行瓣膜置换。PBMC 出现严重 MR 时也需手术处理。并发 AF 可在手术同时进行迷路或消融手术。

第三节 二尖瓣关闭不全

一、病因和病理

二尖瓣装置包括瓣叶、瓣环、腱索、乳头肌及 LV，任何部分的缺陷均可导致二尖瓣关闭不全（mitral regurgitation，MR）。MR 分为原发/器质性的（由于二尖瓣结构异常引起）和继发/功能性的（继发于 LV 扩张和功能减退）。根据病程，可分为急性 MR 和慢性 MR。

原发性的慢性 MR 在我国以风湿性最多见，常并发 MS，病理特点为瓣叶增厚，挛缩变形，交界粘连，以游离缘为显著；腱索缩短融合导致瓣叶尤其后叶活动受限，而前叶呈假性脱垂样。瓣膜变性（Barlow 病/二尖瓣脱垂综合征、弹性纤维变性、马方综合征、Ehler's-Danlos 综合征）和老年性瓣环钙化是欧美国家最常见的病因；其他病因还包括感染性心内膜炎、心肌梗死后乳头肌断裂、先天性畸形（二尖瓣裂缺、降落伞型二尖瓣畸形等，多见于幼儿或青少年）、结缔组织病（如系统性红斑狼疮、类风湿关节炎、强直硬化性脊椎炎）、心内膜弹力纤维增生症、药物性等；继发性 MR 的病因包括任何可引起 LV 明显扩大的病变，如缺血性心脏病及心肌病，机制包括二尖瓣瓣环的扩张变形、乳头肌向外向心尖方向移位、瓣叶受牵拉而关闭受限、LV 局部及整体功能的异常、LV 重构和变形、LV 运动不同步等。

急性 MR 多因腱索断裂、瓣膜毁损或破裂、乳头肌坏死或断裂以及人工瓣膜异常引起，可见于感染性心内膜炎、急性心肌梗死、穿通性或闭合性胸外伤及自发性腱索断裂。

二、病理生理

LV 搏出的血流同时流入主动脉（前向）和反流到 LA（逆向）；舒张期反流的血液再经二尖瓣充盈 LV，导致 LV 舒张期容量过负荷。慢性 MR 早期通过 LV 扩大及离心性肥厚来代偿。根据 Starling 效应，前负荷增加及左心室舒张末期容积（left ventricular end-diastolic volume，LVEDV）扩大导致心肌收缩增强，LVEF 升高（> 65%），总每搏输出量（stroke volume，SV）增加以维持前向的 SV；LA 和 LV 扩大还使得 LAP 和 LV 充盈压维持于正常范围，避免肺淤血，临床可无症状。经过数年的代偿期后，持续的容量过负荷最终导致心肌收缩受损，前向 SV 降低，左心室收缩末期容积（left ventricular end-systolic volume，LVESV）扩大，LV 充盈压和 LAP 升高，肺静脉和肺毛细血管压力升高，继而肺淤血。失代偿早期 LVEF 虽有所降低但仍维持在 50%~60%，此时纠正 MR，心肌功能尚可恢复；否则，心功能损害将不可逆，LV 显著扩张，EF 明显降低，临床上出现肺淤血和体循环灌注低下等左心衰竭症状，晚期可出现肺高压和全心衰竭。

急性 MR 导致左心容量负荷急剧增加，LV 来不及代偿，导致前向 SV 和心排血量明显降低，引起低血压甚至休克；同时，左心室舒张末期压（left ventricular end-diastolic pressure，LVEDP）、LAP 和肺静脉压力急剧上升，引起严重的肺淤血，甚至急性肺水肿。

三、临床表现

（一）症状

慢性重度 MR 一般 6~10 年出现 LV 功能异常或症状；一旦发生心力衰竭，则进展迅速。常见症状有劳力性呼吸困难、端坐呼吸、疲乏、活动耐力显著下降。咯血和栓塞较少见。晚期出现肝淤血肿大及触痛、水肿、胸腔积液或腹腔积液等右心衰竭表现。急性 MR 者常表现为急性左心衰竭或肺水肿及心源性休克。

（二）体征

慢性 MR 者心界向左下扩大，心尖区可触及局限性收缩期抬举样搏动，提示 LV 肥厚和扩大。心尖区可闻及全收缩期吹风样杂音，响度在 3/6 级以上，吸气时减弱，反流量小时音调高，瓣膜增厚者音粗糙。前叶损害为主时，杂音向左腋下或左肩胛下传导；后叶损害为主者，杂音向心底部传导。可伴有收缩期震颤。心尖区第一心音（S_1）减弱或被杂音掩盖。功能性 MR 的杂音常不明显，即使重度反流杂音也较柔和。由于 LV 射血期缩短，主动脉瓣关闭提前，导致第二心音（S_2）分裂。严重 MR 可出现低调的第三心音（S_3）。舒张期大量血液通过二尖瓣口导致相对性 MS，心尖区闻及低调、短促的舒张中期杂音。出现 OS 提示并发 MS。肺动脉瓣区第二心音（P_2）亢进提示肺高压。右心衰竭时，可见颈静脉怒张、肝脏肿大、下肢水肿。

四、辅助检查

（一）X 线检查

LA 和 LV 明显增大，前者可推移和压迫食管。肺高压或右心衰竭时，RV 增大。可见肺静脉充血、肺间质水肿和 Kerlev B 线、二尖瓣叶和瓣环钙化。

（二）心电图检查

可有 LV 肥大和劳损；P 波增宽且呈双峰形，提示 LA 增大；肺高压时可显示左、右心室肥大。慢性 MR 多有 AF。

（三）超声心动图检查

1. 超声心动图表现

二维超声可为病因诊断提供线索，对病变进行定位和分区。风心病 MR 可见瓣膜增厚、挛缩变形、纤维化钙化、交界粘连，以瓣缘为甚。瓣膜变性可见瓣膜增厚，冗长累赘，可同时伴腱索冗长纤细；当收缩期瓣体部凸向 LA 内，而闭合缘仍未超过瓣环水平，MR 通常较轻；若闭合缘低于瓣环则提示二尖瓣脱垂，最常见于黏液样变性（Barlow 病）；瓣叶连枷指病变瓣膜活动异常，游离缘完全翻转到 LA 内（瓣尖指向 LA），多伴腱索断裂（图 8-2）及重度 MR。老年性病变可见瓣环纤维化或钙化，后瓣环多见；严重时可累及瓣膜，导致瓣叶增厚，活动受限，以根部受累较早且较显著。先天性 MR 可见瓣膜及瓣下结构的发育异常（如瓣膜短小、裂缺、腱索缺失、单组乳头肌、双孔二尖瓣等）。感染性心内膜炎可见赘生物、瓣膜穿孔、瓣膜瘤或脓肿。功能性 MR 瓣叶无器质性病变，但 LV 和瓣环明显扩张，LV 近于球形，收缩减弱，瓣膜闭合呈穹隆状，前叶受次级腱索牵拉时出现"海鸥征"。

2. MR 的机制和可修复性评估

反流分型参照 Car-pentier's 标准分为：Ⅰ型，瓣叶活动正常，反流由单纯瓣环扩大或瓣叶穿孔或裂缺所致；Ⅱ型，瓣叶活动度过大，瓣叶脱垂；Ⅲ型，瓣叶活动受限，又进一步分为Ⅲa：腱索的缩短和（或）瓣叶增厚导致开放受限，如风湿性病变，Ⅲb：收缩期的瓣叶关闭受限，如缺血性 MR。

器质性 MR 存在粗大的中心性反流束、瓣环显著扩大（>50 mm）、病变累及超过三个区（特别是前叶受累）、广泛钙化、残存的正常瓣叶组织较少（风湿性或感染性心内膜炎）提示修复失败的风险大。与功能性 MR 修复失败相关的指标有重度的中心性反流、瓣环直径 >37 mm、闭合有明显缝隙、穹隆面积 >2.5 cm^2、LV 严重扩张、收缩期球形指数 >0.7。

CDFI 可见收缩期二尖瓣口出现五彩镶嵌的湍流进入 LA。根据反流的方向，分为中心型反流和偏心型反流，后者可紧贴在 LA 壁，在 LA 内形成旋涡状。反流束的长度、面积占 LA 的比例可半定量评估反流程度。

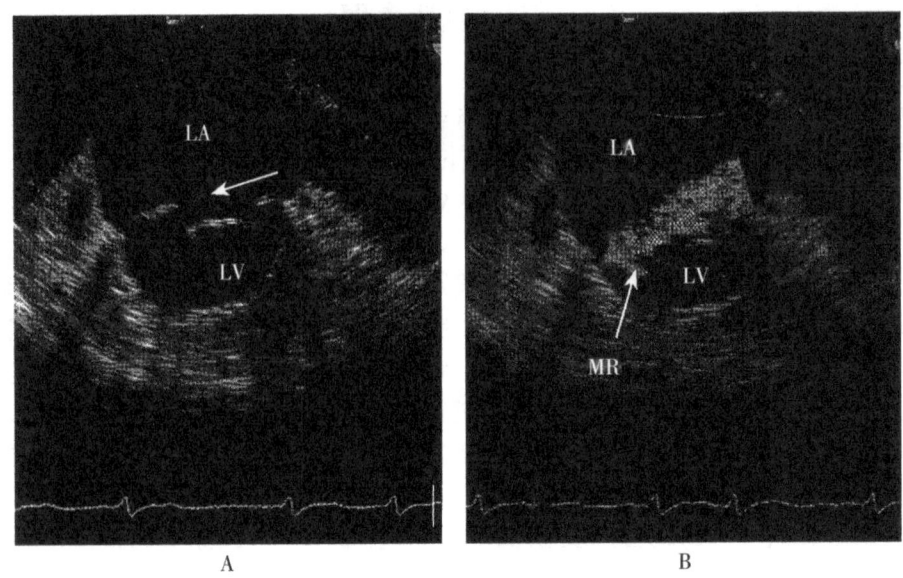

图 8-2　二尖瓣腱索断裂的经食道超声心动图表现
A. 二维图像显示二尖瓣后叶活动呈连枷样，瓣尖见腱索断裂残端飘动（箭头所示）；B. CDFI 显示偏心的粗大的反流束进入左房；MR：二尖瓣反流；LA：左心房；LV：左心室

五、诊断与鉴别诊断

诊断主要根据典型的心尖区吹风样收缩期杂音以及超声心动图表现。超声有助于与生理性杂音、室间隔缺损、三尖瓣关闭不全等鉴别。

六、并发症

与 MS 相似，但出现较晚。感染性心内膜炎较多见，栓塞少见。急性 MR 可迅速发生急性左心衰竭甚至急性肺水肿，预后较差。

七、治疗

（一）随访

无症状、无心功能损害的轻度 MR 不需常规随访心脏超声；稳定的中度 MR 每年临床随访，超声每 1~2 年复查；无症状的重度 MR 且 LV 功能正常，应每六个月临床随访一次，心脏超声每年复查；若临床状况出现明显变化、有新发 AF、肺动脉压升高、超声与既往比较显著进展、心功能指标接近手术指征时需增加随访频率；重度 MR 如伴有 LV 扩大或收缩障碍或出现症状应尽早手术。

（二）药物治疗

无特异性治疗，主要是对症治疗。慢性 MR 应避免过度的体力活动，限盐利尿，控制心力衰竭；扩血管药物适用于治疗并发的高血压、晚期并发心力衰竭又不适合手术的患者，或心力衰竭患者术前过渡治疗以改善心功能，以及术后持续心力衰竭患者；无心功能损害者及高血压的器质性 MR 不主张使用扩血管药物。但对于功能性或缺血性 MR，ACEI 类或 ARB 类药物证实有益。洋地黄类药物宜用于心力衰竭伴快速 AF。并发 AF、严重心力衰竭、栓塞病史、LA 血栓以及二尖瓣修复术后的三个月内需抗凝治疗。

（三）手术治疗

手术指征：急性 MR 通常需要急诊手术。慢性器质性 MR 的手术指征包括：①出现症状；②无症状的重度 MR 并发 LV 功能不全的证据：LVEF 为 30%~60%，左心室收缩末期内径（left ventricular end-systolic diameter，LVESD）为 45~55 mm，左心室收缩末期内径指数（left ventricular end-systolic diameter indexed，LVESDI）> 26 mm/m^2；③无症状且无 LV 功能不全证据的重度 MR，如伴 AF 或肺高压（静

息 > 50 mmHg，运动 > 60 mmHg）倾向于手术。如修复可能性大，手术指征可适当放宽，无症状患者心功能指标接近临界值时即可早期手术，以避免出现严重的心功能损害。存在严重的 LV 收缩功能障碍的患者［EF < 30% 和（或）LVESD > 55 mm］如有修复或保留腱索的可能，可尝试手术；反之，则手术风险极高，建议保守治疗。

手术方式：主要为外科治疗，术式包括二尖瓣修复术、保留或不保留瓣下结构的二尖瓣置换术。瓣膜修复术避免了人工瓣血栓栓塞－出血的并发症以及感染的风险，更好地维持了瓣膜生理功能和 LV 的功能，具有更低的围术期死亡率和更好的远期预后，在条件允许的情况下，二尖瓣修复是二尖瓣手术的首选术式。无修复可能时应尽可能行保留瓣下组织的瓣膜置换，以利于术后心脏功能的改善。介入治疗主要有经皮冠状静脉窦人工瓣环植入，以及经皮二尖瓣边对边钳夹术（Alfieri 手术），主要针对手术高风险或存在手术禁忌证的患者。

第四节　二尖瓣脱垂综合征

一、病因和病理

二尖瓣脱垂综合征（mitral valve prolapse，MVP）是指二尖瓣一个或两个瓣叶收缩期膨向 LA，闭合线超过瓣环 2 mm 及以上，以后叶脱垂多见。瓣叶可增厚或正常，可伴或不伴 MR。其确切病因未明，可见于各年龄组，以年轻女性多见。曾被称为收缩期喀喇音杂音综合征、Barlow 病、瓣膜松弛综合征等。

原发性 MVP 综合征可为家族性或非家族性。三分之一患者死于其他器质性心脏病；马方综合征等遗传性胶原病变、von Willebrand's 病及其他凝血异常、原发性乳腺发育不良、多种结缔组织疾病（系统性红斑狼疮、强直性脊柱炎、结节性多动脉炎）、漏斗胸等常并发 MVP。病理改变包括二尖瓣黏液样变性，海绵层增生伴蛋白多糖堆积，并侵入纤维层，瓣叶心房面局限性增厚，表面纤维素和血小板沉积。电镜下可见 III 型胶原纤维生成减少和断裂，结缔组织中的胶原纤维变性，纤维素沉积；弹力纤维离断和溶解。瓣叶冗长累赘，在腱索间形成皱褶，收缩期向 LA 膨出呈半球状；腱索纤细冗长，扭曲，继之纤维化而增厚，以瓣叶受累最重处为显著；腱索异常使二尖瓣受力不匀，导致瓣叶受牵拉和松弛；黏液变性可致腱索断裂。瓣环扩大和钙化进一步加重反流的程度。

继发性 MVP 多见于风湿或病毒感染、冠心病、心肌病、先天性心脏病、甲状腺功能亢进等，多因对侧瓣叶关闭受限，使得正常关闭的瓣叶呈现"相对性"或"假性"脱垂，以前叶脱垂多见。

二、病理生理

正常情况下，心室收缩时室内压上升，乳头肌协同收缩，拉紧腱索以防瓣叶翻入 LA；在腱索的牵引下，二尖瓣瓣叶相互靠近，瓣口关闭，此时瓣叶不超过瓣环水平。当二尖瓣的瓣叶、腱索、乳头肌或瓣环发生病变时，松弛的瓣叶在瓣口关闭后进一步脱向 LA，可导致慢性 MR，其血流动力学影响与其他原因的器质性 MR 相同。如出现自发性或继发于感染后的腱索断裂，可出现急性的重度 MR。

三、临床表现

根据瓣叶结构异常的程度，有无并发 MR 及其程度，不同 MVP 综合征患者的临床表现和预后由轻到重呈现出广泛的差异。绝大多数 MVP 呈良性病程，预后无异于普通人群。

（一）症状

多无明显症状。少数患者出现一过性症状，包括非典型胸痛、心悸、呼吸困难、疲乏、头晕、晕厥、血管性偏头痛、一过性脑缺血，以及焦虑紧张、惊恐发作等神经精神症状。

（二）体征

体形多属无力型，可伴直背、脊柱侧凸或前凸、漏斗胸等。心脏冲动可呈双重性。典型听诊发现为心尖区或其内侧的收缩中晚期非喷射性喀喇音，为腱索突然拉紧，瓣叶脱垂突然中止所致；随即出现收缩晚期吹风样（偶可为雁鸣样）杂音，常为递增型，少数可为全收缩期杂音，并掩盖喀喇音。MR 越严重，收缩期杂音出现越早，持续时间越长。凡能降低 LV 排血阻力，减少静脉回流，增强心肌收缩力而使 LV 舒张期末容量减少的生理或药物措施，如立位、屏气、心动过速、吸入亚硝酸异戊酯等，均可使收缩期喀喇音和杂音提前；反之，凡能增加 LV 排血阻力，增加静脉回流，减弱心肌收缩力而使 LV 舒张期末容量增加的生理或药物因素，如下蹲、心动过缓、β 受体阻断药、升压药等，均可使收缩期喀喇音和杂音延迟。

四、辅助检查

（一）X 线检查

类似于其他原因的器质性 MR，部分可见胸廓畸形。

（二）心电图检查

正常或非特异性 ST-T 段的改变，QT 间期可延长。可伴有各种类型的心律失常及旁路。

（三）超声心动图检查（图 8-3）

可评估瓣膜的厚度（≥ 5 mm 为瓣膜增厚）、活动、脱垂部位、瓣环和腱索情况、反流束的起源和朝向（间接提示脱垂部位）、定量反流的程度。反流程度及其血流动力学后果的评价与其他器质性 MR 相同；但反流束多为偏心性，TTE 常低估反流程度，影响 PISA 法等定量的精确性；连枷瓣和腱索断裂提示并发严重 MR。TEE 可以精确评价反流的程度、瓣膜的结构、脱垂的范围和分区、修复的可能，有助于术前制订手术方案。少数患者可并发多个瓣膜脱垂和关闭不全、主动脉扩张、房间隔瘤或Ⅱ孔型房间隔缺损。

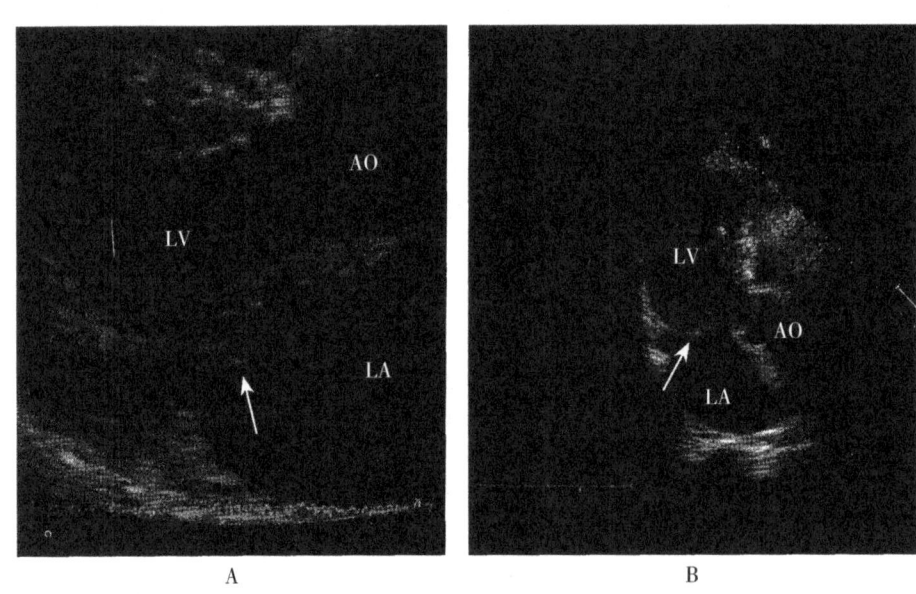

图 8-3　二尖瓣脱垂的经胸二维超声心动图表现

A. 胸骨旁左室长轴切面（局部放大）显示前叶瓣尖脱垂（箭头所示）；B. 心尖长轴切面显示后叶脱垂（箭头所示）；AO：主动脉；LA：左心房；LV：左心室

五、诊断

诊断主要根据典型的心尖区收缩中、晚期喀喇音和收缩晚期吹风样杂音，以及超声心动图表现。

六、并发症

并发严重 MR 者晚期可出现充血性心力衰竭；腱索断裂可导致急性的重度 MR，出现急性左心衰竭和肺水肿。感染性心内膜炎多见于有明显瓣膜结构和关闭不全的患者，但整体发生率并不高。心律失常多为良性，以室性心律失常和阵发性室上性心动过速最多见；单纯 MVP 中猝死较为罕见，除了家族性 MVP 和 LV 功能损害外，猝死的危险因素类似于非 MVP 人群。

七、治疗

治疗原则与其他器质性 MR 并无差别。绝大多数并发轻、中度 MR，无症状或症状轻微者不需治疗，可正常工作生活，定期随访；有症状者对症治疗，包括抗心律失常（可用 β 受体阻断药）、抗凝治疗（并发血栓栓塞危险因素者）等。胸痛可用 β 受体阻断药。硝酸酯类药物可加重脱垂，应慎用。有猝死危险因素或并发马方综合征者，应避免过度的体力劳动及剧烈运动。严重 MR 需手术治疗，手术指征和方法的选择与其他器质性 MR 相同。

第五节 主动脉瓣狭窄

一、病因和病理

主动脉瓣狭窄（aortic stenosis，AS）最常见的病因是先天性主动脉瓣畸形、老年性主动脉瓣钙化和风湿性 AS。欧美国家以前两者为主，我国仍以风湿性多见。

单纯风湿性 AS 罕见，几乎都并发二尖瓣病变及主动脉瓣关闭不全。病理变化为瓣叶交界粘连，瓣膜增厚，纤维化钙化，以瓣叶游离缘尤为突出。

三叶瓣的钙化性 AS（即所谓的"老年退行性"狭窄）多见于老龄患者，近年来发生率呈上升趋势。发病机制可能与主动脉瓣应力和剪切力异常升高、湍流致血管内皮损伤、慢性炎症、RAS 系统激活、脂蛋白沉积、钙磷代谢紊乱、同型半胱氨酸水平、遗传等因素有关；与冠心病有相似的危险因子，如老龄、男性、肥胖、高血压、高血脂、吸烟、糖尿病等。一旦发生，病变呈进行性发展直至最终需要进行瓣膜置换。病理表现为瓣体部的钙化，很少累及瓣叶交界。钙化程度是临床转归的预测因子之一。

先天性 AS 可为单叶式、二叶式或三叶式，其中二叶式主动脉瓣（bicuspid aortic valve，BAV）最多，约占 50%。普通人群中 BAV 的发生率为 1%～2%，部分有家族史（染色体显性遗传）。

二、病理生理

早期表现为主动脉瓣增厚，不伴流出道梗阻，此阶段称为主动脉瓣硬化（aortic sclerosis）。病变进一步发展可导致主动脉瓣口面积（aortic valve area，AVA）减少。当 AVA 从正常（3～4 cm^2）减少至一半（1.5～2.0 m^2）时几乎无血流动力学异常，进一步降低则导致血流梗阻及进行性的左心室压力负荷增加，当 AVA 减少至正常的 1/4 以下（< 1.0 cm^2）为重度狭窄。左心室代偿性肥厚，收缩增强以克服收缩期心腔内高压，维持静息状态下心排血量和 LVEF 至正常水平，临床可无明显症状，但运动时心排血量增加不足。

LV 肥厚作为代偿机制的同时，也降低了心腔顺应性，导致 LV 舒张期末压力升高，舒张功能受损。其次，LV 肥厚以及收缩期末室壁张力升高增加了心肌氧耗；LV 顺应性下降，舒张期末压力升高，增加了冠脉灌注阻力，导致心内膜下心肌灌注减少；此外，LV 肥厚还降低了冠脉血流储备（即使冠脉无狭窄），运动和心动过速时冠脉血流分布不匀导致心内膜下缺血，而肥厚心肌对缺血损害更加敏感，最终导致心肌纤维化、心室收缩和舒张功能异常。

AVA 进一步狭窄时，心肌肥厚和心肌收缩力不足以克服射血阻力，心排血量和 LVEF 减少，外周血压降低，临床出现症状，脑供血不足可导致头昏、晕厥；心肌供血不足加重心肌缺血和心功能损害（心绞痛和呼吸困难等），最终 LV 扩大，收缩无力，跨瓣压差降低，LAP、肺动脉压、肺毛细血管楔压和右心室压上升。

三、临床表现

（一）症状

AS 可历经相当长的无症状期，猝死的风险极低（< 1%/年）；一旦出现症状，临床情况急转直下，

若不及时手术，2年生存率为20%～50%。主要三大症状为劳力性呼吸困难、心绞痛、黑矇或晕厥。早期表现多不典型，特别是老年人或不能运动的患者症状极易被忽视，或因缺乏特异性而误以为衰老导致体能下降，或其他疾病的症状。劳累、AF、情绪激动、感染等可诱发急性肺水肿，有症状的AS猝死风险升高。如未能及时手术，随病程发展和心功能损害加重，晚期出现顽固的左心衰竭症状和心排血量降低的各种表现，甚至右心衰竭的表现。

（二）体征

心脏浊音界可正常，心力衰竭时向左扩大。心尖区可触及收缩期抬举样搏动，左侧卧位时可呈双重搏动。胸骨右缘第2肋间可闻及低调、粗糙、响亮的喷射性收缩期杂音，呈递增递减型，第一心音（S_1）后出现，收缩中期最响，以后渐减弱，主动脉瓣关闭（第二心音S_2）前终止。常伴有收缩期震颤。吸入亚硝酸异戊酯后杂音可增强。杂音向颈动脉及锁骨下动脉传导。杂音越长、越响，收缩高峰出现越迟，狭窄程度越重。并发心力衰竭后，杂音变轻而短促。瓣膜无明显钙化时（先天性AS）可有收缩早期喷射音（主动脉瓣开瓣音）；钙化明显时，主动脉瓣第二心音（A_2）减弱或消失，亦可出现第二心音逆分裂。常可在心尖区闻及第四心音（S_4），提示LV肥厚和左心室舒张末期压（left ventricular end-diastolic pressure，LVEDP）升高。LV扩大和衰竭时可有第三心音（舒张期奔马律）。

四、辅助检查

（一）X线检查

左心缘圆隆，心影早期不大，继发心力衰竭时LA及LV扩大；可见主动脉瓣钙化、升主动脉扩张。晚期可见肺动脉主干突出、肺静脉增宽和肺淤血等征象。

（二）心电图检查

可见LV肥厚与劳损表现，多有LA增大。部分可见左前分支阻滞和其他各种程度的房室或束支传导阻滞，及各种心律失常。

（三）超声心动图检查

1. 超声心动图表现

超声心动图是AS首选的评价手段。主动脉瓣硬化为钙化性AS的早期表现，主动脉瓣增厚，回声增强，可伴有局部钙化，多始于瓣叶根部，逐渐向瓣尖扩展；瓣膜活动略显僵硬，跨瓣Vmax 1.5～2.5 m/s。随着病程进展，瓣膜钙化加重（但极少累及交界），活动受限，瓣口变形狭小，开放呈星形，跨瓣血流速度升高。钙化程度评分：1级，无钙化；2级，孤立的小钙化点；3级，较大的钙化点，影响瓣叶的活动；4级，所有瓣膜广泛钙化，瓣叶活动受限。

风湿性AS表现为交界粘连，瓣叶增厚钙化，游离缘尤为突出，瓣口开放呈三角形。几乎都伴二尖瓣风湿性病变。

80%的BAV（图8-4）为右冠瓣和左冠瓣融合而形成大的前瓣（发出两支冠状动脉）和小的后瓣，约20%为右冠瓣和无冠瓣融合而形成大的右瓣和小的左瓣（各发出一支冠状动脉），左冠瓣与无冠瓣融合非常罕见。收缩期短轴图像见2个瓣膜及2个交界，瓣口开放呈"橄榄状"即可明确诊断。

无论何种病因，晚期严重狭窄的瓣膜明显钙化，融合成团，无法清楚区分瓣叶和交界；瓣叶活动明显受限，瓣口变形固定呈小孔状；CDFI显示跨瓣膜的收缩期高速血流信号。CW可定量狭窄程度；CW速度曲线轮廓圆钝间接提示严重狭窄，而轻度狭窄峰值前移，速度曲线呈三角形；CW还有助于和左心室流出道（left ventricular outflow tract，LVOT）动力性梗阻进行鉴别。

2. 定量AS程度表（8-2）

常用指标有Vmax、PPG、MPG、AVA（连续方程式法），其中AVA较少受血流动力学影响。应结合瓣膜钙化程度及活动度等间接征象进行综合判断，并考虑心脏功能、高动力状态、小心腔和过度肥厚、高血压（动脉阻抗）、主动脉瓣反流、二尖瓣病变、升主动脉内径（压力恢复现象，pressure recovery）、体型等对测量结果的干扰。

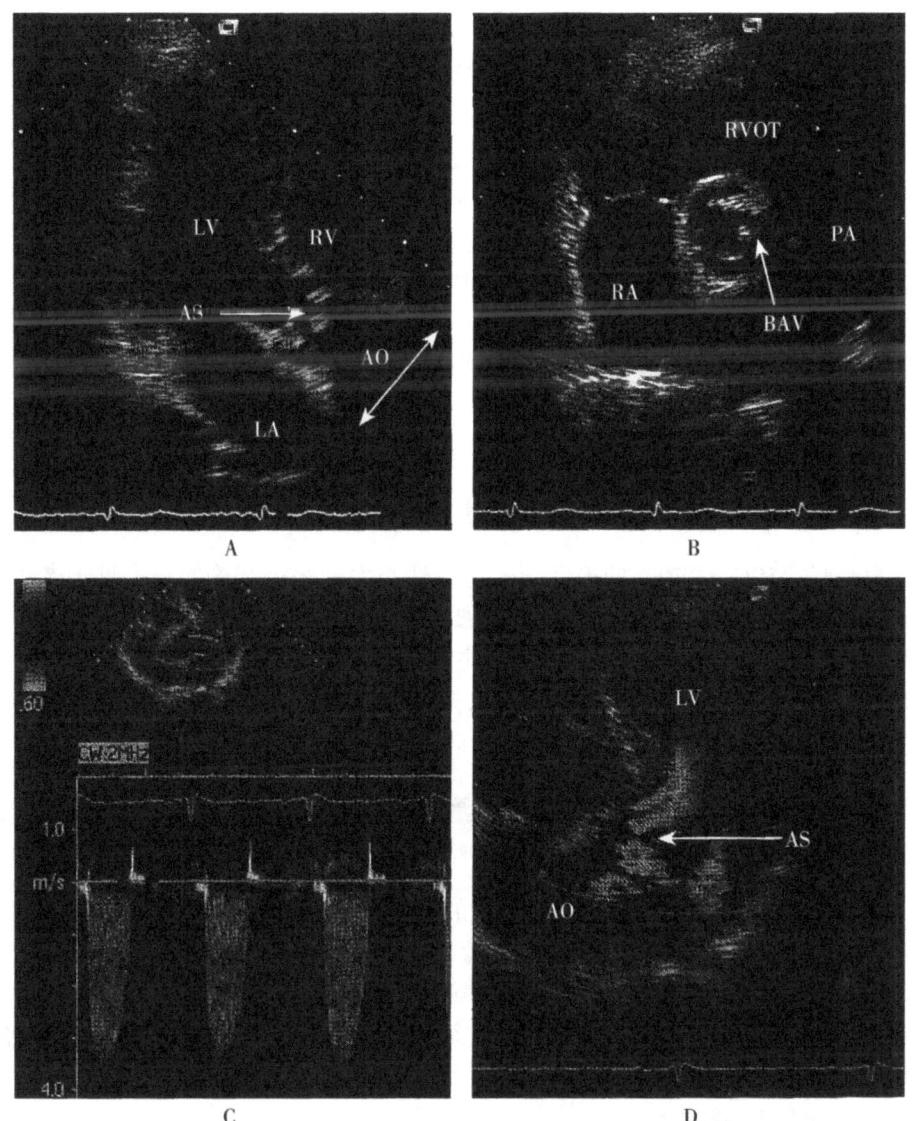

图 8-4 先天性二叶式主动脉瓣畸形并发主动脉瓣狭窄的超声心动图表现

A. 心尖长轴切面显示主动脉瓣增厚，钙化，开放受限呈圆顶状（单向箭头），同时并发升主动脉扩张（双向箭头）；
B. 大血管短轴切面显示收缩期开放的主动脉瓣口，可见2个交界，瓣口呈橄榄状，并可见瓣叶的增厚和钙化；
C. 主动脉瓣 CW 血流频谱示收缩期血流速度升高（约4 m/s）；
D. 心尖五腔心 CDFI 显示收缩期跨主动脉瓣的高速射流（箭头所示）；AS：主动脉瓣狭窄；BAV：二叶式主动脉瓣；
PA：肺动脉；RVOT：右室流出道；LA：左心房；LV：左心室；RA：右心房；RV：右心室；AO：主动脉

表 8-2 主动脉瓣狭窄严重程度分级

	轻	中	重
V_{max}（m/s）	< 3.0	3.0 ~ 4.0	> 4.0
MPG（mHg）	< 20（< 30）	20 ~ 40（30 ~ 50）	> 40（> 50）
AVA（cm^2）	> 1.5	1.0 ~ 1.5	< 1.0
AVA 指数（cm^2/m^2）	> 0.85	0.60 ~ 0.85	< 0.6
V_{Lvot}/V_{av}	> 0.50；	0.25 ~ 0.50	< 0.25

五、诊断与鉴别诊断

发现典型的心底部喷射样收缩期杂音及超声心动图表现可明确诊断。鉴别诊断主要依赖二维超声和 CDFI。

先天性主动脉瓣下/瓣上狭窄：多为固定性狭窄，超声可明确高速血流的部位，LVOT 及主动脉根部的形态。主动脉瓣下狭窄由异常隔膜或肌束引起，血流动力学特征与 AS 类似。主动脉瓣上狭窄不常见，如 Williams 综合征，成人阶段出现持续性或间断性梗阻。

动力性主动脉瓣下狭窄：多见于特发性肥厚型主动脉瓣下狭窄、左心室小而厚的患者（如某些女性高血压）处于高动力状态下（应激、贫血、甲亢、发热、容量不足、运动等）、某些心尖部心肌梗死（基底段收缩代偿性增强过度）患者。梗阻主要发生在收缩中晚期，CW 呈特征性频谱曲线（峰值后移，收缩早期曲面朝上）；梗阻程度受到多种血流动力学因素（容量负荷、心率/律、心肌收缩力、β 受体阻断药等药物）影响而多变，甚至可呈间歇性或隐匿性。

其他可产生收缩期杂音的病变，如主动脉扩张、MR 及三尖瓣关闭不全，超声心动图可以明确诊断。

六、并发症

①充血性心力衰竭：50%～70% 的患者死于充血性心力衰竭；②栓塞：多见于老年钙化性 AS，以脑栓塞最常见，瓣膜钙化本身不会导致栓塞，主要与并发升主动脉或颈动脉斑块有关；③感染性心内膜炎；④猝死：有症状的 AS 猝死风险升高；⑤主动脉急性并发症：BAV 并发升主动脉瘤者具有升高的主动脉破裂和夹层分离的风险，15% 升主动脉夹层患者有 BAV 畸形，BAV 并发升主动脉瘤的患者中主动脉夹层的患病率为 12.5%。

七、治疗

（一）随访

AS 进展速度存在显著的个体差异，目前无有效的临床预测指标，定期临床和超声随访，特别是早期识别症状对于决定手术时机至关重要。应教育患者了解可能出现的症状，一旦出现需立即复诊。对于症状可疑者，运动负荷超声心动图可以帮助判断。超声心动图随访频度为重度 AS 每年一次，中度每 1～2 年一次，轻度每 3～5 年一次。BAV 并发 AS 者还必须同时评价主动脉根部及升主动脉内径。BAV 的亲属中 9% 也有 BAV，即使无 BAV 的亲属，也有可能并发升主动脉病变，因此需对 BAV 的一级亲属进行超声筛查（有无 BAV 和升主动脉扩张）。

（二）药物治疗

无特异性治疗。避免过度的体力劳动和剧烈运动，并发高血压者积极控制血压。有症状但无法手术的患者可对症治疗但预后极差，如抗心力衰竭（ACEI 类药物）、控制心绞痛（硝酸酯类）。

（三）介入和手术治疗

指征：① AS 出现症状应尽快手术；②无症状的重度 AS 如 LVEF < 50%，或是运动试验诱导出症状或血流动力学不稳定（血压异常反应）应尽快手术；③并发明显钙化、快速进展的中重度 AS 倾向于早期手术；④中重度 AS 如并发其他心脏手术指征（如升主动脉瘤、冠脉搭桥、其他瓣膜病变）应同时行主动脉瓣置换。极重度 AS（Vmax ≥ 5.5 m/s）即使无症状也主张尽早手术。有心肌收缩储备的低压差 AS 主张手术治疗。其他倾向手术的参考因素包括运动诱导出复杂的室性心律失常、LV 明显肥厚除外高血压因素。

标准治疗为主动脉瓣置换术，适用于绝大多数有手术指征的患者。并发冠状动脉病变时，宜同时行冠状动脉旁路移植术。并发升主动脉扩张者如内径 ≥ 4.5 cm，应同时行升主动脉人工血管置换术。在 BAV 换瓣的患者中 20% 需同时行升主动脉瘤手术。

介入治疗技术包括经皮主动脉球囊扩张术和近年来发展起来的经导管人工主动脉瓣植入术（transcatheter aortic valve implantation，TAVI）。前者适用于儿童和青少年的非钙化性的先天性 AS。TAVI 手术包括两个途径，即逆行的经皮主动脉瓣植入法和顺行的经心尖部的主动脉瓣植入法。目前，主要用于存在外科手术高风险或禁忌证的、预期寿命 > 1 年的、有症状的重度 AS。

第九章 心肌疾病

第一节 扩张型心肌病

2006年AHA对心肌病给出了当代新的定义和分类，强调以基因和遗传为基础，将心肌病分为遗传性、混合性和继发性三大类。扩张型心肌病（dilated cardiomyopathy，DCM）是一类既有遗传，又有非遗传因素参与的混合型心肌病，以左心室或双心室扩张并伴收缩功能受损为特征。临床表现为进行性心力衰竭、心律失常、血栓栓塞和猝死，预后较差。DCM治疗主要是改善症状、预防并发症和阻止病情进展，少数患者病情恶化时需要进行心脏移植。5年生存率不及50%，严重危害人类健康，尤其是青少年和儿童。

一、病因和发病机制

DCM病因迄今不明，除特发性、家族遗传性外，近年来认为持续病毒感染和自身免疫反应是其重要原因。

1. 特发性DCM

原因不明，需要排除全身疾病和有原发病的DCM，有文献报道约占DCM的50%。

2. 家族遗传性DCM

DCM中有30%~40%有基因突变和家族遗传背景，部分原因不明，与下列因素有关：①除家族史外，尚无临床或组织病理学标准来对家族性和非家族性的患者进行鉴别，一些被认为是散发的病例实际上是基因突变所致，能遗传给后代；②由于疾病表型，与年龄相关的外显率，或没有进行认真全面的家族史调查易导致一些家族性病例被误诊为散发病例；③DCM在遗传上的高度异质性，即同一家族的不同基因突变可导致相同的临床表型，同一家族的相同基因突变也可能导致不同的临床表型，除了患者的生活方式和环境因素可导致该病的表型变异外，修饰基因可能也起了重要的作用。常染色体显性致病基因是目前导致家族遗传性DCM最主要的致病基因之一。

3. 继发性DCM

由其他疾病、免疫或环境等因素引起，常见以下类型：①缺血性心肌病：冠状动脉粥样硬化是最主要的原因，有些专家们认为不应使用"缺血性心肌病"这一术语，心肌病的分类也不包括这一名称；②感染/免疫性DCM：病毒性心肌炎最终转化为DCM，既有临床诊断，也有动物模型的证据，最常见的病原有柯萨奇病毒、流感病毒、腺病毒、巨细胞病毒、人类免疫缺陷病毒等，以及细菌、真菌、立克次体和寄生虫（如Chagas病由克氏锥虫感染引起）等，也有报道可引起DCM，在克山病患者心肌中检测出肠病毒；③中毒性DCM：包括了长时间暴露于有毒环境，如酒精性、化疗药物、放射性、微量元素缺乏致心肌病等；④围生期心肌病：发生于妊娠最后1个月或产后5个月内，发生心脏扩大和心力衰竭，原因不明；⑤部分遗传性疾病伴发DCM：见于多种神经肌肉疾病，如Duchenne肌肉萎缩症、Becker征等均可累及心脏，出现DCM临床表现；⑥自身免疫性心肌病：如系统性红斑狼疮、胶原血管病等；⑦代谢内分泌性和营养性疾病：如嗜铬细胞瘤、甲状腺疾病、肉毒碱代谢紊乱、硒缺乏、淀粉样变性、糖原贮积症等。

近十余年研究证实，DCM的发生与持续性病毒感染、自身免疫反应及遗传因素有关。

（1）病毒感染：

大量研究证明，DCM 的发病与肠道病毒、肝炎病毒、疱疹病毒和 HIV 等病毒感染有关。病毒持续感染对心肌组织的持续损害及其诱发的免疫介导的心肌组织损伤是病毒性心肌炎进展为 DCM 的一个重要机制。病毒持续感染的可能机制是发生了免疫逃避，病毒基因发生了突变，是病毒结构蛋白水平低下，降低了完整的感染性病毒颗粒的形成，不能激活集体的免疫反应而发生免疫逃避，持续感染导致心肌结构的破坏或干扰心肌兴奋-收缩偶联降低心肌收缩功能，心肌的进行性破坏导致慢性病毒性心肌炎向 DCM 进展。

（2）自身免疫：

大量研究证实，自身免疫反应在 DCM 的发生发展中起着重要作用，如清除实验性病毒性心肌炎小鼠中的病毒后，心肌炎仍持续存在，外周血中仍可检测出抗心肌自身抗体，并且最终演变成 DCM，这一结果表明，病毒介导的自身免疫反应参与了心肌损伤，促进心肌病的发生发展。业已证明，在 DCM 患者血清中存在多种抗心肌自身抗体，如抗肌球蛋白重链自身抗体（MHC）、抗腺嘌呤核苷酸（ADP/ATP）转运体自身抗体（ANT）、抗 β-肾上腺素能受体自身抗体、抗 M2 胆碱能受体抗体等，它们通过诱导能量代谢障碍、细胞毒性反应和心肌细胞的钙超负荷等作用促进心肌炎及其后心肌病的发生发展。

（3）遗传因素：

DCM 患者中 20%～50% 有基因变异和家族遗传背景。提示遗传缺陷在特异性 DCM 的发病过程中具有重要作用。到目前为止，在扩张型心肌病家系中采用候选基因筛查和连锁分析策略已经定位了 362 个染色体位点与该病相关，并已经从中成功鉴定出了 322 个致病基因，其中 90% FDCM 的遗传方式为常染色体显性遗传，染色体连锁遗传占 5%～10%，其他遗传方式如常染色体隐性遗传和线粒体遗传的患者也有少量报道。在变异的基因中主要是心肌细胞肌小节结构和调节蛋白成分，其次为通道和调节蛋白新的变异基因。目前在我国基因筛选和诊断尚未应用于临床 DCM 领域。预计基因诊断方法和筛选将可能成为以后 DCM 评估的重要途径。

（4）细胞凋亡：

细胞凋亡是基因控制下的细胞程序性死亡，DCM 的发生和发展中有细胞凋亡机制参与。启动细胞凋亡的因素可能有病毒感染，一氧化氮高水平表达可抑制细胞保护系统启动细胞凋亡，有些心脏的自身抗体可以通过激活凋亡信号通路，诱导心肌细胞的凋亡，从而介导 DCM 的发生。在病毒性心肌炎（VMC）、DCM 中病毒导致的细胞凋亡可能是机体抗病毒的自然机制，也可能是免疫系统无效的机制之一。

二、临床表现

主要表现为各种心力衰竭的症状和体征。

1. 症状

起病缓慢，可以无症状的心脏扩大表现许多年，或表现为各种类型的心律失常，可逐渐发展，并出现心力衰竭，可先有左心衰竭、心慌、气短、不能平卧，然后出现右心衰竭、肝脏肿大、水肿、尿少，亦可起病即表现为全心衰竭。DCM 进展至终末期，较严重的症状通常表现为低输出状态和低灌注，可能合并淤血。Forrester 分级可用于心力衰竭患者来描述脏器淤血和周围灌注情况。脏器淤血症状和体征包括气急、端坐呼吸、夜间阵发性呼吸困难、晨起咳嗽、外周水肿、肺部细湿啰音、腹腔积液、肝淤血和颈静脉怒张等，低灌注可表现为恶心、呕吐、消化不良、精神改变、酸中毒、肝肾功能恶化、毛细血管再灌注减慢、皮肤湿冷、低血压、脉压减小等。

2. 体征

心脏扩大最为多见，心尖部第一心音减弱，由于相对性二尖瓣关闭不全，心尖部常可闻及收缩期杂音，偶尔心尖部可闻及舒张期杂音，心力衰竭加重时杂音增强，心力衰竭减轻时杂音减弱或消失，大约 75% 的患者可闻及第三心音或第四心音。

3. 实验室及其他检查

（1）X 线检查：心脏扩大为突出表现，以左心室扩大为主，可伴右心室扩大，也可有左心房及右心房扩大，肺血管影增粗。

（2）心电图：可有各种心律失常，以室性期前收缩最多见，心房纤维颤动次之。不同程度的房室传导阻滞、右束支传导阻滞常见。广泛 ST-T 改变、左心室肥厚、左心房肥大，由于心肌纤维化，可出现病理性 Q 波，各导联低电压。

（3）超声心动图：左心室明显扩大，左心室流出道扩张，室间隔及左心室后壁搏动幅度减弱，左心室射血分数和短轴缩短率明显下降。

（4）磁共振和 CT：磁共振表现为左心室或双侧心室腔扩张，左心室多呈球形。室壁厚度均一，多在正常范围，进展性 DCM 心肌可变薄。重症病例左心房或左心室内可见附壁血栓。MRI 电影显示左心室或双侧心室弥漫性室壁运动功能降低，EF 多在 50% 以下。左心室容积增大可引起二尖瓣瓣环扩张，从而发生二尖瓣关闭不全，磁共振电影上表现为血流无信号区。

（5）放射性核素检查：放射性核素心肌灌注显影表现为心腔扩大，心肌显影呈弥散性稀疏，心室壁搏动幅度减弱，射血分数降低。

（6）心内膜心肌活检：由于 DCM 的心肌组织病理缺乏特异性，心内膜心肌活检（EMB）对 DCM 的诊断价值有限。目前认为心肌细胞直径（肥大）、细胞核形态参数、胞浆疏松化、收缩带、心肌间质纤维化、心肌细胞排列、心内膜厚度及平滑肌细胞增生密度等指标对 DCM 具有重要的病理诊断价值。

三、诊断和鉴别诊断

（一）诊断

临床上有心脏增大、心律失常和充血性心力衰竭的患者；胸部 X 线检查心脏扩大、心胸比例 > 0.5，心电图上出现左束支传导阻滞图形或房颤等心律失常，超声心动图证实有心脏扩大和心脏弥漫性搏动减弱，应考虑本病可能，但要除外各种病因明确的器质性心脏病。对扩张型心肌病的进一步诊断需有完善的病史、体格检查、心功能评估、左心室射血分数（LVEF）检测。有条件者可检测患者血清中抗心肌肽类抗体，如抗心肌线粒体 ADP/ATP 载体抗体、抗肌球蛋白抗体、抗 β1- 肾上腺素能受体自身抗体、抗 M2 胆碱能受体抗体，作为本病的辅助诊断。

BNP 和 NT-proBNP 可用于鉴别是否为心力衰竭以及指导治疗和进行危险分层，因为这两者为心室容量负荷和压力负荷过重的反应，与症状严重程度和 NYHA 级别相关，病情越重，充盈压越高，LVEF 越低，BNP 越高。

（二）鉴别诊断

DCM 的一些临床表现需要与其他脏器的终末期病变相鉴别，如肺部疾病（气短、呼吸困难）、肝硬化（腹腔积液、外周水肿）、肾衰竭、甲状腺功能减退（疲劳）等。运动试验和实验室检查可鉴别出非心源性疾病。DCM 在临床上易误、漏诊。年轻患者的 DCM 容易漏诊或误诊，因为可导致呼吸困难和疲劳的新发哮喘或慢性支气管炎比 DCM 更为常见。恶心、呕吐常常更易联系到消化系统疾病。其他一些心脏病也有着与 DCM 相类似的表现，如心绞痛、肥厚型心肌病、限制型心肌病、心肌炎、高血压性心脏病、心脏瓣膜病等。

四、治疗和预后

DCM 早期表现为心室扩大、心律失常，逐渐发展为心力衰竭，出现心力衰竭症状后 5 年生存率仅为 40%。目前治疗尚无特效药物及方法。治疗主要是改善症状，预防并发症和阻止病情进展，少数患者病情恶化需要进行心脏移植。

心力衰竭的基本治疗包括行为和生活方式改变，如低盐饮食、液体管理、监测体重和降低冠状动脉危险因素，使用血管紧张素转换酶抑制剂（ACEI）、利尿剂和地高辛等药物治疗，电生理治疗，包括植入心律转复除颤器（ICDs）和心脏再同步治疗，必要时还需行外科手术治疗，如血运重建、瓣膜手术、心脏机械支持以及心脏移植手术。

1. ACEI

ACEI治疗DCM可以降低心脏的压力负荷，有效改善症状，长期应用可以阻止心脏扩大的进程，改善患者生存率。

2. 洋地黄

洋地黄具有增强心脏收缩力的作用，用于治疗心力衰竭和控制心率，但剂量宜偏小。

3. 利尿剂

利尿剂通过增加尿量，排除机体内潴留的液体，减轻心脏前负荷，改善心功能。

4. β受体阻滞剂

针对自身抗体治疗。避免自身抗体的产生、削弱或阻止抗体与自身抗原的结合、抑制过度的炎症反应是针对自身抗体治疗的三个主要措施。大多数自身抗体导致心肌损伤均通过活化细胞膜β受体或其他途径激活细胞内信号传导通路，引起细胞内钙超载介导心肌损伤。因此，β受体阻滞剂及钙拮抗剂曾广泛应用于扩张型心肌病的治疗。心功能不全是扩张型心肌病的主要临床表现，慢性心功能不全导致心室重构是应用β受体阻滞剂的指征。β受体阻滞剂可防止心室重构，改善长期预后。多中心临床研究表明，长期应用选择性β受体阻滞剂美托洛尔可有效改善扩张型心肌病患者的临床症状及心力衰竭进展。选用β受体阻滞剂从小剂量开始，视症状、体征调整用药，长期口服可使心肌内β受体密度上调从而延缓病情进展。

5. 抗心律失常

室性心律失常和猝死是DCM常见症状，可用β受体阻滞剂、胺碘酮治疗，胺碘酮具有较好的抗心律失常作用，但由于具有严重的不良反应，在使用时需要严密监测，通常使用小剂量（0.2 g/d）治疗。

6. 抗凝治疗

扩大的心房心室腔内易有附壁血栓形成，对右心房纤颤或深静脉血栓形成等发生栓塞性疾病风险高且没有禁忌证的患者可应用阿司匹林预防附壁血栓形成，对已形成附壁血栓和发生血栓栓塞的患者须长期抗凝治疗，可口服华法林。

7. 其他药物治疗

使用地尔硫草治疗扩张型心肌病的多中心资料显示，在治疗心力衰竭的基础上加用地尔硫草，患者心胸比例、左心室舒张末内径、左心室射血分数均获不同程度改善，且病死率也降低，说明地尔硫草治疗扩张型心肌病是有效的。中药黄芪、生脉散和牛磺酸等有抗病毒、调节免疫改善心功能等作用，长期使用对改善症状及预后有一定辅助作用。

8. 电生理治疗

对于DCM患者，LVEF≤35%、NYHA心功能分级Ⅱ～Ⅲ级是植入心脏电复律除颤器的Ⅰ类适应证。心脏再同步治疗能够有效地改善顽固性心力衰竭患者的心室传导和（或）室内传导，从而改善患者的心脏功能和症状。目前，我国心力衰竭治疗指南认为，对于缺血性或非缺血性心力衰竭患者在充分抗心力衰竭药物治疗下心功能分级仍为Ⅲ～Ⅳ级，LVEF≤35%，LVEDD≥55 mm，QRS波时限≥120毫秒，且经正规综合治疗（除非有禁忌证），仍不能改善临床状况，反复以心力衰竭住院，符合CRT指征。

9. 手术治疗

DCM患者在某些情况下需要手术治疗，如冠状动脉病变需考虑行血运重建术。对于瓣膜病变症状明显患者可行瓣膜手术，如DCM导致二尖瓣的环形扩张，出现二尖瓣反流，可予以二尖瓣修补或置换术。心脏移植是DCM晚期的治疗选择，当患者心脏功能恶化、药物治疗无效时，同种异体心脏移植是适合的。

ACC/AHA提出了5项核心措施，包括：①评估入院时、住院期间和计划的出院后的左心室功能；②对于左心室收缩功能不全建议使用ACEI或ARB；③给予患者出院指导，包括活动级别、饮食、出院后用药、随访观察、体重监测，以及症状恶化时的处理；④成人建议戒烟；⑤对于有房颤的患者予以合适的抗凝治疗。这些措施可进一步改善心力衰竭患者的生活质量和预后。

10. 避免治疗失误

DCM患者需予以密切随访观察。患者需检测与药物有关的并发症，如高钾血症与ACEI、ARB、醛固酮拮抗剂；低钾血症与利尿剂，低血压与任何可降低血压的药物，或其他药物相关问题。β受体阻滞剂的疗效是确切的，但在临床应用时应注意时机的选择，DCM严重的心功能不全液体潴留未得到改善时使用上述药物显然是不合理的。使用地高辛时注意防止洋地黄中毒。对于出现病情进展或终末期心力衰竭的患者可予以频繁、可重复无创检查（如6分钟步行试验）客观评估功能储备，或者血流动力学的有创检查（如右心导管检查）。心力衰竭生存分数已用于危险分层，并包括缺血性病因、静息心率、左心室射血分数、平均血压、室内传导阻滞、高峰 VO_2 与血钠。

DCM一旦发生心力衰竭，预后不良，5年死亡率为35%，10年死亡率达70%。

第二节　肥厚型心肌病

肥厚型心肌病（hypertrophic cardiomyopathy，HCM）是一种相对常见的遗传性疾病，属于常染色体显性遗传病，有家族史者约占50%，发病率约为0.2%，男女比例为2∶1，平均发病年龄为（38±15）岁，病死率为1%~2%。临床表现复杂多样，多数患者没有症状，部分出现流出道梗阻，仅有小部分患者因药物治疗效果不佳或药物有效剂量内引起严重不良反应需要介入治疗或外科治疗。

一、病因和发病机制

HCM病因学方面，约55%以上的HCM患者有家族史，属常染色体显性和单基因遗传病。目前，已证实13个基因400多个位点的突变与HCM的发病有关，其中11种是编码肌小节结构蛋白的基因。中国汉族人中至少有6个基因变异与HCM发病相关。与基因突变有关的肥厚型心肌病在分子水平上是一种"肌小节疾病"，编码肌小节蛋白的基因突变是肥厚型心肌病形成的分子基础。族性两类。HCM先证者的三代直系亲属中有2个或2个以上的HCM临床表型，或与先证者具有同一基因同一位点变异无心脏表型的家族成员诊断为家族性肥厚型心肌病（FHCM）。诊断FHCM后，对患者直系三代成员进行基因筛选，阐明其基因背景并随访临床发病。

内分泌紊乱也可导致肥厚型心肌病，嗜酪细胞瘤患者并存肥厚型心肌病者较多，人类静脉滴注大量去甲肾上腺素可致心肌坏死。动物实验，静脉滴注儿茶酚胺可致心肌肥厚。因而有学者认为肥厚型心肌病是内分泌紊乱所致。

二、临床表现

HCM临床表现十分多样，早期可无症状，晚期依据心肌肥厚程度、有无流出道梗阻及心律失常，症状轻重相差悬殊。

（一）症状

1. 呼吸困难

90%以上有症状的HCM患者出现劳力性呼吸困难，阵发性呼吸困难、夜间发作性呼吸困难较少见。

2. 胸痛

1/3的HCM患者有劳力性胸痛，但冠状动脉造影正常，胸痛可持续较长时间或间发，或进食过程引起。HCM患者胸痛与以下因素相关：心肌细胞肥大、排列紊乱、结缔组织增加，供血、供氧不足，舒张储备受限，心肌肉血管肌桥压迫冠状动脉，小血管病变。

3. 心律失常

HCM患者易发生多种形态室上性心律失常，室性心动过速、心室颤动、心源性猝死、心房颤动、心房扑动等房性心律失常也多见。

4. 晕厥

15%~25%的HCM至少发生过一次晕厥。约20%的患者主诉短瞬间头晕。左心室舒张末容量降低、左心腔小、不可逆性梗阻和肥厚、非持续性室性心动过速等因素与晕厥发生相关。

5. 猝死

HCM 是青少年和运动员猝死的主要原因，占 50%。肥厚型心肌病猝死明确的危险因素包括心室颤动、猝死或持续性室性心动过速的个人史、猝死的家族史、晕厥、非持续性室性心动过速（NSVT）、最大左心室厚度（最大左心室厚度 ≥ 30 mm 的左心室肥厚和猝死独立相关）、运动时异常血压反应。潜在的猝死危险标志物包括：①LVOT 梗阻：静息压力阶差 ≥ 30 mmHg 患者的猝死发生率明显升高；②延迟钆增强成像的心血管磁共振：研究显示延迟钆增强成像和非持续性室性心动过速、室性期前收缩相关；③左心室心尖室壁瘤；④基因突变。

（二）体征

1. 心尖部收缩期搏动

由于心肌肥厚，可见搏动增强。由于左心室顺应性降低，心房收缩增强，血流撞击左心室壁，在心尖部可有收缩期前冲动。第一心音后又有第二次收缩期搏动，形成收缩期双重搏动。

2. 收缩期细震颤

收缩期细震颤多在心尖部。有收缩期细震颤者左心室流出道梗阻多较重。

3. 收缩期杂音

在胸骨左下缘或心尖内侧呈"粗糙吹风性"收缩中晚期杂音，系由于左心室流出道梗阻所致。凡增强心肌收缩力或降低动脉阻力的因素均可使左心室与主动脉之间压力差增大，杂音增强；凡能降低心肌收缩力或增加动脉阻力的因素均可使压力阶差减小，杂音减弱。回心血量增多时，杂音减弱；回心血量减少时，杂音增强。

4. 心尖部收缩期杂音

本病约 50% 伴有二尖瓣关闭不全，因而心尖部有收缩中晚期杂音，或全收缩期杂音。

（三）实验室及其他检查

1. X 线检查

心脏大小正常或增大，心脏大小与心脏及左心室流出道之间的压力阶差成正比，压力阶差越大，心脏越大。心脏左心室肥厚为主，主动脉不增宽，肺动脉段多无明显突出，肺淤血大多较轻，常见二尖瓣钙化。

2. 心电图

心电图变化不具有特异性，主要为左心室肥厚及异常 Q 波、ST-T 改变，本病也常有各种类型心律失常。心电图改变远比超声早，是青年人 HCM 早期诊断的敏感标志。

3. 超声心动图

超声心动图是确诊的重要手段，主要表现有：①室间隔增厚，舒张期末的厚度 ≥ 15 mm；②室间隔运动幅度明显降低，一般 ≤ 5 mm；③室间隔/左心室后壁厚度比值可达（1.5~2.5）:1，肥厚心肌回声呈"毛玻璃影"；④左心室流出道狭窄，内径常 < 20 mm；⑤彩色多普勒显示左心室流出道内出现收缩期五彩镶嵌的射流束；⑥二尖瓣收缩期前向运动，SAM 征阳性；⑦主动脉瓣收缩中期呈部分性关闭。

4. 心导管检查及心血管造影

心导管检查，左心室与左心室流出道之间出现压力阶差，左心室舒张末期压力增高，压力阶差与左心室流出道梗阻程度呈正相关。心血管造影，室间隔肌肉肥厚明显时，可见心室腔呈狭长裂缝样改变，对诊断有意义。

5. 磁共振心肌显像

可以探查到超声所不能发现的解剖结构，特别是右心室和左心室心尖部的结构。应用不同切面可显示不同部位心肌肥厚的程度。左心室长轴位可明确显示心尖部心肌肥厚，对心尖部肥厚型心肌病做出诊断。应用左心室短轴位电影 MRI 测定舒张末期左心室壁厚度，当室间隔与左心室后壁厚度之比 ≥ 1.3 时，可以对非对称性室间隔肥厚型 HCM 做出明确诊断。MRI 电影可区别梗阻性和非梗阻性 HCM。梗阻性 HCM 于左心室流出道或中部的闭塞部可观察到喷射血流，四腔心位对左心室流出道梗阻的显示较好，而左心室中部梗阻则以左心室长轴显示更佳。MRI 电影可明确显示 HCM 合并的二尖瓣关闭不全。通过

MRI电影测算左心室重量、容积及左心室射血分数等改变可发现HCM的左心室重量和LVEF值增加，收缩期心室内腔明显变小。增强扫描HCM可以出现心肌延迟强化，多位于在肥厚心肌的中央部位，这种表现可能与心肌纤维化有关；而缺血性心肌病的延迟强化多位于心内膜下，可依据部位对两者作出鉴别。

三、诊断和鉴别诊断

根据症状、心脏杂音特点，尤其是心电图和超声心动图，可以明确诊断梗阻性HCM；而对于非梗阻性HCM，在上述检查基础上磁共振心肌显像（MRI）更有诊断价值。并有研究显示，我国HCM的发病年龄较国外偏大，临床表现无特异性；且女性比男性发病年龄偏大，并更易发生心房颤动。

HCM需要与多种疾病相鉴别：

1. 高血压性心脏病

多有高血压史，年龄较大时出现心肌肥厚；超声心动图示室壁肥厚多为向心性对称性，也可呈轻度非对称性，但室间隔与左心室后壁厚度之比<1.3；增厚的心肌内部回声较均匀，没有左心室流出道狭窄，左心室流出道血流速度不增快。

2. 冠心病

常无特征性杂音，异常Q波多增宽>0.04 s；超声心动图示室间隔不增厚；服用硝酸甘油等扩血管药物后胸痛症状消失或缓解。肥厚型心肌病与冠心病均有心绞痛、心电图ST-T改变、异常Q波及左心室肥厚，因而两病较易误诊，鉴别点：①杂音，冠心病常无特征性杂音，梗阻性肥厚型心肌病在胸骨左下缘或心尖内侧可闻及喷射性收缩期杂音。乏氏动作使杂音增强，两腿上抬则杂音减弱，可伴有收缩细震颤。②冠心病心绞痛，含化硝酸甘油3~5 min内缓解；肥厚型心肌病心绞痛，硝酸甘油无效，甚或加重。③超声心动图，肥厚型心肌病者室间隔厚度≥15 mm，室间隔与左心室后壁比值>1.5：1。冠心病主要表现为室壁节段性运动异常。④冠状动脉造影或多排螺旋CT等特殊检查有助于确诊冠心病。

3. 主动脉瓣狭窄

主动脉瓣狭窄的杂音多为全收缩期，杂音多在胸骨右缘第2肋间，可向颈部传导，大多伴有收缩期细震颤；超声心动图可清楚显示瓣膜的直接或间接受损征象；X线检查升主动脉有狭窄后扩张，两者不难鉴别。

4. 室间隔缺损

杂音也在胸骨左缘第3~4肋间，超声心动图和心导管检查可明确鉴别。

四、治疗和预后

1. 内科药物治疗

长期以来，药物治疗以β受体阻滞剂、钙拮抗剂和丙吡胺等控制相应症状，并已积累了丰富的治疗经验。①β受体阻滞剂因它具有降低心肌收缩力、减轻左心室流出道梗阻、减少心肌氧耗量以及减慢心率等作用，被列为治疗肥厚型心肌病的首选药物。临床上常用的中效β受体阻滞剂有美托洛尔，其用法是：每次口服25 mg，每日服2次。若患者在服用该药后无不良反应，可改为每次口服50 mg，每日服2次。目前认为β受体阻滞剂仅能改善临床症状，不能减少心律失常与猝死，也不改变预后。②非二氢吡啶类钙拮抗剂维拉帕米（异搏定）既有负性肌力作用，可减弱该病患者的心肌收缩力，又能改善心肌顺应性，可增强心室的舒张功能，可用于治疗肥厚型心肌病。维拉帕米的用法是：每次口服40~120 mg，每日服3~4次。另外，地尔硫䓬对肥厚型心肌病也有一定的疗效。目前认为，肥厚型心肌病患者联合应用β受体阻滞剂与钙拮抗剂比单一用药效果佳。③丙吡胺是ⅠA类抗心律失常药，有负性肌力作用，可用于有左心室流出道梗阻者。

2. 外科手术治疗

左心室流出道压力阶差静息时≥50 mmHg或应激后≥100 mmHg，并且伴有明显症状，经内科治疗无效的患者，可进行室间隔部分心肌切除术和室间隔心肌剥离扩大术，切除最肥厚部分心肌，解除机械梗阻，修复二尖瓣反流，能有效降低压力阶差，明显解除或缓解心力衰竭，延长寿命，是有效治疗的标准方案。由于手术难度大，死亡率高，40年来全球只有1 000多例，故应严格控制适应证。

3. 双腔起搏器治疗

植入双腔永久起搏器后起搏点位于右心室心尖部，心室激动最早从右心室心尖部开始，使室间隔在整个心室收缩射血之前预先激动，已提前收缩而移开流出道，使左心室流出道压力差减少，同时减轻二尖瓣收缩期的前移，从而减小流出道梗阻，增加心排血量，改善临床症状。但永久起搏缓解梗阻的效果与安慰组相同。不鼓励植入双腔起搏器作为药物难治性HCM患者的首选方案。

4. 经皮室间隔心肌消融术

经皮室间隔心肌消融术（percutaneous transluminal septal myocardial ablation，PTSMA）主要是应用经皮冠状动脉成形术技术，沿导丝将合适直径的over-the-wire球囊送入拟消融的间隔支内（通常为第一间隔支），经中心腔注射造影剂观察间隔支分布区域及有无造影剂通过侧支血管进入前降支或其他血管，球囊充盈封闭后确定左心室流出道压力阶差（LVOTG）是否下降。确定靶血管后经球囊中心腔向间隔支内缓慢注入96%～99%无水乙醇，使其产生化学性闭塞。PTSMA治疗的主要机制是造成间隔支闭塞而使间隔心肌缺血坏死，心肌收缩力下降或丧失，降低LVOTG，缓解症状。其主要并发症为即刻发生三度房室传导阻滞、由于瘢痕引起的室性心律失常。PTSMA适应证与外科手术相同。但下列患者不建议做消融治疗：40岁以下，室间隔30 mm以下，左心室流出道压力阶差低于50 mmHg，无心力衰竭的患者。

5. ICD植入

资料显示HCM猝死高危患者，尤其是青少年和竞赛运动员，其恶性室性心律失常是主要猝死原因。植入ICD能有效终止致命性室性心律失常，恢复窦性心律，使25%的HCM高危患者生存；ICD植入后能有效改善心功能，缓解流出道梗阻。但ICD十分昂贵，青少年HCM植入后的长期监护和随访是另一个新问题。HCM患者ICD植入前要经过专家会诊，严格界定。植入ICD的适应证：心脏骤停存活者、有家族成员猝死记录、恶性基因型患者、晕厥、多形反复发作持续性室性心动过速、运动时低血压。其他如终末阶段心脏酒精消融致恶性室性心律失常、冠状动脉疾病、弥散性肥厚，排序越靠前，适应证越明显。

6. 心脏移植

对严重心力衰竭（终末期心力衰竭）、其他治疗干预无效、射血分数<50%、非梗阻性HCM患者，应考虑心脏移植。受供体不足、经费过高、排斥反应等制约，不能普遍开展。

7. 避免治疗失误

在HCM患者应避免使用一些药物，这些药物包括硝酸酯类和直接血管扩张剂。HCM患者每年大约有4%的死亡，死亡通常是突然发生。死于慢性心力衰竭的较少见。

第三节 限制型心肌病

限制型心肌病（restrictive cardiomyopathy，RCM）是一种以心肌僵硬度升高导致以舒张功能严重受损为主要特征的心肌病，可不伴有心肌的肥厚。患者心脏的收缩功能大多正常或仅有轻度受损，而舒张功能多表现为限制性舒张功能障碍。本病包括多发生在热带的心内膜纤维化（endomyocardial fibrosis，EMF）及大多发生在温带的嗜酸性粒细胞心肌病，本病在我国非常少见。

一、病因和发病机制

限制型心肌病的病因尚未清楚，可能与营养失调、食物中5-羟色胺中毒、感染过敏以及自身免疫有关。在热带地区心内膜心肌纤维化是最常见的病因，而在其他地域，心肌淀粉样变性则是最常见的病因之一，此外还有结节病、嗜酸性粒细胞增多症、化疗或放疗的心肌损害及由肌节蛋白基因突变导致的特发性心肌病等。家族性限制型心肌病常以常染色体显性遗传为特征，部分家族与肌钙蛋白 I 基因突变有关；而另一些家族，则与结蛋白基因突变有关。

1. 非浸润性原因

在非浸润性限制型心肌病中，有心肌心内膜纤维化与 Loffler 心内膜炎两种，前者见于热带，后者见于温带。心脏外观轻度或中度增大，心内膜显著纤维化与增厚，以心室流入道与心尖为主要部位，房室瓣也可被波及，纤维化可深入心肌内。附壁血栓易形成。心室腔缩小。心肌心内膜也可有钙化。

特发性限制型心肌病常与斑点状的心内膜心肌纤维化相关。常见于成人，也可见于儿童，在成人5年生存率约为64%，而在儿童的死亡率较高。这种患者心功能大多是 NYHA Ⅲ～Ⅳ级，与正常的心室相比心房往往显得不成比例的增大，二维超声心动图上心室运动大多正常且室壁厚度正常。组织学检查大多无特异性发现，可能有一些退行性改变，如心肌细胞肥大、排列紊乱和间质纤维化。如果病理检查发现有心肌细胞排列紊乱，应注意除外肥厚型心肌病。

2. 渗出性原因

淀粉样变性（amyloidosis）是限制型心肌病最常见的病因。心肌淀粉样变性（cardiac amyloidosis）是由异常蛋白沉积于心肌间质，引起以限制型心肌病为主要表现形式的心脏疾病。淀粉样蛋白在 HE 染色时呈粉染物，刚果红染色偏光显微镜下显示苹果绿的双折射。电镜下，淀粉样纤维呈不分支状，直径 7.5～10 nm。光镜下观察，淀粉样蛋白在外观上与电镜下观察相同，但实际上淀粉样蛋白有多种不同来源，据此可将淀粉样变性分为 AL 型淀粉样变性、ATTR 型淀粉样变性、老年性淀粉样变性、继发性淀粉样变性等。早期确诊心肌淀粉样变性至关重要，因为一旦患者出现临床症状，则病情进展迅速且结局很差，出现心力衰竭的患者中位生存期小于 6 个月，延误诊断、错误诊断均可能使患者错失最佳治疗时机。

结节病是一种多系统的，以器官和组织肉芽肿样病变为特征的疾病。病因尚不完全清楚。结节病主要发生于肺组织和淋巴结，也可累及心、脾、肝、腮腺等。病变可累及心脏的任何部位，包括心包、心肌和心内膜，以心肌最为常见。左心室游离壁和室间隔最常被累及，右心室和心房也较常被累及。临床上部分患者表现为限制型心肌病或扩张型心肌病。

3. 心内膜心肌原因

心内膜心肌纤维化（EMF）又称 Becker 病，是一种原因不明的地方性限制型心肌病，根据病变部位不同分为右心室型、左心室型、混合型三种。此病好发于非洲热带地区，尤其多见于乌干达和尼日利亚，我国较少见。目前，EMF 病因尚不明确，可能与营养不良、感染及免疫有关。

4. 其他原因

限制型心肌病不常见的病因包括某些遗传性疾病，其中最突出的为 Fabry 病。Fabry 病是性连锁隐性遗传病，基因缺失位于 Xq22，可导致 α 半乳糖苷酶 A 不足并致全身性细胞溶酶体内糖鞘脂积聚，常见于血管内皮和平滑肌细胞、心、肾、皮肤和中枢神经系统。其他的遗传性疾病，如 Gaucher 病等是限制型心肌病的少见病因。

限制型心肌病的发病机制至今仍不清楚，可能与多种因素有关，如病毒感染心内膜、营养不良、自身免疫等。近年研究认为嗜酸性粒细胞与此类心肌病关系密切。在心脏病变出现前常有嗜酸性粒细胞增多，这种嗜酸性粒细胞具有空泡和脱颗粒的形态学异常，嗜酸性粒细胞颗粒溶解、氧化代谢增高，并释放出具有细胞毒性的蛋白，主要是阳离子蛋白，可损伤心肌细胞，并作用于肌浆膜和线粒体呼吸链中的酶成分，心内膜心肌损伤程度取决于嗜酸性粒细胞向心内膜心肌浸润的严重程度和持续时间。此外，这种脱颗粒中释放的阳离子蛋白还可影响凝血系统，易形成附壁血栓；也可损伤内皮细胞，抑制内皮细胞生长。嗜酸性粒细胞浸润心肌引起心肌炎，炎症的分布主要局限于内层，可由心肌内微循环的重新排列来解释。因此相继进入坏死和血栓形成期，最终进入愈合和纤维化期。关于嗜酸性粒细胞向心肌内浸润及引起嗜酸性粒细胞脱颗粒的原因尚不清楚，可能是某些特殊致病因子，如病毒、寄生虫等感染，而这些因子与心肌组织具有相同的抗原簇，诱发自身免疫反应，引起限制型心肌病。

二、临床表现

病变可局限于左心室、右心室或双心室同时受累。由于病变部位不同而有不同的临床表现。

1. 右心室病变所致症状和体征

①主要症状：起病缓慢，腹胀、腹腔积液。由于肝充血、肿大或由于腹腔积液致腹壁紧张而腹痛。劳力性呼吸困难及阵发性夜间呼吸困难，均可由于放腹腔积液而缓解，说明呼吸困难主要由腹腔积液引起。心前区不适感，出于排血量降低而感无力，劳动力下降，半数有轻度咳嗽、咳痰。②主要体征：心尖搏动减弱，心界轻度或中度扩大。第一心音减弱。胸骨左下缘吹风性收缩期杂音。可闻及第三心音。下肢水肿与腹腔积液不相称，腹腔积液量大而下肢水肿较轻。用利尿剂后下肢水肿减轻或消失，而腹腔积液往往持续存在，颈静脉怒张明显。

2. 左心室病变所致症状和体征

①主要症状：心慌、气短。②主要体征：心尖部吹风样收缩期杂音，少数心尖部有收缩期细震颤。当肺血管阻力增加时，出现肺动脉高压的表现。

3. 双侧心室病变所致症状和体征

表现为右心室及左心室心内膜心肌纤维化的综合征象，但主要表现为右心室病变的症状及体征，少数患者突出表现为心律失常，多为房性心律失常，可导致右心房极度扩大，甚至虚脱、死亡，也有患者以慢性复发性大量心包积液为主要表现，常误诊为单纯心包疾病。

4. 实验室及其他检查

（1）心电图：P 波常高尖，QRS 波可呈低电压，ST 段和 T 波改变常见，可出现期前收缩和束支传导阻滞等心律失常，约 50% 的患者可发生心房颤动。

（2）X 线检查：心脏扩大，右心房或左心房扩大明显，伴有心包积液时心影明显增大，可见心内膜钙化。易侵及右心室，左心室受累时常可见肺淤血。

（3）超声心动图：是诊断限制型心肌病最重要的检查手段。二维超声心动图上其特点是心房增大，而心室大小正常或者减小；淀粉样变性患者超声心动图表现为室壁明显增厚，回声增强。部分患者可以表现为巨大心房，而患者可能并没有房颤等其他可能导致心房增大的原因。血流多普勒和组织多普勒技术可以更为精细的评估限制性舒张功能障碍。限制型心肌病典型的多普勒征象如下：①二尖瓣（M）和三尖瓣（T）血流：E 峰升高（M > 1 m/s，T > 0.7 m/s）；A 峰降低（M < 0.5 m/s，T < 0.3 m/s）；E/A ≥ 2.0；EDT < 160 毫秒；IVRT < 70 毫秒。②肺静脉和肝静脉血流：收缩期速度低于舒张期速度，吸气时肝静脉舒张期逆向血流增加，肺静脉逆向血流速度和持续时间增加。③二尖瓣环间隔部组织多普勒显像：收缩期速度下降，舒张早期速度下降。

（4）心导管检查：心室的舒张末期压逐渐上升，造成下陷后平台波型，在左心室为主者肺动脉压可增高，在右心室为主者右心房压高，右心房压力曲线中显著的 V 波取代 a 波。限制型心肌病患者左、右心室舒张压差值常超过 5 mmHg，右心室舒张末压 < 1/3 右心室收缩压，右心室收缩压常 > 50 mmHg。左心室造影可见心内膜肥厚及心室腔缩小，心尖部钝角化，并有附壁血栓及二尖瓣关闭不全。左心室外形光滑但僵硬，心室收缩功能基本正常。

（5）心内膜心肌活检：心内膜心肌活检在限制型心肌病的诊断中有重要作用，可显示浸润性或心内膜心肌疾病。根据心内膜心肌病变的不同阶段，可有坏死、血栓形成、纤维化三种病理改变。心内膜可附有血栓，血栓内偶有嗜酸性粒细胞；心内膜可呈炎症、坏死、肉芽肿、纤维化等多种改变；心肌细胞可发生变性坏死，并可伴间质性纤维化改变。

（6）CT 和磁共振：是鉴别限制型心肌病和缩窄性心包炎最准确的无创伤性检查手段。正常心包厚度通常 < 3 mm，> 6 mm 表明心包增厚，结合临床评估可得到缩窄性心包炎的诊断。限制型心肌病者心包不增厚，但是需注意约 18% 的缩窄性心包炎患者的心包厚度正常，此时心脏 MRI 可以通过观察室间隔是否存在随呼吸的运动异常来协助诊断。此外，心脏 MRI 结合钆显像显示的早期强化有助于诊断心肌淀粉样变性；心脏 MRI 可以显示铁在心肌的浸润，有助于诊断血色病引起的限制型心肌病，还可显示心肌纤维化。

（7）放射性核素心室造影：右心型限制型心肌病造影的特点为：①右心房明显扩大伴核素滞留；②右心室向左移位，其心尖部显示不清，左心室位于右心室的左后方，右心室流出道增宽，右心室位相延迟，右心功能降低；③肺部显像较差，肺部核素通过时间延迟；④左心室位相及功能一般在正常范围。

（8）血常规检查：血中嗜酸性粒细胞增多。

三、诊断和鉴别诊断

限制型心肌病目前还没有统一的诊断标准，欧洲心脏学会（ESC）2008年对于心肌病的分类标准中，对于限制型心肌病有如下定义：患者心室表现为限制性舒张功能障碍，而一侧或两侧心室的舒张末期及收缩末期容积正常或减小，室壁厚度正常；并需除外缺血性心肌病、瓣膜性心脏病、心包疾病和先天性心脏病。诊断要点：①心室腔和收缩功能正常或接近正常；②舒张功能障碍，心室压力曲线呈舒张早期快速下陷，而中晚期升高，呈平台状；③特征性病理改变，如心内膜心肌纤维化、嗜酸性粒细胞增多性心内膜炎、心脏淀粉样变和硬皮病等。

本病应与以下疾病鉴别：

1. 缩窄性心包炎

缩窄性心包炎（constrictive pericarditis，CP）是指心脏被致密厚实的纤维化或钙化心包所包围，使心室舒张期充盈受限而产生一系列循环障碍的病征。CP与RCM两者为不同病因导致心室扩张受限，心室充盈受限和舒张期容量下降引发几乎相同的临床表现，仅从临床表现上无法有效将两者区分开来。然而两者的治疗又截然不同，CP可以早期施行心包切除术以避免疾病进一步发展，RCM无特效防治手段，治疗主要是控制心功能衰竭，且预后不良，一旦误行手术，反而加重病情。

2. 肥厚型心肌病

肥厚型心肌病时心室肌可呈对称性或非对称性增厚，心室舒张期顺应性降低，舒张压升高，患者常出现呼吸困难、胸痛、晕厥。梗阻性肥厚型心肌病者可闻及收缩中晚期喷射性杂音，常伴震颤。杂音的强弱与药物和体位有关。超声心动图示病变主要累及室间隔。本病无限制型心肌病特有的舒张早期快速充盈和舒张中晚期缓慢充盈的特点，有助于鉴别。

3. 缺血性心肌病

常无特征性杂音，多有异常Q波；超声心动图示室间隔不增厚；服用硝酸甘油等扩血管药物后胸痛等症状消失或缓解；冠状动脉造影或多排螺旋CT等特定检查有助于确诊。

4. 高血压性心肌肥厚

多有高血压史，年龄偏大；超声心动图示室壁肥厚多为向心性对称性，以左心受累和左心功能不全为特征，而限制型心肌病则常以慢性右心衰竭表现更为突出。

四、治疗和预后

对于有明确继发因素的限制型心肌病，首先应治疗其原发病。疾病早期有嗜酸性粒细胞增多症者应积极治疗，因嗜酸性粒细胞可能是本病的始动因素。推荐用糖皮质激素，如泼尼松和羟基脲。

针对限制型心肌病本身的治疗，目前尚缺乏非常有效的手段。本病常表现为心力衰竭，目前仍以对症治疗为主。值得注意的是，以心室舒张功能障碍为主，除快速房颤外，使用洋地黄似无帮助。

利尿治疗是缓解患者心力衰竭症状的重要手段，适当的使用利尿剂可以改善患者的生活质量和活动耐量，但需要注意以下问题：①限制型心肌病患者由于心肌僵硬度增加，左心前负荷的细小变化可能引起血压的较大变化。建议首先保证体循环血压，即使患者有心力衰竭的症状，也不要因为过度利尿而影响血压，过度利尿的后果除了影响血压和器官灌注外，可能会反射性兴奋交感神经而出现各种恶性心律失常，甚至引起猝死。②利尿剂仅是一种对症治疗，不能改善患者的长期预后。③由于限制型心肌病患者本身即可出现各种恶性心律失常，在使用利尿剂时应密切监测电解质平衡。

β受体阻滞剂尽管在其他心肌病中的使用越来越多，但是在限制型心肌病治疗中的作用并不肯定。

使用 β 受体阻滞剂可能有助于减少这类患者出现恶性心律失常的风险。

控制后负荷的治疗在一些存在轻度射血分数下降或者中、重度二尖瓣反流的限制型心肌病患者中可能有用，但对于仅仅表现为限制性舒张功能障碍的患者作用并不肯定。

钙拮抗剂可能改善心室顺应性，但尚缺乏有力证据。应强调使用抗凝剂，尤其是对已有附壁血栓和（或）已发生栓塞者。

外科手术切除附壁血栓、剥除纤维化的心内膜、置换二尖瓣和（或）三尖瓣已用于临床。手术死亡率约为 20%，5 年存活率为 60%。在存活者中 70% ~ 80% 心功能可望得以改善。

对于限制型心肌病有几点值得重视：①明确限制型心肌病诊断，因缩窄性心包炎患者可得益于心包切除术、肥厚型心肌病患者有其他治疗选择、终末期肝病患者可行肝移植；②限制型心肌病的治疗选择主要依靠其病因，故应明确其具体病因；③密切观察以防低血压及肾功能的恶化；④对于终末期限制型心肌病患者，充分与家属沟通，做好治疗选择。

限制型心肌病患者预后较差。在儿童患者中，疾病常进行性加重，诊断后 2 年的生存率仅为 50%。即使患者心力衰竭症状并不严重，也会发生心律失常、卒中甚至猝死。既往胸痛或者晕厥症状是发生猝死的危险因素，而与是否存在心力衰竭症状无关。在另一项关于成人限制型心肌病患者预后的研究中，在平均 68 个月的随访中，50% 的患者死亡，68% 的死亡患者死于心血管因素，男性、年龄、心功能和左心房前后径 > 60 mm 是死亡的独立危险因素。

第十章 快速性心律失常

心内科疾病诊治精要

第一节 窦性心动过速

正常窦房结发放冲动的频率易受自主神经的影响，且取决于交感神经与迷走神经的相互作用，此外，还受其他许多因素的影响，包括缺氧、酸中毒、温度、机械张力和激素（如三碘甲状腺原氨酸）等。

窦性心率一般在 60～100 次/分，成人的窦性心率超过 100 次/分即为窦性心动过速（sinus tachycardia），包括生理性窦性心动过速和不适当窦性心动过速。生理性窦性心动过速（physiological sinus tachycardia）是一种人体对适当的生理刺激或病理刺激的正常反应，是常见的窦性心动过速。不适当窦性心动过速（inappropriate sinus tachycardia）是指静息状态下窦性心率持续增快，或窦性心率的增快与生理、情绪、病理状态或药物作用水平无关或不相一致，是少见的一种非阵发性窦性心动过速。

一、原因

生理性窦性心动过速与生理、情绪、病理状态或药物作用有关。健康人运动、情绪紧张和激动、体力活动、吸烟、饮酒、喝茶和咖啡，及感染、发热、贫血、失血、低血压、血容量不足、休克、缺氧、甲状腺功能亢进、呼吸功能不全、心力衰竭、心肌炎和心肌缺血等均可引起窦性心动过速。药物的应用如儿茶酚胺类药物、阿托品、氨茶碱和甲状腺素制剂等也是引起窦性心动过速的原因。其发生机制通常认为是由于窦房结细胞舒张期 4 相除极加速引起了窦性心动过速。窦房结内起搏细胞的位置上移也可使发放冲动的频率增加。

不适当窦性心动过速见于健康人。其发生机制可能是窦房结本身的自律性增高，或者是自主神经对窦房结的调节失衡，表现为交感神经兴奋性增高，迷走神经张力减低。也见于导管射频消融治疗房室结折返性心动过速术后。

二、临床表现

生理性窦性心动过速时，频率通常逐渐加快，再逐渐减慢至正常，心率一般在 100～180 次/分，有时可高达 200 次/分。刺激迷走神经的操作如按摩颈动脉窦、Valsalva 动作等均可使窦性心动过速逐渐减慢，当增高的迷走神经张力减弱或消失时，心率可恢复到以前的水平。患者大多感觉心悸不适，其他症状取决于原发疾病。

不适当窦性心动过速患者绝大多数为女性，约占 90%，主要症状为心悸，也可有头晕、眩晕、先兆晕厥、胸痛、气短等不适表现。轻者可无症状，只是在体格检查时发现；重者活动能力受限制。

三、心电图与电生理检查

（一）生理性窦性心动过速

表现为窦性 P 波，频率 > 100 次/分，PP 间期可有轻度变化，P 波形态正常，但振幅可变大或高尖。PR 间期一般固定。心率较快时，有时 P 波可重叠在前一心搏的 T 波上。

（二）不适当窦性心动过速

诊断有赖于有创性和无创性的检查。

（1）心动过速及其症状呈非阵发性。

（2）动态心电图提示患者出现持续性窦性心动过速，心率超过100次/分。

（3）P波的形态和心内激动顺序与窦性心律时完全相同。

（4）排除继发性窦性心动过速的原因，如甲状腺功能亢进等。

四、治疗

（一）生理性窦性心动过速

生理性窦性心动过速的治疗主要在于积极查找并去除诱因，治疗原发疾病，如戒烟、避免饮酒、勿饮用浓茶和咖啡；感染者应予以控制，发热者应退热，贫血者应纠治，血容量不足者应补液等。少数患者可短期服用镇静剂，必要时选用β受体阻滞剂、非二氢吡啶类钙通道阻滞剂等以减慢心率。

（二）不适当窦性心动过速

是否需要治疗主要取决于症状。药物治疗首选β受体阻滞剂，非二氢吡啶类钙通道阻滞剂也能奏效。对于症状明显、药物疗效不佳的顽固性不适当窦性心动过速患者，有报道采用导管射频消融改善窦房结功能取得了较好的效果。利用外科手术切除窦房结或闭塞窦房结动脉的方法进行治疗也有成功的个案报道。

第二节 期前收缩

期前收缩（premature beats）也称早搏、期外收缩或额外收缩，是指起源于窦房结以外的异位起搏点提前发出的激动。期前收缩是临床上最常见的心律失常。

一、期前收缩的分类

期前收缩可起源于窦房结（包括窦房交界区）、心房、房室交界区和心室，分别称为窦性、房性、房室交界性和室性期前收缩。前三种起源于希氏束分叉以上，统称为室上性期前收缩。室性期前收缩起源于希氏束分叉以下部位。在各类期前收缩中，以室性期前收缩最为常见，房性和交界性期前收缩次之，而窦性期前收缩极为罕见，且根据心电图不易做出肯定的诊断。

（1）根据期前收缩发生的频度可分为偶发和频发期前收缩。一般将每分钟发作<5次称为偶发期前收缩，每分钟发作≥5次称为频发期前收缩。

（2）根据期前收缩的形态可分为单形性和多形性期前收缩。

（3）依据发生部位分为单源性和多源性期前收缩，单源性期前收缩是指期前收缩的形态和配对间期均相同，而多源性期前收缩的形态和配对间期均不同。

期前收缩与主导心律心搏成组出现称为"联律"。"二联律""三联律"和"四联律"指主导心律搏动和期前收缩交替出现，每个主导心律搏动后出现一个期前收缩称为二联律，每两个主导心律搏动后出现一个期前收缩称为三联律；每三个主导心律搏动后出现一个期前收缩称为四联律。两个期前收缩连续出现称为成对的期前收缩，3~5次期前收缩连续出现称为成串或连发的期前收缩。一般将≥3次连续出现的期前收缩称为心动过速。

期前收缩按照发生机制可分为自律性增高、触发激动和折返激动。目前认为折返激动是期前收缩发生的主要原因，也是大部分心动过速发生的主要机制。

二、期前收缩的病因

期前收缩可发生于正常的人，但器质性心脏病患者更常见，也可以由心脏以外的因素诱发。期前收缩可以发生于任何年龄，在儿童相对少见，但随着年龄增长发病率升高，在老年人较多见。炎症、缺血、缺氧、麻醉、心导管检查、外科手术和左心室假腱索等均可使心肌受到机械、电、化学性刺激而发生期前收缩。期前收缩常见于冠心病、心肌病、风湿性心脏病、肺心病、高血压左心室肥厚、二尖瓣脱垂患者，尤其是在发生急性心肌梗死和心力衰竭时。洋地黄、酒石酸锑钾、普鲁卡因胺、奎尼丁、三环类抗抑郁药中毒等也可以引起期前收缩。电解质紊乱可诱发期前收缩,特别是低钾。期前收缩也可以因神经功能性因素引起,如激烈运动、精神紧张、长期失眠,过量摄入烟、酒、茶、咖啡等。

三、临床表现

期前收缩患者的主要症状是心悸,表现为短暂心搏停止的漏搏感。偶发期前收缩者可以无任何症状,或仅有心悸、"停跳"感。期前收缩次数过多者可以有头晕、乏力、胸闷甚至晕厥等症状。

心脏体检听诊时,发现节律不齐,有提前出现的心脏搏动,其后有较长的停搏间歇。期前收缩的第一心音可明显增强,也可减弱,主要与期前收缩时房室瓣的位置有关。第二心音大多减弱或消失。室性期前收缩因左、右心室收缩不同步而常引起第一、第二心音的分裂。期前收缩发生越早,心室的充盈量和搏出量越少,桡动脉搏动也相应地减弱,甚至完全不能扪及。

四、心电图检查

(一)窦性期前收缩

窦性期前收缩(sinus premature beat)是窦房结起搏点提前发放激动或在窦房结内折返引起的期前收缩。

心电图特点:①在窦性心律的基础上提前出现P波,与窦性P波完全相同;②期前收缩的配对间期多相同;③等周期代偿间歇,即代偿间歇与基本窦性周期相同;④期前收缩下传的QRS波群多与基本窦性周期的QRS波群相同,少数也可伴室内差异性传导而呈宽大畸形。

(二)房性期前收缩

房性期前收缩(atrial premature beats)是起源于心房并提前出现的期前收缩。

心电图特点:①提前出现的房波(P'波),P'波有时与窦性P波很相似,但是多数情况下二者有明显差别;当基础窦性节律不断变化时,房性期前收缩较难判断,但房波(P'波与窦性P波)之间形态的差异可提示诊断;发生很早的房性期前收缩的P'波可重叠在前一心搏的T波上而不易辨认造成漏诊,仔细比较T波形态的差别有助于识别P'波。②P'R间期正常或延长。③房性期前收缩发生在舒张早期,如果适逢房室交界区仍处于前次激动过后的不应期,该期前收缩可产生传导的中断(称为未下传的房性期前收缩)或传导延迟(下传的P'R间期延长,>120 ms);前者表现为P'波后无QRS波群,P'波未能被识别时可误诊为窦性停搏或窦房阻滞。④房性期前收缩多数呈不完全代偿间歇,因P'波逆传使窦房结提前除极,包括房性期前收缩P'波在内的前后两个窦性下传P波的间距短于窦性PP间距的2倍,称为不完全代偿间歇;若房性期前收缩发生较晚或窦房结周围组织的不应期较长,P'波未能影响窦房结的节律,期前收缩前后两个窦性下传P波的间距等于窦性PP间距的两倍,称为完全代偿间歇。⑤房性期前收缩下传的QRS波群大多与基本窦性周期的QRS波群相同,也可伴室内差异性传导而呈宽大畸形(图10-1)。

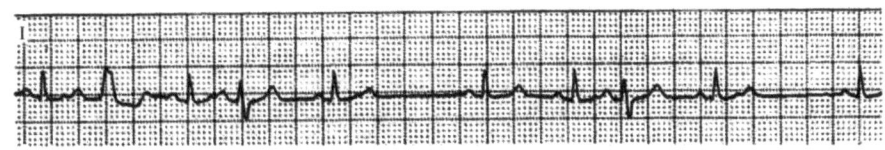

图10-1 房性期前收缩

提前发生的P'波,形态不同于窦性P波,落在其前的QRS波群的ST段上,P'R间期延长,在T波后产生QRS波群,呈不同程度的心室内差异性传导,有的未下传,无QRS波群,均有不完全代偿间歇

(三)房室交界性期前收缩

房室交界性期前收缩(junctional premature beats)是起源于房室交界区并提前出现的期前收缩。提前的异位激动可前传激动心室和逆传激动心房(P'波)。

心电图特点:①提前出现的QRS波群,形态与窦性相同,部分可伴室内差异性传导而呈宽大畸形;

②逆行 P' 波可出现在 QRS 波群之前（P'R 间期< 0.12 s）、之后（RP' 间期< 0.20 s），也可埋藏在 QRS 波群之中；③完全代偿间歇，因房室交界性期前收缩起源点远离窦房结，逆行激动常与窦性激动在房室交界区或窦房交界区发生干扰，窦房结的节律不受影响，表现为包含房室交界性期前收缩在内的前后两个窦性 P 波的间距等于窦性节律 PP 间距的两倍（图 10-2）。

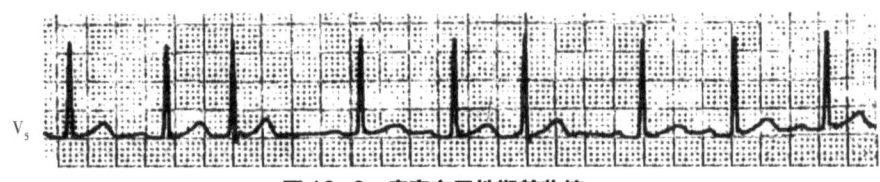

图 10-2　房室交界性期前收缩

第 3 个和第 6 个 QRS 波群提前发生，畸形不明显，前无相关 P 波，后无逆行的 P' 波，完全代偿间歇

（四）室性期前收缩

室性期前收缩（ventricular premature beats）是由希氏束分叉以下的异位起搏点提前激动产生的期前收缩。

心电图特点：①提前发生的宽大畸形的 QRS 波群，时限通常≥ 0.12 s，T 波方向多与 QRS 波群的主波方向相反；②提前的 QRS 波群前无 P 波或无相关的 P 波；③完全代偿间歇，因室性期前收缩很少能逆传侵入窦房结，故窦房结的节律不受室性期前收缩的影响，表现为包含室性期前收缩在内的前后两个窦性下传搏动的间距等于窦性节律 RR 间距的 2 倍（图 10-3）。

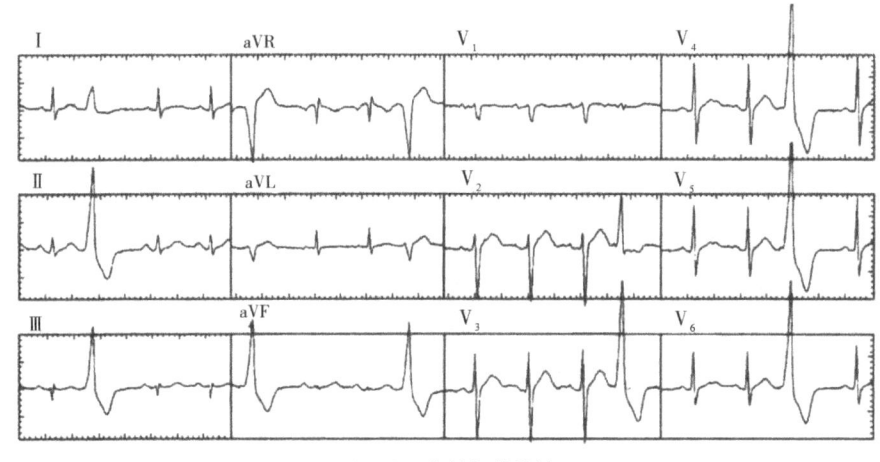

图 10-3　室性期前收缩

各导联均可见提前发生的宽大畸形 QRS 波群及 T 波倒置，前无 P 波，代偿间歇完全

室性期前收缩可表现为多种类型：①插入性室性期前收缩：这种期前收缩发生在两个正常窦性搏动之间，无代偿间歇；②单源性室性期前收缩：起源于同一室性异位起搏点的期前收缩，形态和配对间期完全相同；③多源性室性期前收缩：同一导联出现两种或两种以上形态和配对间期不同的室性期前收缩；④多形性室性期前收缩：在同一导联上配对间期相同但形态不同的室性期前收缩；⑤室性期前收缩二联律：每一个室性期前收缩和一个窦性搏动交替发生，具有固定的配对间期；⑥室性期前收缩三联律：每两个窦性搏动后出现一个室性期前收缩；⑦成对的室性期前收缩：室性期前收缩成对出现；⑧R-on-T 型室性期前收缩：室性期前收缩落在前一个窦性心搏的 T 波上；⑨室性反复心搏：少数室性期前收缩的冲动可逆传至心房，产生逆行 P 波（P' 波），后者可再次下传激动心室，形成反复心搏；⑩室性并行心律：室性期前收缩的异位起搏点以固定间期或固定间期的倍数规律的自动发放冲动，并能防止窦房结冲动的入侵，其心电图表现为室性期前收缩的配对间期不固定而 QRS 波群的形态一致，异位搏动的间距有固定的倍数关系，偶有室性融合波。

五、诊断

患者的心悸等不适症状可提示期前收缩的诊断线索。体检时心脏听诊大多容易诊断期前收缩。频发的期前收缩有时不易与心房颤动等相鉴别，但后者心室律更为不整齐；运动后心率增快时部分期前收缩可减少或消失。心搏呈二联律者，大多数由期前收缩引起，此外也可以是房室传导阻滞3∶2房室传导。

心电图检查是明确期前收缩诊断的重要步骤，并能进一步确定期前收缩的类型。尤其是某些特殊类型的期前收缩，如未下传的房性期前收缩、插入性期前收缩、多源性期前收缩等，更需要心电图确诊。

六、治疗

（一）窦性期前收缩

通常不需治疗，应针对原发病处理。

（二）房性期前收缩

一般不需治疗，频繁发作伴有明显症状或引发心动过速者，应适当治疗，主要包括去除诱因、消除症状和控制发作。患者应避免劳累、精神过度紧张和情绪激动，戒烟戒酒，不要饮用浓茶和咖啡。有心力衰竭时应适当给予洋地黄制剂。治疗的药物可酌情选用β受体阻滞剂、钙通道阻滞剂、普罗帕酮及胺碘酮等。

（三）房室交界性期前收缩

通常不需治疗。由心力衰竭引起的房室交界性期前收缩，适当给予洋地黄制剂即可控制。频繁发作伴有明显症状者，可酌情选用β受体阻滞剂、钙通道阻滞剂、普罗帕酮等。起源于房室结远端的期前收缩，有可能由于发生在心动周期的早期而诱发快速性室性心律失常，这种情况下，治疗与室性期前收缩相同。

（四）室性期前收缩

首先应积极消除引起室性期前收缩的诱因、治疗基础疾病。室性期前收缩本身是否需要治疗取决于室性期前收缩的临床意义。

（1）临床上大多数室性期前收缩患者无器质性心脏病，室性期前收缩不增加这类患者心源性猝死的危险，可视为良性室性期前收缩，若无明显症状则不需要药物治疗。对于这些患者，不应过分强调治疗室性期前收缩，以避免引起过度紧张焦虑。若患者症状明显，则给予治疗，目的在于消除症状。患者应避免劳累、精神过度紧张和焦虑，戒烟戒酒，不饮用浓茶和咖啡等，鼓励适当的活动，若无效则应给予药物治疗，包括镇静剂、抗心律失常药物等。β受体阻滞剂可首先选用，如果室性期前收缩随心率的增加而增多，β受体阻滞剂特别有效。无效时可改用的其他药物有美西律、普罗帕酮等。

患者无器质性心脏病客观依据，若室性期前收缩起源于右心室流出道，可首选β受体阻滞剂，也可选用普罗帕酮；若室性期前收缩起源于左心室间隔，首选维拉帕米。对于室性期前收缩频发、症状明显、药物治疗效果不佳的患者，可考虑射频导管消融治疗，大多数患者能取得良好的效果。

（2）发生于急性心肌梗死早期的室性期前收缩，尤其是频发、成对、多源、R-on-T型室性期前收缩，应首先静脉使用胺碘酮，也可选用利多卡因。若急性心肌梗死患者早期出现窦性心动过速伴发室性期前收缩，则早期静脉使用β受体阻滞剂等能有效减少心室颤动的发生。室性期前收缩发生于某些暂时性心肌缺血的情况下，如变异型心绞痛、溶栓和冠状动脉介入治疗后的再灌注心律失常等，可静脉使用利多卡因。

器质性心脏病伴轻度心功能不全（EF 40%～50%）时发生的室性期前收缩，如果无症状，原则上积极治疗基础心脏病，并去除诱因，不必针对室性期前收缩采用药物治疗。如果症状明显，可选用β受体阻滞剂、美西律、普罗帕酮、莫雷西嗪、胺碘酮。

器质性心脏病合并中重度心力衰竭时发生的室性期前收缩，心源性猝死的危险性增加。β受体阻滞剂对于减少室性期前收缩的疗效虽不明显，但能降低心肌梗死后猝死的发生率。胺碘酮对于心肌梗死后心力衰竭伴有室性期前收缩的患者能有效抑制室性期前收缩，致心律失常作用发生率低，对心功能抑制轻微，可小剂量维持使用以减少不良反应的发生。CAST试验结果显示，某些Ⅰc类抗心律失常药物用于治疗心肌梗死后室性期前收缩,尽管药物能有效控制室性期前收缩,但是总死亡率反而显著增加,原因是这些药物本身具有致心律失常作用。因此,心肌梗死后室性期前收缩应当避免使用Ⅰ类,特别是Ⅰc类抗心律失常药物。

二尖瓣脱垂患者常见室性期前收缩,但很少出现预后不良,治疗可依照无器质性心脏病并发室性期前收缩的处理原则。如患者合并二尖瓣反流及心电图异常表现,发生室性期前收缩时有一定的危险,可首先选用β受体阻滞剂,无效时再改用Ⅰ类或Ⅲ类抗心律失常药物。

第三节 窦房结折返性心动过速

窦房结折返性心动过速(sinoatrial reentry tachycardia)是由于窦房结内或其周围组织发生折返而形成的心动过速,约占室上性心动过速的5%～10%,可见于各年龄组,尤其是高龄者,无明显性别差异,常见于器质性心脏病患者,冠心病、心肌病、风心病尤其是病态窦房结综合征是常见病因,也可见于无器质性心脏病患者。

一、心电图表现

心动过速呈阵发性,中间夹杂窦性搏动,多由房性期前收缩诱发和终止。P波形态与窦性P波相同或非常相似。P波常重叠在T波或ST段,有时不易与窦性P波区别。频率大多在80～200次/分,平均多在130～140次/分。PR间期与心动过速的频率有关。心动过速的RR间期比PR间期长。PR间期比窦性心律时稍有延长,通常在正常参考值范围内并保持1∶1房室传导,可伴有文氏现象。刺激迷走神经可使心动过速减慢,然后突然终止。在心动过速终止前可出现房室传导时间延长或发生房室传导阻滞,但不影响窦房结折返(图10-4)。

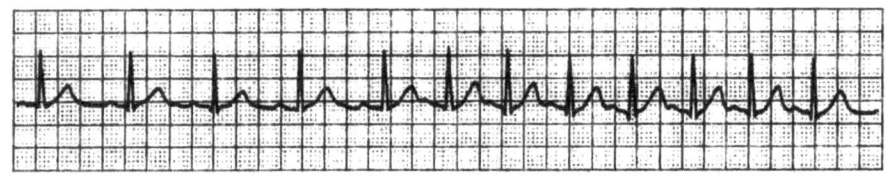

图10-4 窦房结折返性心动过速

第6个QRS波群开始出现连续规则的心动过速,其前的P波形态与窦性P波形态基本一致

二、诊断

窦房结折返性心动过速的诊断有赖于有创性和无创性心脏电生理检查。房性期前收缩后出现心动过速,而P波形态与窦性P波相同,应考虑窦房结折返性心动过速的诊断。以下特点高度提示窦房结折返性心动过速。

(1)心动过速及其症状呈阵发性。
(2)P波形态与窦性P波相同,其向量方向是从上向下、从右向左。
(3)心房激动顺序与窦性心律时相同,是从高向低、从右向左。
(4)心房期前刺激可诱发和终止心动过速。
(5)心动过速的诱发不需要房内或房室结传导时间的延长。
(6)心动过速可被迷走神经刺激或腺苷终止。

三、治疗

由于心动过速的频率较慢,症状轻微或无症状,许多患者并未就医。对于有症状的患者,如果是与焦虑所致心动过速有关,可给予镇静药物和β受体阻滞剂。刺激迷走神经的方法、β受体阻滞剂、非二氢吡啶类钙通道阻滞剂、洋地黄、腺苷、胺碘酮等能有效终止和预防发作。对于顽固病例,可采用射频导管消融部分或全部房室结的方法进行治疗。

第四节　房性心动过速

房性心动过速（atrial tachycardia），简称房速，按照发生机制与心电图表现的不同可分为自律性房速、折返性房速和紊乱性房速。其发生机制分别为自律性增高、折返和触发活动。

一、病因

自律性房速在各年龄组均可发生，多见于器质性心脏病患者，如冠心病、肺心病、心肌病、风心病等。洋地黄中毒可发生自律性房速，常伴有房室传导阻滞。大量饮酒及各种代谢障碍均为致病原因，也可见于无器质性心脏病患者。其发生是由于心房异位起搏点自发性4相舒张期除极速率加快所致。

折返性房速大部分见于器质性心脏病和心脏病手术后患者，极少见于正常人。其发生是由于外科手术瘢痕周围、解剖上的障碍物和心房切开术等引起心房肌不应期和传导速度的不同，形成房内折返。

紊乱性房速也称为多源性房速，常见于慢性阻塞性肺疾病、充血性心力衰竭的老年患者，有时也可见于儿童。氨茶碱过量也可引起紊乱性房速，而洋地黄中毒引起者并不多见。一般认为紊乱性房速与触发机制有关。

二、临床表现

房速患者症状的严重程度除了与基础疾病状况有关外，还与房速发作的方式、持续时间和心室率有关。房速的发作可呈短暂、间歇或持续性。短暂发作的患者绝大多数无明显症状，有些患者仅有心悸不适。持续性发作的患者可出现头晕、胸痛、心悸、先兆晕厥、晕厥、乏力和气短等症状，少数患者因心率长期增快可引起心脏增大，出现心力衰竭，类似扩张型心肌病，称为心动过速性心肌病。体检可发现心率不恒定，第一心音强度变化。颈动脉窦按摩可减慢心室率，但不能终止房速的发作。

三、心电图与电生理检查

房速的心房率一般在150～200次/分，房波（P'波）形态与窦性P波不同，通常在各导联可见等电位线，RP' > P'R。P'R间期受房率的影响，频率快时可出现P'R间期延长，常有文氏现象或Ⅱ度二型房室传导阻滞。刺激迷走神经的方法通常不能终止心动过速，但能加重房室传导阻滞。P'波在aVL导联正向或正负双向提示房速起源于右心房，在V_1导联正向提示起源于左心房。不同机制的房速，心电图和电生理检查可呈以下不同特点。

（1）自律性房速发作开始时多有"温醒"现象，心房率逐渐加快而后稳定在一定水平，通常不超过200次/分，而在终止前呈"冷却"现象。电生理检查时，心房期前刺激不能诱发、终止和拖带心动过速，但可被超速抑制。心动过速的发作不依赖于房内或房室结的传导延缓，心房激动顺序与窦性心律时不同。其发作的第一个P'波与随后的P'波形态一致，这与大多数折返性室上性心动过速发作时的情形不同，后者第一个P'波与随后的P'波形态有差异（图10-5）。

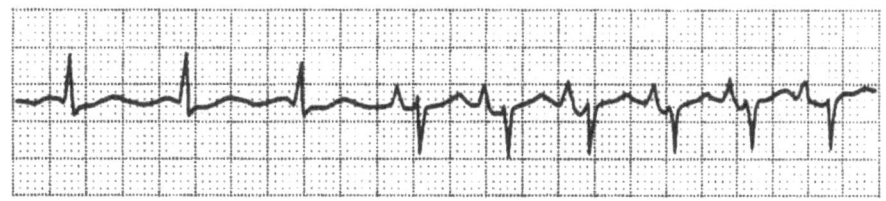

图10-5　自律性房性心动过速

第4个QRS波群开始出现连续规则的心动过速，其前的P波形态
与随后的P波一致，但与窦性P波形态不同，心率逐渐加快

（2）折返性房速的频率可达140～250次/分。电生理检查时，心房期前刺激能诱发、终止和拖带心动过速，并能用心房超速抑制刺激终止。当心房处于相对不应期而致房内传导延缓时易诱发心动过速。心房激动顺序和P波形态与窦性心律时不同，刺激迷走神经不能终止心动过速，但可加重房室传导阻滞，如未经电生理检查或未观察到发作的开始和终止，则不易与自律性房性心动过速相区别（图10-6）。

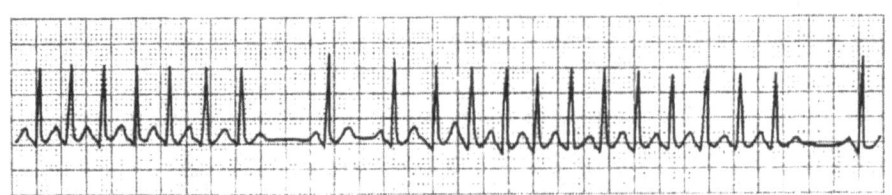

图 10-6 折返性房性心动过速

连续快速的QRS波群前均可见P波，但与第8及第21个窦性P波形态不同

（3）紊乱性房速通常在同一导联有三种或三种以上形态各异、振幅明显不同的P'波，节律极不规则，心房率较慢，100～130次/分，大多数P'波可下传心室。因部分P'波过早发生而下传受阻，心室率也不规则。紊乱性房速最终可发展为心房颤动（图10-7）。

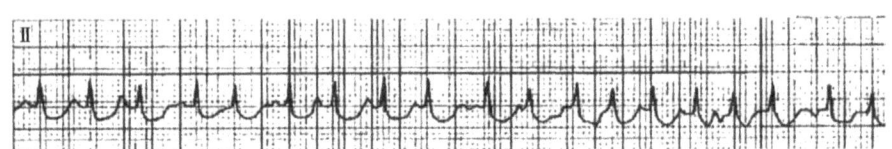

图 10-7 紊乱性房性心动过速

P'波形态各异、振幅明显不同，P'P'不规则，P'R和RR间期不等，P'波之间有等电位线

四、治疗

（一）自律性房速的治疗

根据不同临床情况进行处理。

（1）非洋地黄引起者，可选用β受体阻滞剂、非二氢吡啶类钙通道阻滞剂、洋地黄等药物以减慢心室率。如房速未能转复为窦性心律而持续存在，可加用Ⅰa、Ⅰc或Ⅲ类抗心律失常药物。药物治疗无效时可采用射频导管消融。

（2）洋地黄引起者，应立即停用洋地黄。如血清钾不高，首选氯化钾口服或静脉滴注，并注意血清钾和心电图的检查，防止出现高钾；血清钾增高或不能应用氯化钾者，可选用苯妥英钠、利多卡因、β受体阻滞剂或普罗帕酮。对于心室率不快者，只需停用洋地黄。

（二）折返性房速的治疗

可参照房室结折返性心动过速。

（三）紊乱性房速的治疗

重点是积极治疗原发疾患。在此基础上，选用维拉帕米、胺碘酮可能有效。β受体阻滞剂在无禁忌证时患者如能耐受也可选用。补充钾盐和镁盐可抑制心动过速发作，也是有效方法之一。电复律和导管消融不是治疗的适应证。

第十一章 缓慢性心律失常

第一节　窦性心动过缓

由窦房结控制的心率，成人每分钟小于 60 次者，称为窦性心动过缓（sinus bradycardia）。

一、病因

窦性心动过缓常因为迷走神经张力亢进或交感神经张力减弱及窦房结器质性疾病引起，常见原因：

（1）正常情况：健康青年人不少见，尤其是运动员或经常锻炼的人，也见于部分老年人。正常人在睡眠时心率可降至 35～40 次/分，尤以青年人多见，并可伴有窦性心律不齐，有时可以出现 2 s 或更长时间的停搏。颈动脉窦受刺激也可引起窦性心动过缓。

（2）病理状态：颅内压增高（脑膜炎、颅内肿瘤等）、黄疸、急性感染性疾病恢复期、眼科手术、冠状动脉造影、黏液性水肿、低盐、Chagas 病、纤维退行性病变、精神抑郁症等。窦性心动过缓也可发生于呕吐或血管神经性晕厥。

（3）各种原因引起的窦房结及窦房结周围病变。

（4）药物影响：迷走神经兴奋药物、锂剂、胺碘酮、β 受体阻滞剂、可乐定、洋地黄和钙拮抗剂等。

二、临床表现

一般无症状。心动过缓显著或伴有器质性心脏病者，可有头晕、乏力，甚至晕厥，可诱发心绞痛甚至心力衰竭。心率一般在 50 次/分左右，偶有低于 40 次/分者。急性心肌梗死时 10%～15% 可发生窦性心动过缓，若不伴有血流动力学失代偿或其他心律失常，心肌梗死后的窦性心动过缓比窦性心动过速可能更为有益，常为一过性并多见于下壁或右室心肌梗死。窦性心动过缓也是溶栓治疗后常见的再灌注性心律失常，但心脏停搏复苏后的窦性心动过缓常提示预后不良。

三、心电图表现

（1）P 波在 QRS 波前，形态正常，为窦性。

（2）PP 间期（或 RR 间期）超过 1 s；无房室传导阻滞时 PR 间期固定且超过 0.12 s，为 0.12～0.20 s，常伴有窦性心律不齐（图 11-1）。

四、治疗

无症状者可以不治疗，有症状者针对病因治疗。窦性心动过缓出现头晕、乏力等症状者，可对症治疗，常用阿托品 0.3～0.6 mg，每日 3 次，或沙丁胺醇 2.4 mg，每日 3 次口服。长期窦性心动过缓引起充血性心力衰竭或心输出量降低的患者则需要电起搏治疗。心房起搏保持房室顺序收缩比心室起搏效果更佳。对于持续性窦性心动过缓，起搏治疗比药物治疗更为优越，因为没有一种增快心率的药物长期应用能够安全有效而无明显不良反应。

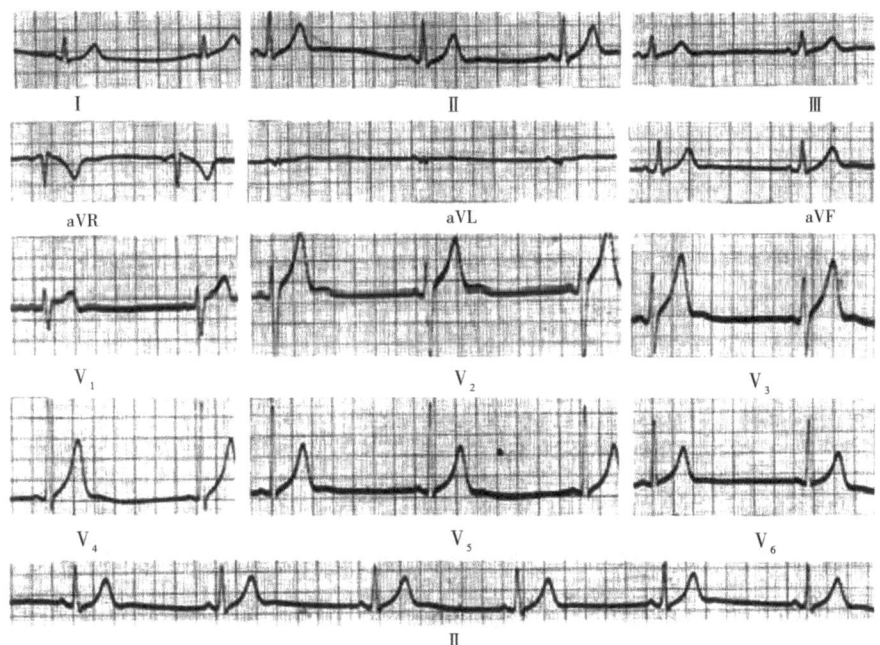

图 11-1 窦性心动过缓

第二节 窦性停搏或窦性静止

窦房结在某个时间内兴奋性低下，不能产生激动而使心脏暂时停止活动，称为窦性停搏（sinus pause）或窦性静止（sinus arrest）。

一、病因

迷走神经张力增高、颈动脉窦过敏、高血钾，洋地黄、奎尼丁、乙酰胆碱等药物，也见于各种器质性心脏病、窦房结变性、纤维化导致窦房结功能障碍。

二、临床表现

临床症状轻重不一，轻者无症状或偶尔出现心搏暂停，严重者窦房结活动长时间停顿，心脏活动依靠下级起搏点维持。若下级起搏点功能低下，则长时间心脏停搏，可出现头晕，近乎晕厥，短暂晕厥甚至阿-斯综合征。

三、心电图表现

（1）在正常的窦性心律中，突然出现较长时间的间歇，长间歇中无 P 波出现。
（2）间歇长短不等，前后 PP 距离与正常的 PP 距离不呈倍数关系。
（3）长间歇中往往出现交界性或室性逸搏心律，发作间歇心电图可无异常（图 11-2）。

四、治疗

窦性停搏可以自然恢复正常或在活动后转为正常，也可引起猝死。有症状的窦性停搏，针对病因治疗，如停用有关药物，纠正高血钾。频繁出现时可用阿托品、麻黄碱或异丙肾上腺素治疗。有晕厥发作者或慢性窦房结病变者常需永久起搏器治疗。

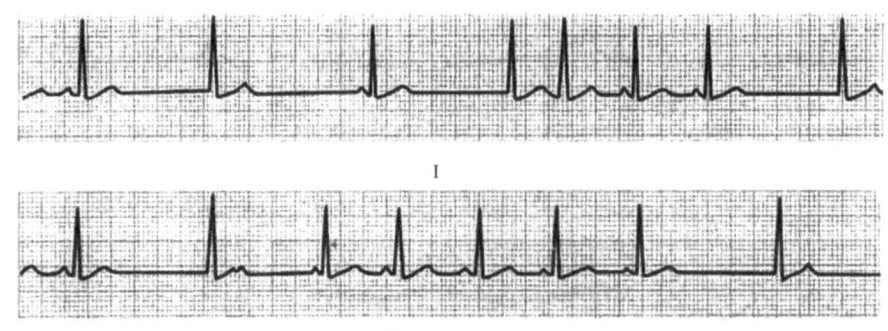

图 11-2 窦性停搏伴交界区逸搏

第三节 窦房传导阻滞

窦房传导阻滞（sinoatrial block）是窦房结与心房之间发生的阻滞，属于传导障碍，是窦房结内形成的激动不能使心房除极或使心房除极延迟，属较为少见的心律失常。由于窦房结的激动受阻没有下传至心房，心房和心室都不能激动，使心电图上消失一个或数个心动周期，P 波、QRS 波及 T 波都不能看到。急性窦房传导阻滞的病因为急性心肌梗死、急性心肌炎、洋地黄或奎尼丁类药物作用和迷走神经张力过高。慢性窦房传导阻滞常见于冠心病、原发性心肌病、迷走神经张力过高或原因不明的窦房结综合征。按阻滞的程度不同，窦房传导阻滞分为 3 度。

一、Ⅰ度窦房传导阻滞

为激动自窦房结发出后，延迟传至心房，即窦房传导的延迟现象；由于常规体表心电图上看不见窦房结激动，故Ⅰ度窦房传导阻滞在心电图上无法诊断。

二、Ⅱ度窦房传导阻滞

窦房结激动有部分被阻滞，而未能全部下传至心房，心电图上消失一个或数个 P 波，又可以分为 2 型。

（一）Ⅱ度窦房传导阻滞一型（即莫氏或 Mobitz Ⅰ型）

心电图表现：①PP 间距较长的间歇之前的 PP 间距逐渐缩短，以脱漏前的 PP 间距最短；②较长间距的 PP 间距短于其前的 PP 间距的两倍；③窦房激动脱漏后的 PP 间距长于脱漏前的 PP 间距，PR 间期正常且固定。此型应与窦性心律不齐相鉴别，后者无以上规律并且往往随呼吸而有相应的变化。

（二）Ⅱ度窦房传导阻滞二型（即莫氏或 Mobitz Ⅱ型）

心电图上表现为窦性 P 波脱漏，间歇长度约为正常 PP 间距的两倍或数倍（图 11-3）。

三、Ⅲ度窦房传导阻滞（完全性窦房传导阻滞）

心电图上无窦性 P 波。若无窦房结电图难以确定诊断。此型在体表心电图上无法和房室交界性心律（P 波与 QRS 波相重叠）或窦性静止相区别。但若用阿托品后出现Ⅱ度窦房传导阻滞则可考虑该型。

治疗主要针对病因。轻者无须治疗，心动过缓严重者可以用麻黄碱、阿托品或异丙肾上腺素等治疗。顽固而持久并伴有晕厥或阿-斯综合征的患者应安装起搏器。

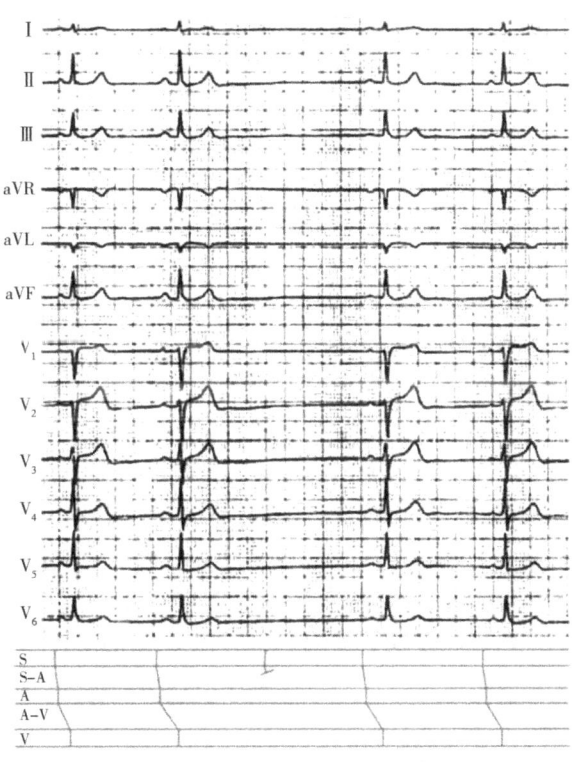

图 11-3　Ⅱ度二型窦房传导阻滞

第四节　病态窦房结综合征

病态窦房结综合征（sick sinus syndrome，SSS）简称病窦综合征，又称窦房结功能不全。最初在1967年由Lown提出，其在研究电复律过程中发现有些患者在房颤转复后窦性心律不稳定，出现紊乱的房性心律失常、窦房阻滞等表现，首次提出病态窦房结综合征的术语，并沿用至今，已被临床广泛使用。

目前认为病态窦房结综合征是由于窦房结及其邻近组织病变引起窦房结起搏功能和（或）窦房传导障碍，从而产生多种心律失常和临床症状的综合征。病态窦房结综合征是心源性晕厥的原因之一，严重者可以发生心脏性猝死，临床上已引起普遍重视。

一、病因

按照病程长短，Bashout将病态窦房结综合征分为急性和慢性两类，每类又可分为器质性和功能性两种。

（一）急性病态窦房结综合征

1. 器质性

（1）缺血性：急性下壁心肌梗死时，5%可伴发病态窦房结综合征，多在急性心肌梗死最初4天内出现，1小时内最多。这种急性窦房结功能不全大多在随后的1~7天内恢复，少数由于瘢痕形成而演变为慢性病态窦房结综合征。

心肌梗死发生窦性心动过缓是由于：①右冠状动脉主干闭塞，使窦房结动脉供血中断，或由于左旋支闭塞导致窦房结的供血中断。②窦房结具有丰富的胆碱能神经纤维末梢，急性缺血时，胆碱分泌增高，心动过缓，当心率小于50次/分时可导致心输出量下降、血压下降，晕厥发生。

冠状动脉严重痉挛可诱发心绞痛伴窦房结暂时性缺血，可伴有过缓性心律失常、快速异位心律，甚至晕厥。

（2）炎症性：急性心包炎、心肌炎和心内膜炎均可使窦房结受累而发生功能障碍。因窦房结动脉属于小动脉，累及全身小动脉的结缔组织病变也可影响窦房结的供血。

（3）创伤性：右心耳是心脏外科手术的重要途径，可由心脏手术损伤窦房结。

（4）浸润性：肿瘤细胞浸润可造成窦房结细胞功能单位减少，影响窦房结功能。

2. 功能性

（1）神经性：自主神经功能失调、迷走神经张力升高是最常见的原因。

（2）药物性：急性药物中毒，如洋地黄、β受体阻滞剂、维拉帕米、胺碘酮等，均可抑制窦房结的自律性或造成冲动形成障碍。

（3）代谢性：高血钾、高血钙、阻塞性黄疸可抑制窦房结的起搏和传导功能。

（4）医源性：颈动脉窦按摩、Valsalva动作、压迫眼球、药物或电复律后、冠状动脉造影术中导管刺激右冠状动脉等都可引起缓慢性心律失常。

（二）慢性病态窦房结综合征

1. 器质性

（1）缺血性：冠状动脉粥样硬化性心脏病，导致窦房结长期供血不足、纤维化，发展为病窦综合征。

（2）特发性：不能肯定病因者称为特发性，多由窦房结退行性病变所致。

（3）内分泌性：甲状腺功能亢进性心脏病，因甲状腺素毒性造成广泛心肌损害，可累及窦房结。黏液性水肿因代谢率低，对儿茶酚胺的敏感性降低，引起显著窦性心动过缓。

（4）创伤性：心脏手术后纤维组织增生，瘢痕形成，累及窦房结。

（5）家族性：家族性病窦综合征少见，国内外文献报道中多为常染色体显性和常染色体隐性遗传。

2. 功能性

（1）神经性：窦房结细胞正常，但由于迷走神经张力异常增高，明显抑制窦房结功能，导致过缓性心律失常，伴有一系列症状。

（2）药物性：个别老年人，窦房结功能处于临界状态，对抗心律失常药物特别敏感，长期用药后显示窦房结功能不全。一旦快速心律失常控制，停用有关药物，不会再次出现过缓性心律失常。

上述原因导致窦房结起搏功能低下或衰竭后，心脏下部的起搏点发出较窦房结频率为慢的逸搏，以保证心脏继续搏动而不致停跳，但临床上病态窦房结综合征患者常因心脏停搏而引起急性脑缺血综合征。这反映其下部起搏点不能发出逸搏，可以理解其病变范围包括了下部传导系统。这种房室交界区也有功能失常者被称为双结病变或双结综合征（binode syndrome）。

二、临床表现

病态窦房结综合征病程发展大多缓慢，从出现症状到症状严重可长达5～10年或更久。各个年龄组均可发生，以老年人居多。临床表现轻重不一，可呈间歇发作性。症状多以心率缓慢所致脑、心、肾等脏器供血不足为主。

（一）脑症状

头晕、眼花、失眠、瞬间记忆力障碍、反应迟钝或易激动等，进一步发展可有黑矇、眩晕、晕厥或阿-斯综合征。

（二）心脏症状

主要表现为心悸。无论心动过缓、过速或心律不齐，患者均可感到心悸。部分患者合并短阵室上性心动过速发作，又称慢-快综合征。慢-快综合征房性快速心律失常持续时间长者，易致心力衰竭。一般规律为：心动过速突然终止后可有心脏暂停伴或不伴晕厥发作；心动过缓转为过速，则出现心悸、心绞痛甚至心力衰竭加重。

（三）肾脏和胃肠道症状

心输出量过低，可以影响肾血流灌注，使肾血流量降低，引起尿量减少；胃肠道供血不足，表现为食欲缺乏、消化吸收不良、胃肠道不适。

三、心电图表现

心电图表现主要包括窦房结功能障碍本身及继发于窦房结功能失常的逸搏和（或）逸搏心律，还可以并发短阵快速心律失常和（或）传导系统其他部位受累的表现。

（一）过缓性心律失常

过缓性心律失常是病态窦房结综合征的基本特征，包括：①单纯的窦性心动过缓，心率多在 60 次 / 分以下，有时低至 40 次 / 分；②窦房传导阻滞；③窦性停搏，它可自发也可发生于心动过速后，持续时间短者为数秒，长者为十几秒。

（二）过速性心律失常

常见的有：①阵发性房性心动过速，常由房内或房室交界区形成折返所致；②阵发性交界性心动过速，也是因折返机制所致；③心房扑动；④心房颤动。

（三）心动过缓-过速综合征

阵发或反复发作短阵心房颤动、心房扑动或房性心动过速，与缓慢的窦性心律形成所谓慢-快综合征（bradycardia-tachycardia syndrome）。快速心律失常自动停止后，窦性心律常于 2 s 以上的间歇后出现（图 11-4）。

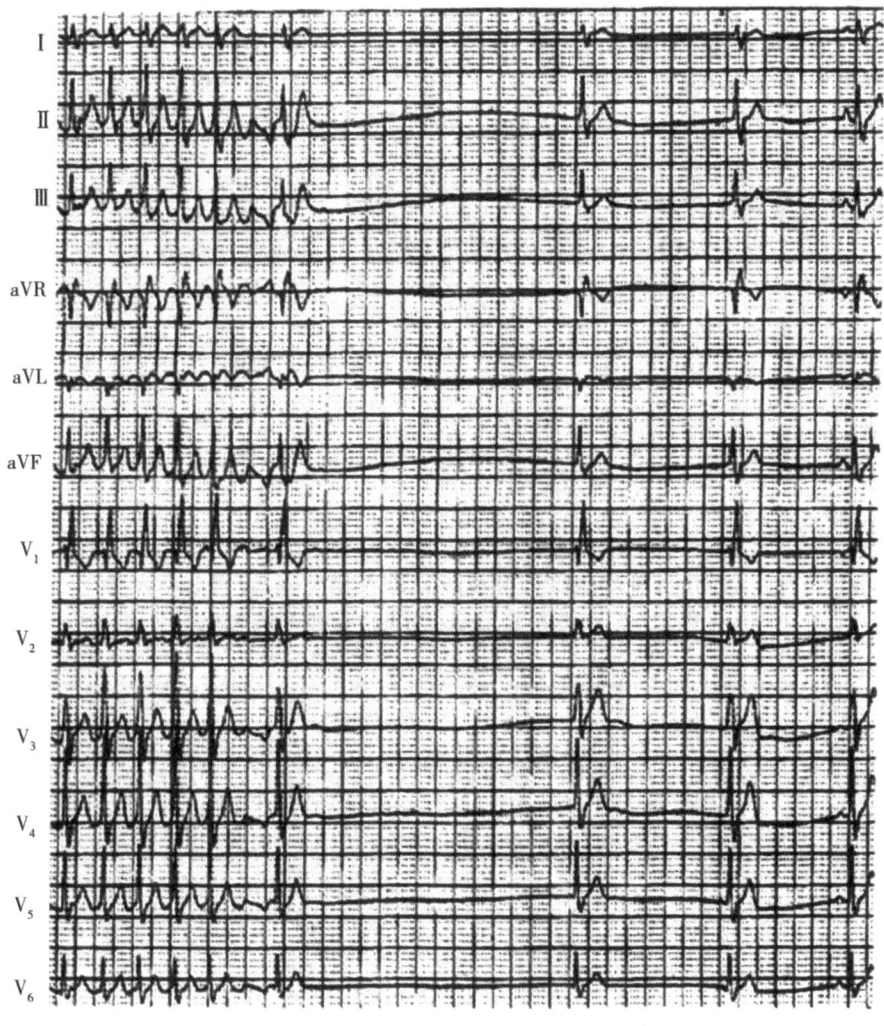

图 11-4　病态窦房结综合征患者快速心律失常停止后出现长间歇

上述这些心律失常可以单独存在、相继出现，也可合并存在，因此病态窦房结综合征患者心律和心率变化明显。

四、诊断

患者有心动过缓伴头晕、晕厥或有心动过缓-心动过速表现者应首先考虑本综合征的可能，但必须排除某些生理性表现、药物的作用及其他病变的影响。诊断主要基于窦房结功能障碍的心电图表现。早期或不典型病例的窦房结功能障碍可能呈间歇性发作，或以窦性心动过缓为主要或唯一表现，常难以确诊本病。下列检查有助于评估窦房结功能。

动态心电图可发现心脏节律变化的特征，借以得到更为有意义的资料，提高病态窦房结综合征的诊断率，结果阴性时可于短期内重复检查。

通过分析病史、连续观察心电图不能确定诊断者，则需要做窦房结功能激发试验。常用的试验有以下几种。

（一）运动试验

窦房结功能不全者，可以显示运动负荷试验不能使窦性节律加速，而呈现异常反应。包括踏车次极量负荷试验和活动平板次极量负荷试验，病态窦房结综合征患者的最高心率显著低于对照组，但这不能作为一种排除或诊断病窦综合征的有识别力的方法。

（二）阿托品试验

阿托品是抗胆碱药，主要作用是阻断 M 型胆碱反应系统，使迷走神经张力减小，消除迷走神经对窦房结的影响。因此，如果心动过缓是由于迷走神经张力过高导致的，注射阿托品后（静脉注射阿托品 1~2 mg）心率可立即提高；若与迷走神经张力无关，是窦房结本身功能低下所致，则注射阿托品后心率不能显著提高（<90次/分）或诱发心律失常，对于青光眼患者和前列腺肥大患者此实验禁用。高温季节也应避免使用。

（三）异丙肾上腺素试验

通过刺激 β 受体，兴奋窦房结，提高窦房结的自律性。静脉推注或滴注 1~2μg，心率<90次/分或增加<25%提示窦房结功能低下。冠心病、甲状腺功能亢进、高血压、严重室性心律失常者禁用。

（四）窦房结功能电生理检查

主要有心脏固有心率（intrinsic heart rate，IHR）、窦房节电图、窦房结恢复时间（sinus nodal recovery time，SNRT）和矫正窦房结恢复时间（corrected sinus recovery time，CSNRT）及窦房结传导时间（sinus atrial conduction time，SACT）测定。病窦综合征患者的 SNRT 和 SACT 常显著超过正常高限。

（五）Fisher 结合电生理检查

将 SSS 分为起搏障碍、传导阻滞及迷走神经过敏三种类型（表 11-1）。

表 11-1 明显的 SSS 患者的窦房结功能障碍的类型

	迷走神经张力	窦房结实验	结果
起搏障碍（固有自律性低下）	降低	SNRT	延长
		SNRT	正常
窦房结传导阻滞或正常	降低	SNRTSNRT	延长
			延长
迷走神经过敏症	增加	SNRT	可变
迷走神经张力亢进	过度增加	SNRT	延长
对正常张力的敏感	降低	SNRT	正常
		SNRT	正常

迷走神经张力增高延长 SA 传导时间，此时进行 SNRT 试验，快速起搏未能进入窦房结，因此不能产生超速抑制，但是窦性激动传出也会受阻。起搏激发的心动过速所致的迷走神经张力增高可使 SNRT

延长，当迷走神经张力增高是由于窦性心律恢复的第一心跳产生的高血压所致时，有可能产生第二次停搏。

五、治疗

治疗应针对病因，无症状者可以定期随访，密切观察病情。

（一）药物治疗

心率缓慢显著或伴自觉症状者可以试用药物。但是用于提高心率的药物缺乏长期治疗作用，仅能作为暂时的应急处理，为起搏治疗争取时间。常用的药物如下：阿托品、沙丁胺醇、异丙肾上腺素、氨茶碱。当快速心律失常发作时，叩慎用洋地黄、胺碘酮。心房扑动或心房颤动发作时不宜进行电复律。

（二）起搏治疗

有下列情况的患者需进行起搏治疗《2002 ACC/NASPE 指南》。

Ⅰ类适应证：①病态窦房结综合征表现为症状性心动过缓，或必须使用某些类型和剂量的药物进行治疗，而这些药物又引起或加重心动过缓并产生症状者；②因窦房结变时性不佳而引起症状者。

Ⅱ类适应证：①Ⅱa：自发或药物诱发的窦房结功能低下，心率< 40 次 / 分，虽有心动过缓的症状，但未证实与所发生的心动过缓有关；不明原因的晕厥，经电生理检查发现窦房结功能不全。②Ⅱb：清醒状态下心率长期低于 40 次 / 分，但症状轻微。

Ⅲ类适应证：①无症状的患者，包括长期应用药物所致的窦性心动过缓（心率< 40 次 / 分）；②虽有类似心动过缓的症状，但已证实该症状并不是由窦性心动过缓造成的；③非必须应用的药物引起的症状性心动过缓。

病态窦房结综合征患者约 50% 有双结病变，因此以 VVI 或房室序贯型起搏较好。有条件者可以应用程控式 VVI 起搏器。DVI、DDD 起搏器虽能按需起搏心房，并备有按需心室起搏功能，附以多参数程控装置可达到生理起搏与抗 SVT、房扑的目的，但仍无法终止房颤。带有程控自动扫描功能的起搏器是治疗慢 – 快综合征的一种较理想的起搏器，心动过缓时按 VVI 起搏，心动过速发作时则由 VVI 转为 VVT，发放扫描刺激或短阵快速刺激终止心动过速的发作。

第十二章 心力衰竭

心内科疾病诊治精要

第一节 急性心力衰竭的诊断

一、急性左心衰竭的诊断

(一) 急性左心衰竭的临床表现

1. 基础心血管疾病的病史和表现

大多数患者有各种心脏病的病史，存在引起急性心力衰竭的各种病因。老年人中的主要病因为冠心病、高血压和老年性退行性心瓣膜病，而在年轻人中多由风湿性心瓣膜病、扩张型心肌病、急性重症心肌炎等所致。

2. 诱发因素

常见的诱因有：①CHF药物治疗缺乏依从性；②心脏容量超负荷；③严重感染，尤其肺炎和败血症；④严重颅脑损害或剧烈的精神心理紧张与波动；⑤大手术后；⑥肾功能减退；⑦急性心律失常，如室性心动过速、心室颤动、心房颤动或心房扑动伴快速心室率、室上性心动过速以及严重的心动过缓等；⑧支气管哮喘发作；⑨肺栓塞；⑩高心排血量综合征，如甲状腺功能亢进危象、严重贫血等；⑪应用负性肌力药物，如维拉帕米、地尔硫䓬、β受体阻滞药等；⑫应用非甾体类抗炎药（NSAIDs）；⑬心肌缺血（通常无症状）；⑭老年急性舒张功能减退；⑮吸毒；⑯酗酒；⑰嗜铬细胞瘤。这些诱因使心功能原来尚可代偿的患者骤发心力衰竭，或者使已有心力衰竭的患者病情加重。

3. 早期表现

原来心功能正常的患者出现原因不明的疲乏或运动耐力明显减低以及心率增加15～20次/分，可能是左心功能降低的最早期征兆。继续发展可出现劳力性呼吸困难、夜间阵发性呼吸困难、睡觉需用枕头抬高头部等；检查可发现左心室增大、闻及舒张早期或中期奔马律、P_2亢进、两肺尤其肺底部有细湿啰音，还可有干性啰音和哮鸣音，提示已有左心功能障碍。

4. 急性肺水肿

起病急骤，病情可迅速发展至危重状态。以肺间质肺水肿为主时，患者频繁咳嗽但无泡沫样痰，端坐呼吸、面色灰白、大汗淋漓、烦躁不安，常有口唇及肢端发绀、脉率快。部分患者可见颈静脉怒张，呼气时间延长，双肺可闻及哮鸣音，有时伴有细湿啰音。到肺泡性肺水肿期时，常咳白色或粉红色泡沫样痰、极度呼吸困难、发绀、颈静脉怒张。双肺满布大、小水泡音伴哮鸣音，有时不需要听诊器即可闻及。心率加快可伴心律失常。心尖区可闻及奔马律及收缩期杂音，有时因双肺啰音可掩盖心音或原有心脏杂音。可有交替脉。

5. 心源性休克

主要表现为：①持续低血压，收缩压<90 mmHg，或原有高血压的患者收缩压降低≥60 mmHg，且持续30 min以上。②组织低灌注状态，可有皮肤湿冷、苍白和发绀，出现紫色条纹；心动过速>110次/分；尿量显著减少（<20 mL/h），甚至无尿；意识障碍，常有烦躁不安、激动焦虑、恐惧和濒死感；收缩压<70 mmHg，可出现抑制症状如神志恍惚、表情淡漠、反应迟钝，逐渐发展至意识模糊甚至昏迷。③血流动力学障碍，PCWP≥18 mmHg，心脏排血指数（CI）≤36.7 mL/（s·m²）[≤2.2 L/（min·m²）]。

④低氧血症和代谢性酸中毒。

（二）实验室和器械检查

1. 心电图

能提供许多重要信息，包括心率、心脏节律、传导，以及某些病因依据，如心肌缺血性改变、ST段抬高或非ST段抬高心肌梗死以及陈旧性心肌梗死的病理性Q波等；还可检测出心肌肥厚、心房或心室扩大、束支传导阻滞、心律失常的类型及其严重程度，如各种房性或室性心律失常（心房颤动、心房扑动伴快速性心室率、室性心动过速）、Q-T间期延长等。

2. 胸部X线检查

可显示肺淤血的程度和肺水肿，如出现肺门血管影模糊、蝶形肺门，甚至弥漫性肺内大片阴影等；还可根据心影增大及其形态改变，评估基础的或伴发的心脏和（或）肺部疾病以及气胸等。

3. 超声心动图

可用以了解心脏的结构和功能、心瓣膜状况、是否存在心包病变、急性心肌梗死的机械并发症以及室壁运动失调；可测定左心室射血分数（LVEF），监测急性心力衰竭时的心脏收缩/舒张功能相关的数据。超声多普勒成像可间接测量肺动脉压、左右心室充盈压等。此法为无创性，应用方便，有助于快速诊断和评价急性心力衰竭，还可用来监测患者病情的动态变化，对于急性心力衰竭是不可或缺的监测方法。一般采用经胸超声心动图，如患者疑为感染性心内膜炎，尤为人工瓣膜心内膜炎，在心力衰竭病情稳定后还可采用经食管超声心动图，能够更清晰地显示赘生物和瓣膜周围的脓肿等。

4. 动脉血气分析

急性左心衰竭常伴低氧血症，肺淤血明显者可影响肺泡氧气交换。应监测动脉氧分压（PaO_2）、二氧化碳分压（$PaCO_2$）和氧饱和度（SaO_2），以评价氧含量（氧合）和肺通气功能。还应监测酸碱平衡状况，本病患者常有酸中毒，与组织灌注不足、二氧化碳潴留有关，且可能与预后相关，及时处理纠正很重要。无创测定血氧饱和度可用作长时间、持续和动态监测，由于使用简便，一定程度上可以代替动脉血气分析而得到广泛应用，但不能提供$PaCO_2$和酸碱平衡的信息。

5. 常规实验室检查

包括血常规和血生化检查，如电解质（钠、钾、氯等）、肝功能、血糖、清蛋白及高敏C反应蛋白（hs-CRP）。研究表明，hs-CRP对评价急性心力衰竭患者的严重程度和预后有一定的价值。

6. 心力衰竭标志物

B型钠尿肽（BNP）和N末端B型钠尿肽原（NT-proBNP）的浓度增高已成为公认诊断心力衰竭的客观指标，也是心力衰竭临床诊断上近几年的一个重要进展。其临床意义如下：①心力衰竭的诊断和鉴别诊断：如BNP＜100 ng/L或NT-proBNP＜400 ng/L，心力衰竭可能性很小，其阴性预测值为90%；如BNP＞400 ng/L或NT-proBNP＞1 500 ng/L，心力衰竭可能性很大，其阳性预测值为90%。急诊就医的明显气急患者，如BNP/NT-proBNP水平正常或偏低，几乎可以除外急性心力衰竭的可能性。②心力衰竭的危险分层：有心力衰竭临床表现、BNP/NT-proBNP水平又显著增高者属高危人群。③评估心力衰竭的预后：临床过程中这一标志物持续走高，提示预后不良。不过，与慢性心力衰竭不同，某些特殊情况下，急性左心衰竭的患者BNP和NT-proBNP可以不增高或增高不明显。例如，急性二尖瓣反流、闪电式急性肺水肿以及左心室射血分数正常的急性左心衰竭等，在与肺源性呼吸困难鉴别时应予以关注。

7. 心肌坏死标志物

旨在评价是否存在心肌损伤或坏死及其严重程度。①心肌肌钙蛋白T或I（cTnT或cTnI）：其检测心肌受损的特异性和敏感性均较高。急性心肌梗死时可显著升高3～5倍或以上；CHF可出现低水平升高；重症有症状心力衰竭存在心肌细胞坏死、肌原纤维不断崩解，血清中cTn水平可持续升高。②肌酸磷酸激酶同工酶（CK-MB）：一般在发病后3～8 h升高，9～30 h达高峰，48～72 h恢复正常；其动态升高可列为急性心肌梗死的确诊指标之一，高峰出现时间与预后有关，出现早者预后较好。③肌红蛋白：其分子质量小，心肌损伤后即释出，故在急性心肌梗死后0.5～2 h便明显升高，5～12 h达高峰，18～30 h恢复，作为早期诊断的指标优于CK-MB，但特异性较差。伴急性或慢性肾损伤者肌红蛋白可持续升高，此时血肌酐水平也会明显增高。

（三）急性左心衰竭严重程度分级

主要有 Killip 法（表 12-1）、Forrester 法（表 12-2）和临床程度分级（表 12-3）三种。Killip 法主要用于急性心肌梗死患者，根据临床和血流动力学状态来分级。Forrester 法可用于急性心肌梗死或其他原因所致的急性心力衰竭，其分级的依据为血流动力学指标如 PCWP 和 CI 以及外周组织低灌注状态，故适用于心脏监护室、重症监护室和有血流动力学监测条件的病房、手术室内。临床程度分级根据 Forrester 法修改而来，其个别可以与 Forrester 法一一对应，由此可以推测患者的血流动力学状态；由于分级的标准主要根据末梢循环的望诊观察和肺部听诊，无须特殊的检测条件，适合用于一般的门诊和住院患者。这三种分级法均以 I 级病情最轻，逐渐加重，IV 级为最重。以 Forrester 法和临床程度分级为例，由 I 级至 IV 级病死率分别为 2.2%、10.1%、22.4% 和 55.5%。

根据静息下有无肺充血和低灌注的临床表现，国内学者将血流动力学异常表现分为四种基本类型：没有低灌注和肺充血为 A（warm and dry）型；灌注正常且存在肺淤血为 B（warm and wet）型；低灌注而没有肺淤血的为 L（cold and dry）型；既有低灌注，又有肺淤血的为 C（cold and wet）型。其中 67% 为 B 型，28% 为 C 型，L 型仅占 5%。C 型病情最重，1 年因心力衰竭死亡和需心脏移植率是 B 型的 2 倍。虽然临床上简单把血流动力学分为这四种类型，有助于指导治疗和判断预后，但相当一部分患者是介于各分型之间的。

表 12-1 急性心肌梗死的 Killip 分级

分级	症状与体征
I 级	无心力衰竭
II 级	有心力衰竭，两肺中下部有湿啰音，占肺野下 1/2，可闻及奔马律，X 线胸片有肺淤血
III 级	严重心力衰竭，有肺水肿，细湿啰音遍布两肺（超过肺野下 1/2）
IV 级	心源性休克，低血压（收缩压 < 90 mmHg）、发绀、出汗、少尿

表 12-2 急性左心衰竭的 Forrester 分级

分级	PCWP（mmHg）	CI [ml/(s.m^2)]	组织灌注状态
I 级	≤ 18	> 36.7	无肺淤血，无组织灌注不良
II 级	> 18	> 36.7	有肺淤血
III 级	< 18	≤ 36.7	有肺淤血，有组织灌注不良
IV 级	> 18	≤ 36.7	有肺淤血，有组织灌注不良

表 12-3 急性左心衰竭的临床程度分级

分级	皮肤	肺部啰音
I 级	干、暖	无
II 级	湿、暖	有
III 级	干、冷	无/有
IV 级	湿、冷	有

（四）急性左心衰竭的监测方法

1. 无创性监测（I 类建议，证据水平：B）

每个急性心力衰竭患者均需应用床边监护仪持续测量体温、心率、呼吸频率、血压、心电图和血氧饱和度等。

2. 血流动力学监测

（1）适应证：适用于血流动力学状态不稳定、病情严重且效果不理想的患者，如伴肺水肿和（或）心源性休克患者。

（2）方法：①床边漂浮导管（Ⅰ类建议，证据水平：B）：可用来测定主要的血流动力学指标如右心房压力（反映中心静脉压）、肺动脉压力（PAP）、PCWP，应用热稀释法可测定CO。可以持续监测上述各种指标的动态变化，酌情选择适当的药物，评估治疗的效果。②外周动脉插管（Ⅱa类建议，证据水平：B）：可持续监测动脉血压，还可抽取动脉血样标本检查。③肺动脉插管（Ⅱa类建议，证据水平：B）：不常规应用。对于病情复杂、并发心脏或肺部疾病者、其他检查难以确定时，可用来鉴别心源性或非心源性（如肺源性）病因；对于病情极其严重，如心源性休克的患者，可提供更多的血流动力学信息。

（3）注意：①在二尖瓣狭窄、主动脉瓣反流、肺动脉闭塞病变以及左心室顺应性不良等情况下，PCWP往往不能准确反映左心室舒张末压。对于伴严重三尖瓣反流的患者，热稀释法测定CO也不可靠。②插入导管的各种并发症如感染、血栓形成或栓塞以及血管损伤等随导管留置时间延长而发生率明显增高。

（五）急性左心衰竭的诊断步骤

根据国外临床研究和指南的推荐，结合我国的国情包括传统的用药习惯，指南推荐的急性心力衰竭诊断和流程，较为简明实用，不仅适合基层医疗单位，也适用于三级甲等大医院的临床专科和心脏专科医院（图12-1）。

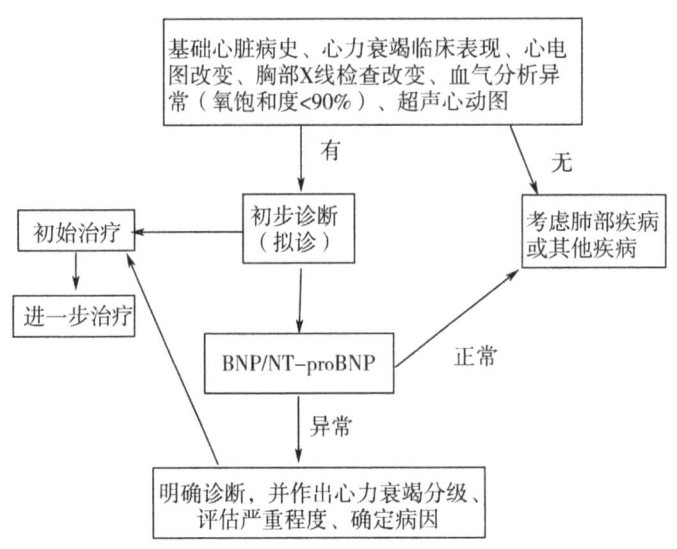

图12-1 急性左心衰竭的诊断流程

指南在诊断方面提出了"初步诊断"和"进一步确诊"的具体方法。初步诊断应根据病史、症状和体征，进行基本检查，包括血氧饱和度测定、心电图、胸部X线检查，有条件的可做超声心动图检查。这些常规检查原则上不应遗漏，但也可酌情安排。例如，基层单位血氧饱和度可采用无创的指端检测，有条件的则应做动脉血气分析。进一步确诊主要依据BNP和NT-proBNP测定的水平。就目前的证据而言，因急性气急而疑为心力衰竭入院，BNP/NT-proBNP水平显著增高的患者，不仅阴性排除率极高，且阳性的诊断率也很高。将这一测定方法列为确诊指标具有充分证据，但在具体实施应用的过程中可能存在下列问题：①此法目前在我国尚未普及，不仅基层医院，甚至很多大医院仍未使用，也未列为急诊科、CCU和ICU的常规检查；②价格较贵，影响推广；③我国自己的研究资料较少，其用于诊断和鉴别诊断的阈值水平基本为引用国外的研究资料。因此，一方面我们需加强在该领域的研究和推广工作；另一方面，在诊断急性心力衰竭时需更加强基本的临床证据和综合分析能力。通常情况下，综合考量病史、基础疾病、典型的心力衰竭症状和体征以及基本的实验室检查等方面的资料，临床上可以做出急性心力衰竭的诊断，

BNP/NT-proBNP 的测定则起到锦上添花的作用。

（六）急性左心衰竭的鉴别诊断

急性左心衰竭应与可引起明显呼吸困难的疾病，如支气管哮喘和哮喘持续状态、急性大块肺栓塞、肺炎、严重的慢性阻塞性肺部疾病（COPD）尤其伴感染等相鉴别，还应与其他原因所致的非心源性肺水肿（如急性呼吸窘迫综合征）以及非心源性休克等疾病相鉴别。

二、急性右心衰竭的诊断

（一）急性右心衰竭的诊断需根据病因

1. 右心室梗死伴急性右心衰竭

如心肌梗死时出现 V_1 及 V_2 导联 ST 段压低，应考虑右心室梗死，当然也有可能为后壁梗死，而非室间隔和心内膜下心肌缺血。下壁 ST 段抬高心肌梗死伴血流动力学障碍应观察心电图 V_4R 导联，并做经胸壁超声心动图检查，后者发现右心室扩大伴活动减弱可以确诊右心室梗死。右心室梗死伴急性右心衰竭典型者可出现低血压、颈静脉显著充盈和肺部呼吸音清晰的三联征。

2. 急性大块肺栓塞伴急性右心衰竭

典型表现为突发呼吸困难、剧烈胸痛、有濒死感，还有咳嗽、咳血痰、明显发绀、皮肤湿冷、休克和晕厥，伴颈静脉怒张、肝大、肺梗死区呼吸音减弱、肺动脉瓣区杂音。如有导致本病的基础病因及诱因，出现不明原因的发作性呼吸困难、发绀、休克，无心肺疾病史而突发的明显右心负荷过重和心力衰竭都应考虑肺栓塞。

3. 右侧心瓣膜病伴急性右心衰竭

主要为右心衰竭的临床表现，右颈静脉充盈、下肢水肿、肝淤血等。

（二）急性右心衰竭的鉴别诊断

急性右心衰竭临床上应注意与急性心肌梗死、肺不张、急性呼吸窘迫综合征、主动脉夹层、心脏压塞、心包缩窄等疾病相鉴别。

第二节 急性心力衰竭的临床评估和治疗目标

一、临床评估

对患者均应根据上述各种检查方法以及病情变化做出临床评估，包括：①基础心血管疾病；②急性心力衰竭发作的诱因；③病情严重程度和分级，并估计预后；④治疗的效果。此种评估应多次和动态进行，以调整治疗方案。

二、治疗目标

（1）控制基础病因和矫治引起心力衰竭的诱因：应用静脉和（或）口服降血压药物以控制高血压，选择有效抗生素控制感染，积极治疗各种影响血流动力学的快速性或缓慢性心律失常，应用硝酸酯类药物改善心肌缺血。糖尿病伴血糖升高者应有效控制血糖水平，又要防止出现低血糖。对血红蛋白低于 60 g/L 的严重贫血者，可输注浓缩红细胞悬液或全血。

（2）缓解各种严重症状：①低氧血症和呼吸困难：采用不同方式吸氧，包括鼻导管吸氧、面罩吸氧以及无创或气管内插管的呼吸机辅助通气治疗；②胸痛和焦虑：应用吗啡；③呼吸道痉挛：应用支气管解痉药物；④淤血症状：利尿药有助于减轻肺淤血和肺水肿，亦可缓解呼吸困难。

（3）稳定血流动力学状态，维持收缩压 ≥ 90 mmHg：纠正和防止低血压可应用各种正性肌力药物。血压过高者的降压治疗可选择血管扩张药物。

（4）纠正水、电解质紊乱和维持酸碱平衡：静脉应用襻利尿药应注意补钾和保钾治疗，血容量不足、外周循环障碍、少尿或伴肾功能减退患者要防止高钾血症。低钠血症者应适当进食咸菜等补充钠盐，严重低钠血症（<110 mmol/L）者应根据计算所得的缺钠量，静脉给予高张钠盐如3%～6%氯化钠溶液，先补充缺钠量的1/3～1/2，后酌情继续补充。出现酸碱平衡失调时，应及时予以纠正。

（5）保护重要脏器如肺、肾、肝和大脑，防止功能损害。

（6）降低死亡危险，改善近期和远期预后。提示预后改善的指标包括静脉持续应用血管扩张药的时间缩短、住院时间的缩短、再次入院率的下降以及需再次入院治疗的间期延长。

第三节 急性左心衰竭的治疗

一、急性左心衰竭的处理流程

急性左心衰竭确诊后即按图12-2的流程处理。初始治疗后症状未获明显改善或病情严重者应做进一步治疗。急性左心衰竭治疗中血管活性药物的合理选择十分重要，应根据患者的病情，为此，指南建议采用两个重要的指标，即收缩压和有无肺淤血。血管活性药物的选择应用见表12-4。

表12-4 急性左心衰竭的血管活性药物的选择应用

收缩压（mmHg）	肺淤血	推荐的治疗方法
>100	有	利尿药（呋塞米）+血管扩张药（硝酸酯类、硝普钠、重组人脑钠尿肽、乌拉地尔）、左西孟旦
90～100	有	血管扩张药和（或）正性肌力药物（多巴胺、多巴酚丁胺、磷酸二酯酶抑制药、左西孟旦）
<90	有	此情况为心源性休克。①在血流动力学监测（主要采用床边漂浮导管法）下进行治疗；②适当补充血容量；③应用正性肌力药物如多巴胺，必要时加用去甲肾上腺素；④如效果仍不佳，应考虑肺动脉插管监测血流动力学和使用主动脉内球囊反搏和心室机械辅助装置，PCWP高者可在严密监测下考虑多巴胺基础上加用少量硝普钠、乌拉地尔

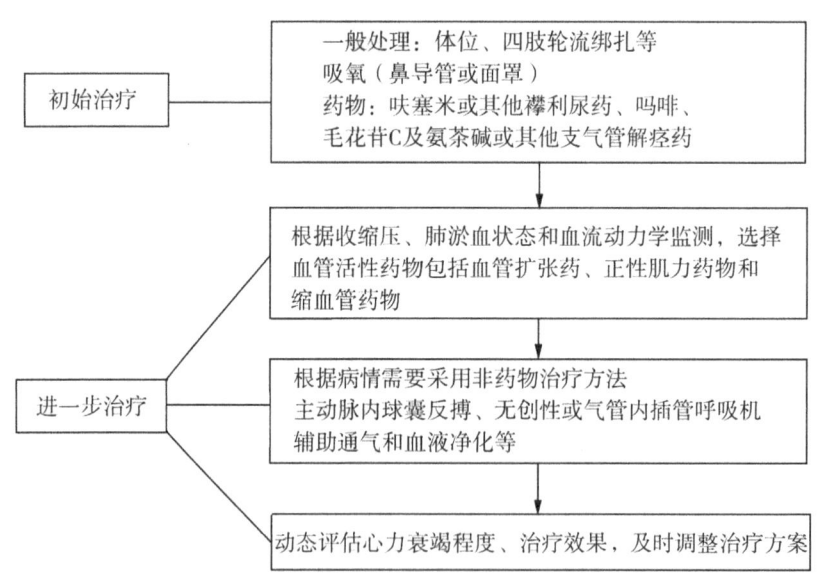

图12-2 急性左心衰竭的处理流程

二、急性左心衰竭的一般处理

1. 体位

静息时明显呼吸困难者应半卧位或端坐位，双腿下垂以减少回心血量，降低心脏前负荷。

2. 四肢交换加压

四肢轮流绑扎止血带或血压计袖带，通常在同一时间只绑扎三肢，每隔15～20 min轮流放松一肢。血压计袖带的充气压力应较舒张压低10 mmHg，使动脉血流仍可顺利通过，而静脉血回流受阻。此法可降低前负荷，减轻肺淤血和肺水肿。必须指出，通过四肢交替绑扎止血带或血压计袖带，以减少静脉回流，减轻心脏前负荷的方法，仅适用前负荷增加所致左心衰竭和二尖瓣狭窄所致左心房衰竭患者，并不适用于所有左心衰竭肺淤血或肺水肿患者，对于高血压并发急性左心衰竭、主动脉夹层并发急性左心衰竭等应属禁忌，因为四肢交替绑扎在降低前负荷同时也增加外周血管阻力，使后负荷进一步增加反而加重血压升高，对后者甚至是致命的。此外，心源性休克患者也不宜采用此法。

3. 吸氧

吸氧适用于低氧血症和呼吸困难明显（尤其指端血氧饱和度＜90%）的患者。应尽早采用，使患者$SaO_2 \geq 95\%$（伴COPD者$SaO_2 > 90\%$）。可采用不同的方式。①鼻导管吸氧：低氧流量（1～2 L/min）开始，如仅为低氧血症，动脉血气分析未见CO_2潴留，可采用高流量给氧6～8L/min。乙醇吸氧可使肺泡内的泡沫表面张力减低而破裂，改善肺泡的通气。方法是在氧气通过的湿化瓶中加50%～70%乙醇或有机硅消泡剂，用于肺水肿患者。②面罩吸氧：适用于伴呼吸性碱中毒患者。必要时还可采用无创性或气管内插管呼吸机辅助通气治疗。

4. 做好救治的准备工作

至少开放2根静脉通道，并保持通畅。必要时可采用深静脉穿刺置管，以随时满足用药的需要。血管活性药物一般应用微量泵泵入，以维持稳定的速度和正确的剂量。固定和维护好漂浮导管、深静脉置管、心电监护的电极和导联线、鼻导管或面罩、导尿管以及指端无创血氧仪测定电极等。保持室内适宜的温度、湿度，灯光柔和，环境幽静。

5. 饮食

进易消化食物，避免一次大量进食，不要饱餐。在总量控制下，可少量多餐（6～8次/天）。应用襻利尿药情况下不要过分限制钠盐摄入量，以避免低钠血症，导致低血压。利尿药应用时间较长的患者要补充多种维生素和微量元素。

6. 出入量管理

肺淤血、体循环淤血及水肿明显者应严格限制饮水量和静脉输液速度，对无明显低血容量因素（大出血、严重脱水、大汗淋漓等）者的每日摄入液体量一般宜在1 500 mL以内，不要超过2 000 mL。保持每天水出入量负平衡约500 mL/d，以减少水钠潴留和缓解症状。3～5 d后，如淤血、水肿明显消退，应减少水负平衡，逐渐过渡到出入水量平衡。在水负平衡下应注意防止发生低血容量、低血钾和低血钠等。

三、急性左心衰竭的药物治疗

急性心力衰竭的治疗研究较少，不足以提供充分的临床证据以确定治疗策略、药物的选择、应用方法（剂量和疗程）等，建议主要仍依赖临床经验和专家意见。

1. 镇静药（Ⅱa类建议，证据水平：C）

用法为2.5～5.0 mg静脉缓慢注射，亦可皮下或肌内注射。伴CO_2潴留者则不宜应用，可产生呼吸抑制而加重CO_2潴留；也不宜应用大剂量，可促使内源性组胺释放，使外周血管扩张导致血压下降。应密切观察疗效和呼吸抑制的不良反应。伴明显和持续低血压、休克、意识障碍、COPD等患者禁忌使用。老年患者慎用或减量。亦可应用哌替啶50～100 mg肌内注射。

2. 支气管解痉药（Ⅱa类建议，证据水平：C）

一般使用氨茶碱0.125～0.25 g以葡萄糖注射液稀释后静脉推注（10 min），4～6 h后可重复1次；或以0.25～0.5 mg/（kg·h）静脉滴注。亦可应用二羟丙茶碱0.25～0.5 g静脉滴注，速度为25～50 mg/h。此类药物不宜用于冠心病，如急性心肌梗死或不稳定型心绞痛所致的急性心力衰竭患者（Ⅱb类建议，证据水平：C），不可用于伴心动过速或心律失常的患者。

3. 利尿药（Ⅰ类建议，证据水平：B）

主要有以下内容。

（1）应用指征和作用机制：适用于急性心力衰竭伴肺循环和（或）体循环明显淤血以及容量负荷过重的患者。作用于肾小管亨利襻的利尿药如呋塞米、托拉塞米、布美他尼、依那尼酸静脉应用可以在短时间里迅速降低容量负荷，应列为首选。噻嗪类利尿药、保钾利尿药等仅作为襻利尿药的辅助或替代药物，或在需要时作为联合用药。临床上利尿药应用十分普遍，但并无大样本随机对照试验进行评估。

（2）药物种类和用法：应采用静脉利尿药，首选呋塞米，先静脉注射 20～40 mg，继以静脉滴注 5～40 mg/h，其总剂量在起初 6 h 不超过 80 mg，起初 24 h 不超过 200 mg。亦可应用托拉塞米 10～20 mg 或依那尼酸 25～50 mg 或布美他尼 0.5～1 mg 静脉注射。利尿药效果不佳、加大剂量仍未见良好反应以及容量负荷过重的急性心力衰竭患者，应加用噻嗪类和（或）醛固酮拮抗药：氢氯噻嗪 25～50 mg，2 次/天，或螺内酯 20～40 mg/d。临床研究表明，利尿药低剂量联合应用，其疗效优于单一利尿药的大剂量，且不良反应也更少。

静脉给予利尿药的方法最常采用，但并无评价合理用法的前瞻性研究。一些观察性研究提示，虽然大剂量疗效显著，但可能增加不良反应，如肾功能恶化、心力衰竭加重，甚至死亡的危险，而小剂量则疗效欠佳。Cochrane 系统性评价现有材料，建议在持续静脉滴注和间歇性静脉注射这两种给药方法中优先考虑前者，认为这样更为有效。在 2010 年美国 ACC 大会上公布了 DOSE 研究（diuretic optimization strategies evaluation in acute heart failure）的结果，该研究试图评价两种呋塞米使用策略在急性心力衰竭患者中的安全性和有效性：①给药方法（每 12 h 静脉推注和持续静脉滴注）；②给药剂量（口服 1 倍的低强化剂量和 2.5 倍的高强化剂量）。研究采用 2×2 析因设计。患者被随机分入呋塞米每 12 小时静脉推注组和持续静脉滴注组，或呋塞米 1 倍低强化剂量组和 2.5 倍高强化剂量组。随机分组 48 h 后，视具体情况，患者可改为口服利尿药或维持原策略不变或增加利尿药剂量 50%。研究中，64% 的患者使用了 ACEI，83% 的患者使用了 β 受体阻滞药，28% 的患者使用了醛固酮拮抗药。DOSE 研究的结果显示，无论是每 12 h 静脉推注还是持续静脉滴注，无论是低强化剂量还是高强化剂量，不同的呋塞米治疗策略在患者总体症状的改善、肾功能变化等方面均无显著不同，而且持续静脉滴注并不能改善次要终点事件，如尿量增加、体重减轻、治疗失败等。与低强化剂量相比，高强化剂量呋塞米治疗可显著增加尿量、减轻体重和改善症状；但高强化剂量不良反应（暂时性肾功能改变）有所增加，虽然 60 d 临床事件未见显著增多，但仍需加强监测，且应用时间不宜太久。该研究的主要缺陷是研究设计允许随机分组 48 h 后根据情况改换药物。这可能使研究结果偏向无效。对 48 h 结果的评价可能有助于解决这一问题。另外，这些结果也适用于那些不需要正性肌力药物或静脉血管扩张药、已经使用了中到大量利尿药的 CHF 患者。

治疗顽固性心力衰竭中遇到最难的临床问题之一是患者存在顽固性水肿，大多数顽固性心力衰竭患者以顽固性右心衰竭为主，长期使用利尿药加之组织低灌注，对大剂量或联合使用利尿药均反应较差，患者进入神经内分泌激素激活的恶性循环中，最终导致死亡。出现顽固性水肿的主要原因是利尿药抵抗。对于此类患者的处理，首先要区别患者是真性低钠血症还是假性低钠血症（稀释性低钠血症），因为治疗是截然不同的。①稀释性低钠血症性水肿：大剂量利尿药应用，患者只限盐的摄入，没有限制饮水量，造成水潴留明显，血液稀释使血钠水平相对降低。患者应严格限制入量 <2 000 mL/d，限盐 <2 g/d。严重低蛋白血症患者（<2 g/dL）在应用利尿药的同时，给予清蛋白可增加利尿作用。②真性低钠血症性水肿：顽固性心力衰竭尤其是顽固性右心衰竭为主的患者，胃肠道和肝淤血，钠的摄入量减少，加之长期限盐和大剂量利尿药使用，造成患者血钠水平真正减低。在诊断明确后立即给予静脉补充高渗盐水，根据血清钠水平决定补钠的浓度和量。临床医师往往担心补盐后心力衰竭加重，却忽略了低钠血症会使患者临床恶化而死亡，或补充等渗盐水，根本无法提高血钠水平。

近年来，新型利水药问世，这为心力衰竭处理多了一种选择。利水药与利尿药不同，利尿药排水同时也排钾或钠、氯，可引起电解质紊乱，而利水药仅排水而保留电解质或对电解质影响很少，特别适用于心力衰竭并发低钠血症的水肿患者，既能减轻体重和水肿，减轻心脏前负荷，又能使低钠血症患者血钠正常化和改善血清渗透压。代表药物有精氨酸加压素（AVP）V_2 受体拮抗药，如托伐普坦（tolvaptan）

和考尼伐坦（conivaptan）。最近托伐普坦的 EVEREST 试验结果证实，在急性心力衰竭常规治疗基础上加用托伐普坦在住院期间可显著减轻体重、改善患者气促和水肿，心力衰竭症状明显好转，对血压、电解质和肾功能无不良影响，但随访 9.9 个月对心力衰竭死亡率未见降低。本类药物尚需积累更多循证医学资料才能做出客观评价。

选择性腺苷 A_1 受体拮抗药 Rolofylline，通过扩张肾入球动脉及增加球囊内压，以及减少近侧肾小管 Na^+ 和水重吸收而产生利尿作用，初步临床试用证明，对急性失代偿性心力衰竭伴水肿和肾损害患者有利尿和降低血肌酐水平作用，在 PROTECT 试验中证实，静脉注射 300 mg/d 能改善急性心力衰竭伴肾功能不全患者的心力衰竭症状，且使血清肌酐水平下降。

（3）注意事项：①伴低血压（收缩压 < 90 mmHg）、严重低钾血症或酸中毒患者不宜应用，且对利尿药反应甚差；②大剂量和较长时间的使用可发生低血容量和低钾血症、低钠血症，且增加其他药物如 ACEI 及 ARB 或血管扩张药引起低血压的可能性；③使用过程中应监测尿量，并根据尿量和症状的改善状况调整剂量。

4. 血管扩张药物

常见有以下几点。

（1）应用指征：此类药可应用于急性心力衰竭早期阶段。收缩压水平是评估此类药是否适宜的重要指标。收缩压 > 110 mmHg 的急性心力衰竭患者通常可以安全使用，收缩压在 90～110 mmHg 的患者应谨慎使用，而收缩压 < 90 mmHg 的患者则禁忌使用。

（2）主要作用机制：可降低左、右心室充盈压和全身血管阻力，也使收缩压降低，从而减轻心脏负荷，缓解呼吸困难。如舒张压在 60 mmHg 以上，通常冠状动脉血流可维持正常。对于急性心力衰竭，包括并发急性冠状动脉综合征的患者，此类药在缓解肺淤血和肺水肿的同时不会影响心排血量，也不会增加心肌耗氧量。

（3）药物种类和用法：主要有硝酸酯类、硝普钠、重组人脑 B 型钠尿肽（recombinant human brain type B natriuretic peptide，rhBNP）、乌拉地尔、酚妥拉明，但钙拮抗药不推荐用于急性心力衰竭的治疗。

①硝酸酯类药物（Ⅰ类建议，证据水平：B）：急性心力衰竭时此类药在不减少每搏量和不增加心肌氧耗情况下能减轻肺淤血，特别适用于急性冠状动脉综合征伴心力衰竭的患者。低剂量时，它仅扩张静脉，但随着剂量的增加，它也能引起动脉包括冠状动脉的扩张。在使用合适剂量时，硝酸盐能平衡循环中静脉和动脉的扩张，由此可以降低左心室前负荷和后负荷，而不影响周围组织灌注。临床研究已证实，硝酸酯类静脉制剂与呋塞米合用治疗急性心力衰竭有效，证实应用血流动力学可耐受的最大剂量并联合小剂量呋塞米的疗效优于单纯大剂量的利尿药。

静脉使用硝酸酯类药物应十分小心滴定剂量，严密监测血压，防止血压过度下降。硝酸甘油静脉滴注起始剂量 5～10 μg/min，每 5～10 min 递增 5～10 μg/min，最大剂量 100～200 μg/min；亦可每 10～15 min 喷雾 1 次（400 μg），或舌下含服每次 0.3～0.6 mg。硝酸异山梨酯静脉滴注剂量 5～10 mg/h，亦可舌下含服每次 2.5 mg。硝酸酯类的缺点主要是很快发生耐受性，特别是静脉使用过高剂量时，一般只连续使用 16～24 h。临床上可通过与其他血管扩张药交替使用或间歇使用硝酸酯类可延长耐受性的发生。

②硝普钠（Ⅰ类建议，证据水平：C）：适用于严重心力衰竭、原有后负荷增加以及伴心源性休克患者。临时应用宜从小剂量 10 μg/min 开始，可酌情逐渐增加剂量至 50～250 μg/min，静脉滴注，疗程不要超过 72 h。由于其强效降压作用，应用过程中要密切监测血压、根据血压调整合适的维持剂量。停药应逐渐减量，并加用口服血管扩张药，以避免反跳现象。长期使用时其代谢产物（硫代氰化物和氰化物）会产生毒性反应，在严重肝肾衰竭的患者应避免使用。本药应避光静脉滴注，单瓶连续静脉滴注时间一般不宜超过 8 h，主要用于严重高血压伴有重度肺淤血和肺水肿，急性二尖瓣反流伴急性左心衰竭，对主动脉夹层伴高血压心力衰竭患者也有很好疗效。必须指出，硝普钠不适用于急性冠状动脉综合征患者，有报道因本药可增加冠状动脉窃血，使病变冠状动脉血流进一步减少而加重心肌缺血、坏死，甚至增加死亡率。

③重组人脑B型钠尿肽（thBNP）（Ⅱa类建议，证据水平：B）：该药近几年刚应用于临床，属内源性激素物质，与人体内产生的BNP完全相同。国内制剂商品名为新活素，国外同类药名为奈西立肽（nesiritide）。其主要药理作用是扩张静脉和动脉（包括冠状动脉），从而减低前、后负荷，在无直接正性肌力作用情况下增加CO，故将其归类为血管扩张药。实际该药并非单纯的血管扩张药，而是一种兼具多重作用的治疗药物，可以促进钠的排泄，有一定的利尿作用；还可抑制RAAS和交感神经系统，阻滞急性心力衰竭演变中的恶性循环。该药临床试验的结果尚不一致。晚近的两项研究（VMAC和PROACTION）表明，该药的应用可以带来临床和血流动力学的改善，推荐应用于急性失代偿心力衰竭。国内一项Ⅱ期临床研究提示，thBNP较硝酸甘油静脉制剂能够显著降低PCWP，缓解患者的呼吸困难。应用方法：先给予负荷剂量 $1.5\,\mu g/kg$，缓慢静脉推注，继以 $0.0075\sim0.0150\,\mu g/(kg\cdot min)$ 静脉滴注；也可不用负荷剂量而直接静脉滴注。疗程一般3 d，不超过7 d。

④乌拉地尔（Ⅱa类建议，证据水平：C）：该药具有外周和中枢双重扩血管作用，可有效降低血管阻力，降低后负荷，增加心排血量，但不影响心率，从而减少心肌耗氧量。适用于高血压性心脏病、缺血性心肌病（包括急性心肌梗死）和扩张型心肌病引起的急性左心衰竭，可用于CO降低、PCWP > 18 mmHg的患者。通常静脉滴注 $100\sim400\,\mu g/min$，可逐渐增加剂量，并根据血压和临床状况予以调整。伴严重高血压者可缓慢静脉注射12.5～25.0 mg。

⑤ACEI：该药在急性心力衰竭中的应用仍有诸多争议。急性心力衰竭的急性期、病情尚未稳定的患者不宜应用（Ⅱb类建议，证据水平：C）。急性心肌梗死后的急性心力衰竭可以试用（Ⅱa类建议，证据水平：C），但须避免静脉应用，口服起始剂量宜小。在急性期病情稳定后48 h后逐渐加量（Ⅰ类建议，证据水平：A），疗程至少6周，不能耐受ACEI者可以使用ARB。

（4）注意事项：下列情况下禁用血管扩张药物：①收缩压＜90 mmHg，或持续低血压并伴症状尤其有肾功能不全的患者，以避免重要脏器灌注减少。②严重阻塞性心瓣膜疾病患者，如主动脉瓣狭窄有可能出现显著的低血压；二尖瓣狭窄患者也不宜应用，有可能造成CO明显降低。③梗阻性肥厚型心肌病。

5. 正性肌力药物

主要有以下几点。

（1）应用指征和作用机制：此类药物适用于低心排血量综合征，如伴症状性低血压或CO降低伴有循环淤血的患者，可缓解组织低灌注所致的症状，保证重要脏器的血流供应。血压较低和对血管扩张药物及利尿药不耐受或反应不佳的患者尤其有效。

正性肌力药物有潜在的危害性，应谨慎使用。对于CHF急性失代偿患者，其症状、临床过程和预后很大程度上取决于血流动力学。所以，改善血流动力学参数成为治疗的一个目的，此时正性肌力药物可能有效，甚至挽救生命。但它改善血流动力学参数所获得的益处，部分被它增加心律失常的危险性给抵消了，而且在某些病例由于过度能量消耗引起心肌缺血和心力衰竭的慢性进展。但危险-获益比并非在所有的正性肌力药物都相同，那些通过兴奋肾上腺素能 β_1 受体的药物，可以增加心肌细胞内 Ca^{2+} 的浓度，危险性更大。

根据2009年ACC/AHA心力衰竭诊法指南，急性心力衰竭患者在什么情况下使用正性肌力药？主要指下列两种情况：①急性心力衰竭患者存在低血压、低灌注同时右心室充盈压升高的情况，明确的治疗方案尚在考虑之中时，应该静脉给予正性肌力药或血管加压药以维持体循环灌注，保持终末器官功能（Ⅰ类，C级）；②严重收缩性心力衰竭患者，低血压、低灌注伴有或不伴有充血症状时，经静脉给予正性肌力药多巴胺、多巴酚丁胺和米力农可以用于维持体循环灌注，保持终末器官功能（Ⅱb类，C级）。对血压正常，没有低灌注征象的急性心力衰竭患者，禁用正性肌力药物。

（2）药物种类和用法：

①洋地黄类（Ⅱa类建议，证据水平：C）：洋地黄通过抑制心力衰竭心肌细胞膜 Na^+-K^+-ATP 酶，使细胞内 Na^+ 水平升高，促进 Na^+-Ca^{2+} 交换，细胞内 Ca^{2+} 水平升高，从而发挥正性肌力作用。此外，洋地黄尚能减慢心率，减少肾小管对钠的重吸收具有轻度利尿和减少肾脏肾素分泌的作用。主要用于心肌收缩功能降低的心力衰竭患者，对于高血压所致左心衰竭和急性冠状动脉综合征，尤其是急性心肌梗

死前 24 h 内不宜使用。必须指出，心力衰竭存在快速心房颤动使用毛花苷 C（西地兰）主要目的是减慢心房颤动心室率，并非其正性肌力作用。此类药物能轻度增加 CO 和降低左心室充盈压，对急性左心衰竭患者的治疗有一定帮助。一般应用毛花苷 C 0.2～0.4 mg 缓慢静脉注射，2～4 h 后可以再用 0.2 mg，伴快速心室率的心房颤动患者可酌情适当增加剂量。洋地黄类对急性心肌梗死伴心力衰竭患者的预后有不利的作用。而且，急性心肌梗死后接受洋地黄类治疗的患者其肌酸激酶的升高更显著。此外，在这些患者中，地高辛与致命性心律失常事件的发生有关。因此，在伴随急性左心衰竭的急性心肌梗死患者，不推荐将洋地黄类作为正性肌力药物使用。应当避免毛花苷 C 与呋塞米同时静脉推注，两药混在同一个注射器里，已有猝死的报道。值得注意的是，以右心衰竭为主的患者，调整洋地黄剂量和剂型对改善临床帮助不大，这些患者只能寄希望于通过调整利尿药或扩血管药物及严格限水、限盐来缓解症状。左心衰竭为主的患者中，也要分清左心衰竭是收缩性、舒张性还是两者兼有，收缩性心力衰竭（SHF）对洋地黄反应较好，舒张性心力衰竭（DHF）不仅效果差，甚至有害。

②多巴胺（dopamine，DA）（Ⅱa 类建议，证据水平：C）：小剂量［＜2μg/（kg·min）］静脉注射时仅作用于外周 DA 受体，能增加肾血流量、GFR 及利尿和促进钠的排泄，并增强对利尿药的反应。更大剂量［＞2μg/（kg·min）］时，DA 直接或间接刺激 β 受体，增加心肌收缩力和心排血量。当剂量＞5μg/（kg·min）时，它作用于 α 受体，增加外周血管阻力。此时，虽然它对低血压患者很有效，但它对急性左心衰竭患者可能有害，因为它增加了左心室后负荷、肺动脉压和肺阻力。DA 可以作为正性肌力药［＞2μg/（kg·min）］用于急性左心衰竭伴低血压的患者。伴低血压和尿量减少的失代偿性心力衰竭患者，低剂量静脉滴注［≤2～3μg/（kg·min）］可以增加肾血流量，增加尿量。但如果无反应，应当停止使用。

③多巴酚丁胺（dobutamine）（Ⅱa 类建议，证据水平：C）：通过刺激肾上腺素能 $β_1$ 受体和 $β_2$ 受体产生剂量依赖性的正性变时、正性变力作用，并反射性地降低交感神经活性和血管阻力。小剂量时，多巴酚丁胺能产生轻度的血管扩张反应，通过降低后负荷而增加每搏量。大剂量时，它可以引起血管收缩。心率增加通常呈剂量依赖性，但增加的程度弱于其他儿茶酚胺类药物。但在心房颤动患者，由于加快房室结传导可导致心率显著加快。体循环血压通常轻度升高，但也可能不变或降低。

心力衰竭患者静脉滴注多巴酚丁胺后，观察到尿量增多，这可能是它提高心排血量而增加肾血流量的结果。该药短期应用可以缓解症状，但并无临床证据表明对降低病死率有益。它的起始剂量为 2～3μg/（kg·min）静脉滴注，无须负荷量。根据症状、尿量和血压监测来调整静脉滴注速度。它的血流动力学作用和剂量成正比，最大剂量可增加到 20μg/（kg·min）。静脉滴注停止后药物作用很快消失，因此它是一个使用很方便的正性肌力药。单从血流动力学角度看，多巴酚丁胺与磷酸二酯酶抑制药（phosphodiesterase inhibitor，PDEI）的正性肌力作用可以叠加。长时间的持续静脉滴注多巴酚丁胺（＞24～48 h）会出现耐药现象，故应采用缓慢减量的方法［如每隔 1 d 减量 2μg/（kg·min）］并优化口服血管扩张药治疗。静脉滴注多巴酚丁胺常可增加室性和房性心律失常的发生率，并呈剂量依赖性，可能比使用 PDEI 时更明显，而且在使用利尿药时对血钾浓度的要求更严。心动过速时使用多巴酚丁胺要慎重，冠心病患者静脉滴注多巴酚丁胺可以诱发胸痛。正在应用 β 受体阻滞药的患者不推荐应用多巴酚丁胺和多巴胺。

④PDEI（Ⅱb 类建议，证据水平：C）：在急性左心衰竭时，它们能产生明显的正性肌力作用、松弛作用及外周血管扩张效应，由此增加心排血量和每搏量，同时伴降低 PAP，PCWP 及体循环和肺血管阻力。其血流动力学作用介于单纯的血管扩张药（如硝普钠）和主要表现为正性肌力的药物（如多巴酚丁胺）之间。因为它们的作用部位远离 β 受体，所以在使用 β 受体阻滞药的同时，PDEI 仍能够保留其效应。Ⅲ型 PDEI 用于有外周低灌注表现，无论其淤血情况是否对最佳剂量的利尿药和血管扩张药有反应及收缩压正常的患者。米力农，首剂 25～50μg/kg 静脉注射（＞10 min），继以 0.25～0.50μg/（kg·min）静脉滴注。氨力农首剂 0.5～0.75 mg/kg 静脉注射（＞10 min），继以 5～10μg/（kg·min）静脉滴注。过强的外周血管扩张效应可引起低血压，常发生于低充盈压的患者，采用持续静脉滴注而不给予负荷剂量的方法可以避免。相对于氨力农，米力农很少引起血小板减少的不良反应。

⑤左西孟旦（levosimendan）（Ⅱa类建议，证据水平：B）：这是一种钙增敏药，通过结合于心肌细胞上的肌钙蛋白C促进心肌收缩，还通过介导ATP敏感的钾通道而发挥血管舒张作用和轻度抑制磷酸二酯酶的效应。其正性肌力作用独立于β肾上腺素能刺激，可用于正接受β受体阻滞药治疗的患者。临床研究表明，急性心力衰竭患者应用本药静脉滴注可明显增加CO和每搏量，降低PCWP、全身血管阻力和肺血管阻力；冠心病患者不会增加病死率。用法：首剂12~24μg/kg静脉注射（>10 min），继以0.1μg/(kg·min)静脉滴注，可酌情减半或加倍。对于收缩压<100 mmHg的患者，不需要负荷剂量，可直接用维持剂量，以防止发生低血压。

⑥肾上腺素：通常用于多巴酚丁胺无效而且血压很低时，以0.05~0.5μg/(kg·min)静脉滴注。去甲肾上腺素用于增加体循环血管阻力，更适合用于感染性休克。

⑦Istaroxime：新型正性肌力药，属Na^+-K^+-ATP酶抑制药，通过刺激钙离子经由胞质膜Na^+-Ca^{2+}交换器流入，从而增加心肌收缩力。与洋地黄相比安全性更好，初步临床试用证实可改善心脏舒缩功能，致心律失常作用少。一般用法为0.5~1.5 mg/(kg·min)静脉滴注。

（3）注意事项：急性心力衰竭患者使用此类药物需全面权衡：①是否用药不能仅依赖一两次血压测量的数值，必须综合评价临床状况，如是否伴组织低灌注的表现；②血压降低伴低CO或低灌注时应尽早使用，而当器官灌注恢复和（或）循环淤血减轻时则应尽快停用；③药物的剂量和静脉滴注速度应根据患者的临床反应做调整，强调个体化的治疗；④此类药可即刻改善急性心力衰竭患者的血流动力学和临床状态，但也有可能促进和诱发一些不良的病理生理反应，甚至导致心肌损伤和靶器官损害，必须警惕；⑤血压正常又无器官和组织灌注不足的急性心力衰竭患者不宜使用；⑥要注意静脉正性肌力药物停用后口服药物调整的复杂性。患者出院之前，由于静脉药物作用延长了病理生理的效应，造成出院后减少了利尿药的剂量和对口服血管扩张药的不耐受，患者出院不久病情加重而再次住院。这种情况在伴有肾功能不全又用了半衰期较长的米力农患者中更常见。正因如此，建议接受米力农治疗的患者，在停用该药至少48 h后再出院。使用这些正性肌力药物可能会产生依赖性，此时应对患者再重新评估，确保充盈压已经降到理想水平。

第四节 急性右心衰竭的治疗

一、右心室梗死伴急性右心衰竭

（1）扩容治疗：如存在心源性休克，在检测中心静脉压的基础上首要治疗是大量补液，可应用羟乙基淀粉、右旋糖酐-40或生理盐水20 mL/min静脉滴注，直至PCWP上升至15~18 mmHg，血压回升和低灌注症状改善。24 h的输液量为3 500~5 000 mL。于充分扩容而血压仍低者，可给予多巴酚丁胺或多巴胺。如在补液过程中出现左心衰竭，应立即停止补液。此时若动脉血压不低，可小心给予血管扩张药。

（2）禁用利尿药、吗啡和硝酸甘油等血管扩张药，以避免进一步降低右心室充盈压。

（3）如右心室梗死同时并发广泛左心室梗死，则不宜盲目扩容，防止造成急性肺水肿。如存在严重左心室功能障碍和PCWP升高，不宜使用硝普钠，应考虑主动脉内球囊反搏术（intraaortic balloon counterpulsation，IABP）治疗。

二、急性大块肺栓塞所致急性右心衰竭

（1）镇痛：吗啡或哌替啶。

（2）吸氧：鼻导管或面罩给氧6~8 L/min。

（3）溶栓治疗：常用尿激酶或重组人组织型纤溶酶原激活药（rt-PA）。停药后应继续肝素治疗。用药期间监测凝血酶原时间，使之延长至正常对照的1.5~2.0倍。持续滴注5~7 d，停药后改用华法林口服数月。

（4）经内科治疗无效的危重患者（如休克），若经肺动脉造影证实为肺总动脉或其较大分支内栓塞，可做介入治疗，必要时可在体外循环下紧急早期切开肺动脉摘除栓子。

三、右侧心瓣膜病所致急性右心衰竭

右心衰竭的治疗主要是使用利尿药，以减轻水肿，但要防止过度利尿造成心排血量减少。此外，对基础心脏病，如肺动脉高压、肺动脉狭窄以及并发肺动脉瓣或三尖瓣关闭不全、感染性心内膜炎等，按相应的指南予以治疗。肺源性心脏病并发的心力衰竭属右心衰竭，其急性加重可视为一种特殊类型的急性右心衰竭，亦应按该病的相应指南治疗。

第十三章 周围血管疾病

心内科疾病诊治精要

第一节 主动脉夹层

主动脉夹层（aortic dissection，AD）是在胸主动脉瘤病理改变的基础上，主动脉内膜破损，主动脉腔内的血液从主动脉内膜撕裂口进入主动脉中膜，使中膜分离，并沿主动脉长轴方向扩展，从而造成主动脉真假两腔分离的一种病理改变。

一、病因

病因至今未明。80%以上主动脉夹层的患者有高血压，不少患者有囊性中层坏死。高血压并非引起囊性中层坏死的原因，但可促进其发展。临床与动物实验发现，不是血压的高度而是血压波动的幅度，与主动脉夹层分裂相关。遗传性疾病马方综合征中主动脉囊性中层坏死颇常见，发生主动脉夹层的机会也多，其他遗传性疾病如特纳（Turner）综合征、埃-当（Ehlers-Danlos）综合征，也有发生主动脉夹层的趋向。主动脉夹层还易在妊娠期发生，其原因不明，猜想妊娠时内分泌变化使主动脉的结构发生改变而易于裂开。

二、病理生理及病理解剖

动脉中层弹性纤维有局部断裂或坏死，基质有黏液样和囊肿形成。夹层分裂常发生于升主动脉，此处经受血流冲击力最大，而主动脉弓的远端则病变少而渐轻。主动脉壁分裂为2层，其间积有血液和血块，该处主动脉明显扩大，呈梭形或囊状。病变如涉及主动脉瓣环则环扩大而引起主动脉瓣关闭不全。病变可从主动脉根部向远处扩延，最远可达髂动脉及股动脉，亦可累及主动脉的各分支，如无名动脉、颈总动脉、锁骨下动脉、肾动脉等。冠状动脉一般不受影响，但主动脉根部夹层血块对冠状动脉开口处可有压迫作用。多数夹层的起源有内膜的横行裂口，常位于主动脉瓣的上方，裂口也可有两处，夹层与主动脉腔相通。少数夹层的内膜完整无裂口。部分病例外膜破裂而引起大出血，破裂处都在升主动脉，出血容易进入心包腔内，破裂部位较低者亦可进入纵隔、胸腔易进入心包腔内，破裂部位较低者亦可进入纵隔、胸腔或腹膜后间隙。慢性裂开的夹层可以形成一双腔主动脉，一个管道套于另一个管道之中，此种情况见于胸主动脉或主动脉弓的降支。

三、临床表现

（一）疼痛

夹层分离突然发生时，多数患者突感胸部疼痛，向胸前及背部放射，随夹层涉及范围可以延至腹部、下肢及颈部。疼痛剧烈难以忍受，起病后即达高峰，呈刀割或撕裂样。少数起病缓慢者疼痛不显著。

（二）高血压

患者因剧痛而有休克外貌，焦虑不安、大汗淋漓、面色苍白、心率加速，如外膜破裂出血则血压降低。不少患者原有高血压，起病后剧痛使血压更增高。

（三）心血管症状

（1）主动脉瓣关闭不全：夹层血肿涉及主动脉瓣或影响心瓣一叶的支撑时发生，故可突然在主动脉瓣区出现舒张期吹风样杂音，脉压增宽，急性主动脉瓣反流可以引起心力衰竭。

（2）脉搏改变：一般见于颈、肱或股动脉，一侧脉搏减弱或消失，反映主动脉的分支受压迫或内膜裂片堵塞其起源。

（3）胸锁关节处出现搏动或在胸骨上窝可触到搏动性肿块。

（4）心包摩擦音：夹层破裂入心包腔可引起心包堵塞。

（5）胸腔积液：夹层破裂入胸膜腔内引起。

（四）神经症状

主动脉夹层延伸至主动脉分支颈动脉或肋间动脉，可造成脑或脊髓缺血，引起偏瘫、昏迷、神志模糊、截瘫、肢体麻木、反射异常、视力与大小便障碍。

（五）压迫症状

主动脉夹层压迫腹腔动脉、肠系膜动脉时可引起恶心、呕吐、腹胀、腹泻、黑便等症状，压迫颈交感神经节引起霍纳（Horner）综合征，压迫喉返神经致声嘶，压迫上腔静脉致上腔静脉综合征，累及肾动脉可有血尿、尿闭及肾缺血后血压增高。

四、辅助检查

（一）心电图检查

可示左心室肥大，非特异性 ST-T 改变。病变累及冠状动脉时，可出现心肌急性缺血甚至急性心肌梗死改变。心包积血时可出现急性心包炎的心电图改变。

（二）X 线胸部平片检查

可见上纵隔或主动脉弓影增大，主动脉外形不规则，有局部隆起。如见主动脉内膜钙化影，可准确测量主动脉壁的厚度。正常在 2～3 mm，增到 10 mm 时则提示夹层分离可能性，若超过 10 mm 则可肯定为本病。

（三）超声检查

（1）呈在 M 型超声检查中可见主动脉根部扩大，夹层分离处主动脉壁由正常的单条回声带变成两条分离的回声带。

（2）在二维超声检查中可见主动内分离的内膜片呈内膜摆动征，主动脉夹层分离形成主动脉真假双腔征，有时可见心包或胸腔积液。

（3）多普勒超声不仅能检出主动脉夹层分离管壁双重回声之间的异常血流，而且对主动脉夹层的分型、破口定位及主动脉瓣反流的定量分析都具有重要的诊断价值。

（四）磁共振成像（MRI）扫描

MRI 扫描能直接显示主动脉夹层的真假腔，清楚显示内膜撕裂的位置和剥离的内膜片或血栓。能确定夹层的范围和分型，及与主动脉分支的关系。

（五）数字减影血管造影（DSA）检查

无创伤性 DSA 检查可发现夹层的位置及范围，有时还可见撕裂的内膜片，还能显示主动脉的血流动力学和主要分支的灌注情况，易于发现血管造影不能检测到的钙化。

（六）血和尿检查

白细胞计数常迅速增高。可出现溶血性贫血和黄疸。尿中可有红细胞，甚至肉眼血尿。

五、治疗

（一）非手术治疗

1. 镇静

给予地西泮、氯丙嗪、异丙嗪等。

2. 镇痛

根据疼痛程度及体重可选用布桂嗪（强痛定）、哌替啶（杜冷丁）或吗啡，一般哌替啶 100 mg 或吗啡 5～10 mg，静注效果好，必要时可每 6～8 h 一次。

3. 降压

对合并有高血压的患者，可采用普萘洛尔 5 mg 静脉间歇给药与硝普钠静滴 25～50 μg/min，调节滴速，使血压降低至临床治疗指标，保持收缩压于 100～120 mmHg。血压下降后疼痛明显减轻或消失是夹层分离停止扩展的临床指征。需要注意的问题是：合并有主动脉大分支阻塞的高血压患者，因降压能使缺血加重，不可采用降压治疗。对血压不高者，也不应用降压药，但可用普萘洛尔减低心肌收缩力。

4. 补充血容量

胸腔或主动脉破裂者需输血治疗。

5. 对症处理

如制动、防止腹压增加、处理并发症等。疼痛缓解是夹层动脉瘤停止发展、治疗显效的指标，只有疼痛缓解后，才可行主动脉造影检查。

（二）手术治疗

对近端主动脉夹层、已破裂或濒临破裂的主动脉夹层，伴主动脉瓣关闭不全的患者应进行手术治疗。微创是腔内隔绝术最突出的特点，手术仅需在大腿根部作一个 3 cm 长的小切口即可完成，患者术后恢复快，并发症率、死亡率低，并且使许多因高龄及不能耐受传统手术的患者获得了治疗机会。

六、护理

（一）术前护理

1. 一般护理

绝对卧床休息，严密监测心率、血压、心律、呼吸等生命体征变化，发现异常及时报告医生。计 24 小时出入水量，给予清淡易消化的半流质或软饭食，给予通便药以保持大便通畅，忌用力排便，以免加重病情。

2. 防止瘤体破裂

卧床休息，适当活动，避免体位不当、外伤及剧烈运动导致瘤体破裂；严密监测生命体征变化，特别是血压、脉搏的监测，急性主动脉夹层时夹层范围尚未定型，在强有力血流的冲击下，夹层仍可能发展，并对分支动脉的血流造成影响，术前有效控制血压有利于夹层的稳定；预防感冒，避免剧烈咳嗽、打喷嚏等。高度重视胸背部疼痛的主诉，若血压先升后降、脉搏加快，提示破裂，应立即报告医生。

3. 对症处理

由于主动脉夹层血肿不断伸延常导致剧烈疼痛，焦虑者夜间可适量应用镇静剂，胸痛明显者在严格监测生命体征的条件下适量应用镇痛药物，如哌替啶 50～100 mg 肌内注射，或吗啡 5～10 mg 静注或静脉滴注，当疼痛缓解，示夹层血肿停止伸延，如疼痛反复出现，应警惕夹层血肿扩展。

4. 控制血压

主动脉夹层主要病因是高血压，主动脉夹层发生后早期血压正常或升高，因为夹层血肿压迫造成一侧血压降低或上肢血压高于下肢形成四肢血压不对称，所以应严密观察四肢血压变化并详细记录，在测压时应左、右、上、下肢血压同时测量，为医生提供诊断及鉴别诊断依据之一。如血压升高者可用硝普钠滴注，加血管紧张素转化酶抑制剂（卡托普利）12.5 mg，2 次/天。

5. 完善术前各项检查，全面评估各脏器的功能，积极处理其他并发症

6. 术前准备

（1）对吸烟者应严格戒烟，指导患者进行呼吸功能锻炼。

（2）术前 3 天给予软食，术前禁食 12 h，禁饮水 6 h。

（3）术前一日常规药物过敏试验、备皮、备血，测体重。

（二）术后护理

1. 术后严密观察

术后安置 ICU 病房，严密监测血压、心率、尿量、疼痛等变化，继续控制血压在 90～100/60～70 mmHg，5 天后改为口服降压药。密切观察切口处渗血情况，保持敷料干燥。

2. 预防肢体活动障碍

术后患者穿刺侧肢体平伸制动 24 h，48 h 后床上轻微活动，应注意做好皮肤护理，定时给予全身皮肤按摩、翻身，并协助加强肢体活动锻炼。

3. 预防血栓形成

因血管内膜受损，有血栓形成的倾向，术后常规给予抗凝治疗，注意观察下肢皮温、皮色、感觉及动脉搏动情况，发现异常及时通知医生给予相应处理。

4. 预防感染

术中严格无菌操作，术后静脉给予抗生素治疗，保持环境整洁及空气清新，病室空气消毒每天两次。

（三）心理护理

主动脉夹层的最大危险是瘤体破裂大出血，多数患者对此背负沉重的思想包袱，护理人员应关心体贴患者，耐心解释，详细介绍手术过程，着重强调手术的正面效果，以消除恐惧、焦虑心情，积极配合手术。

（四）出院指导

（1）保持情绪稳定，坚持服药，控制血压在 100 ~ 110/70 ~ 80 mmHg。

（2）保持大便通畅，避免下蹲过久和屏气用力的动作。

（3）按时复诊。

第二节 急性动脉栓塞

急性动脉栓塞（acute arterial embolism，AAE）是指血栓或动脉硬化斑块形成的栓子自心脏或近侧动脉壁脱落，或自外界进入动脉的栓子，被血流冲向远侧，停顿在口径相当的动脉内，骤然造成血流障碍，而导致肢体或内脏器官缺血以至坏死的一种病理过程。

一、病因

动脉栓塞的栓子 90% 以上来自心血管系统，特别是左心。非心脏病栓塞，可来源于血管、人造瓣膜、人造血管及各种介入疗法应用所产生的并发症。另外，肿瘤、空气、脂肪、异物等虽然都可以成为栓塞动脉的栓子，但均极少见。血栓的来源有下列几方面：

（一）心源性栓子

心源性栓子是最常见的来源，心脏疾病中以风湿性心脏病、二尖瓣狭窄和心肌梗死引起的心房颤动占多数。

1. 心房纤颤

80% 的动脉栓塞患者伴有心房纤颤，在二尖瓣狭窄时，心房内血流滞缓，心房纤颤使之更为加剧，加上内膜的风湿病变，使血液中的血小板更易与心房壁黏附、聚集和形成血栓。在应用洋地黄或利尿剂时，使血液浓缩，血黏稠度增高，纤维蛋白浓度升高，促使血栓形成。

2. 心肌梗死

致心肌纤维化，室壁瘤形成，相应部位心内膜上形成附壁血栓，后者脱落形成栓子。有时动脉栓塞可成为心肌梗死的首要表现。随着动脉硬化发病率的增高，由缺血性心脏病造成动脉栓塞的比例日趋增高。

3. 心脏瓣膜移植术

人造瓣膜的表面，并没有内皮细胞覆盖，因而容易发生血栓形成。

4. 其他因素

亚急性细菌性或真菌性心内膜炎也可成为动脉栓塞的病因，特别在年轻患者中，对取出的血栓做病理检查，若血栓中发现白细胞和细菌，即应考虑该类疾病。

（二）血管源性栓子

血管源性栓子占动脉栓塞的5%。动脉瘤、动脉硬化、动脉壁炎症或创伤时，血管壁上可有血栓形成，血栓或动脉硬化斑块脱落形成栓子。

（三）医源性栓子

随着心脏、大血管手术的不断开展，医源性栓塞也成为动脉栓塞的重要原因之一。二尖瓣置换术较主动瓣置换术的动脉栓塞率高，分别为17%和11.5%。采用股动脉穿刺插管技术，将药物注入病变部位治疗各种肿瘤、股骨头缺血坏死，可收到显著疗效。但随着该疗法的广泛深入开展，其操作不当所造成的股动脉栓塞并发症逐渐增多。

（四）外源性栓子

非心源性肿瘤或其他外源性物质（脂肪、空气和羊水）等进入血管系统，常见原发性或转移性肺恶性肿瘤，易侵犯肺血管和心脏。年轻的急性肢体动脉栓塞患者应首先排除肺癌的可能，延误诊治可导致致命性后果。

（五）来源不明性栓子

一般认为有4%～5%患者经仔细检查仍不能发现血栓的来源，如特殊人群的高凝状态引起的血栓导致的动脉栓塞。

二、病理生理和病理解剖

肢体因动脉栓塞而发生急性缺血后，主要有三种病理变化或三个病理阶段。首先，栓子远端动脉由于血液灌注急剧减少，血液缓慢甚至停止而继发血栓形成，堵塞动脉分支及侧肢循环。其次，缺血组织尤其是肌肉组织水肿，导致肌筋膜室内高压，继而可发生骨筋膜室综合征。最后，小血管的细胞缺血肿胀，进一步加重微循环灌注阻力。所有这些病理变化都急剧加重组织缺血，如不予及时治疗，其结果必然是组织细胞不可逆性坏死。

三、临床表现

动脉栓塞的症状轻重，决定于栓塞的位置、程度、侧支循环的多寡和是否发挥作用、新的血栓形成情况及对全身影响等因素。

（一）局部症状

动脉栓塞的肢体常具有特征性的所谓"6P"征：疼痛、苍白、无脉、肢体发凉、麻木和运动障碍，现分述如下。

1. 疼痛

大多数患者的主要症状是剧烈、持久的疼痛，疼痛部位低于栓塞动脉平面，以后渐向远处伸延。动脉栓塞后期，疼痛减轻常提示病情加重。

2. 皮肤苍白

由于组织缺血，皮肤呈蜡样苍白。后期，在苍白皮肤间可出现散在大理石样青紫花斑，进一步发展引起皮肤坏死脱落。肢体周径缩小，浅表静脉萎瘪。

3. 无脉

栓塞部位的动脉有压痛，栓塞以下动脉搏动消失或减弱。

4. 肢体发凉

皮下出现细蓝色线条，皮肤厥冷，肢体远端尤为明显，皮温可降低3～5℃。

5. 麻木

患肢远端呈袜套型感觉丧失区，还可以有针刺样感觉。

6. 运动障碍

肌力减弱，可出现不同程度的足和腕下垂，足下垂与腓总神经缺血有关。

(二)全身症状

动脉栓塞后加重对心血管系统的扰乱,重者可并发心力衰竭,最常见的是急性充血性心力衰竭合并全身水肿、急性心肌梗死、慢性阻塞性肺疾病。

四、辅助检查

(一)皮温测定

能精确测定皮温正常与降低交界处,从而推测栓塞发生部位。

(二)超声波检查

多普勒超声波检查能测定动脉血流情况,能更精确地做出栓塞的定位,而且可以提供供血不足基线,便于术前和术后比较,达到了解血管重建情况和监测血管通畅等。

(三)动脉造影检查

造影是栓塞定位最正确的方法,大多数患者根据临床症状和体征及多普勒超声就能做出诊断。仅在诊断上有疑问,或在取栓术后必须了解动脉是否通畅才进行动脉造影。

(四)实验室检查

血常规和肝、肾功能检查有助于判断急性动脉栓塞严重程度。当 CPK 和 LDH 明显升高时,提示可能已发生肌肉坏死。

五、治疗

周围动脉栓塞后,治疗的早晚与肢体的存活有密切关系。肢体急性动脉栓塞应尽早手术取栓,并予溶栓抗凝治疗。治疗原则是首先要考虑治疗严重心、肺疾病,如心肌梗死、心力衰竭、严重心律失常和(或)休克等以挽救生命,其次是积极治疗动脉栓塞,解除肢体急性缺血。

(一)非手术治疗

非手术治疗是手术治疗的有效辅助方法,术前和术后经过适当非手术治疗的准备和处理,更能提高手术疗效。

1. 肢体局部处理

患肢安置在心脏平面以下的位置,一般下垂15°左右,以利于动脉血液流入肢体。室温保持在27℃左右。避免局部冷敷、热敷,前者可加重血管收缩,减少血供;后者增高组织代谢,加重肢体缺氧。

2. 抗凝治疗

动脉栓塞后应用肝素和香豆素类衍化物等抗凝剂,可防止栓塞的远近端动脉内血栓延伸。

3. 溶栓治疗

溶栓剂(尿激酶等)仅能溶解新鲜血栓,一般对发病3天以内的血栓效果最好。抗凝与溶栓不可同时给予,两者的疗效常不能预断,疗效显然较正规取栓术为差。

4. 祛聚治疗

即抗血小板聚集药物,除少数直接作用于血小板外,主要抑制花生四烯酸的代谢过程。用药期间需检测血小板计数、出凝血时间。

5. 解除血管痉挛的治疗

血管扩张药,如罂粟碱 30~60 mg 或妥拉唑林 25~50 mg,可直接注入栓塞近端的动脉腔内,也可肌内注射或静脉滴注。

6. 其他

高压氧舱可增加血氧饱和度,对改善肢体缺血有一定帮助。

(二)手术治疗

1. 取栓术加内膜切除术

当动脉栓塞发生在粥样硬化的动脉部位时,单作取栓术常难以充分恢复局部血流循环,此时需同时将增厚的动脉内膜切除。

2. 血管架桥移植术

原则是膝关节以上者，可用人工血管，过膝者应采用自体静脉移植为宜。

第三节　腹主动脉瘤

腹主动脉是主动脉在腹部的延续，是人体最大的动脉，主要负责腹腔内脏和腹壁的血液供应。当腹主动脉某段动脉中层结构破坏，动脉壁不能承受血流冲击的压力而形成的局部或者广泛性的永久性扩张或膨出，使该段血管的直径超过正常腹主动脉直径的1.5倍以上时，医学上就称之为腹主动脉瘤。

一、病因

（一）动脉粥样硬化

为最常见的原因。粥样斑块侵蚀主动脉壁，破坏中层成分，弹力纤维发生退行性变。管壁因粥样硬化而增厚，使滋养血管受压，发生营养障碍，或滋养血管破裂而在中层积血。

（二）感染

以梅毒为显著，常侵蚀胸主动脉。败血症、心内膜炎时的菌血症使病菌经血流到达主动脉，主动脉邻近的脓肿直接蔓延，或在粥样硬化性溃疡的基础上继发感染，都可形成细菌性动脉瘤。致病菌以链球菌、葡萄球菌和沙门菌属为主，较少见。

（三）囊性中层坏死

为一种比较少见的病因未明的病变。主动脉中层弹力纤维断裂，代之以异染性酸性黏多糖。

（四）外伤

贯通伤直接作用于受损处主动脉引起动脉瘤，可发生于任何部位。间接损伤时暴力常作用于不易移动的部位，受力较多处易形成动脉瘤。

（五）先天性

以主动脉窦瘤为主。

（六）其他

包括巨细胞性主动脉炎、贝赫切特综合征（白塞病）、多发生大动脉炎等。

二、病理生理及病理解剖

主动脉发生动脉粥样硬化后，中层弹性纤维断裂，管壁薄弱，不能耐受主动脉内血流压力而发生局部膨大，形成主动脉瘤。由于动脉瘤承受的血流压力较大，使动脉瘤逐渐扩大，并可压迫邻近器官，或向体表膨出，成为搏动性肿块。在膨大的瘤部，血流减慢，形成涡流，可产生附壁血栓。患者可因动脉瘤严重压迫重要脏器或破裂而死亡，囊性的动脉瘤较梭形的更容易破裂。

三、临床表现

（一）疼痛

疼痛是腹主动脉瘤较为常见的临床症状，约在1/3的患者表现出疼痛。其部位多位于腹部脐周，两肋部或腰部，疼痛的性质可为钝痛、胀痛、刺痛或刀割样疼痛。一般认为疼痛是瘤壁的张力增加，引起动脉外膜和后腹膜的牵引，压迫邻近的躯体神经所致。巨大的腹主动脉瘤当瘤体侵蚀脊柱，亦可引起神经根性疼痛。

（二）压迫症状

随着腹主动脉瘤瘤体的不断扩大，可以压迫邻近的器官而引起相应的症状。

1. 肠道压迫症状

肠道是腹主动脉瘤最常压迫的器官，可出现腹部不适、饱满感、食欲下降，重者会出现恶心、呕吐、排气排便停止等不全或完全性肠梗阻等症状。

2. 泌尿系压迫症状

由于腹主动脉瘤压迫或炎性腹主动脉瘤侵犯到输尿管时可以出现输尿管的梗阻，肾盂积液。由于解剖学的关系，左侧输尿管最易受累。

3. 胆管压迫症状

临床上比较少见。

（三）栓塞症状

腹主动脉瘤的血栓，一旦发生脱落便成为栓子，栓塞其供血的脏器或肢体而引起与之相应的急性缺血性症状。如栓塞部位为肠系膜血管，表现为肠缺血，严重者可引起肠坏死。患者出现剧烈的腹痛和血便，继而表现为低血压和休克，及全腹的腹膜刺激症状。栓塞至肾动脉，则可引起肾脏相应部位的梗死，患者表现为剧烈的腰痛和血尿。栓塞至下肢主要动脉时，则出现相应肢体的疼痛，脉搏减弱以至消失，肢体瘫痪、颜色苍白及感觉异常等。

（四）腹部搏动性包块

腹部搏动性包块是腹主动脉瘤最常见最重要的体征。肿块多位于左侧腹部，具有持续性和向着多方向的搏动和膨胀感。腹部触诊也是诊断腹主动脉瘤最简单而有效的方法，其准确率在30% ~ 90%。

（五）破裂症状

腹主动脉瘤破裂是一种极其危险的外科急症，死亡率高达50% ~ 80%。动脉瘤的直径是决定破裂的最重要的因素。

四、辅助检查

（一）腹部正侧位片

有67% ~ 75%患者腹主动脉壁可有钙化影，并且有2/3的患者可通过其钙化的影像来粗略地判断动脉瘤的大小，但阴性的病例也不能否定腹主动脉瘤的存在。

（二）腹主动脉造影

对于了解动脉瘤的大小，腔内管壁的病变情况及所属分支血管是否有病变，在一定的情况下有不可代替的作用。有选择地使用主动脉造影是非常必要的。

（三）血管超声检查

避免了电离辐射，为无痛性的非创伤检查，检查费用相对比较低，在血管横向及纵向上均能探测成像，检查患者方便，目前已被作为腹主动脉瘤的首选检测方法。据资料报道，直径3 cm以上的动脉瘤即可被超声检查发现。

（四）CT检查

CT获得的是关于主动脉和身体其他结构的横截面图像，是目前检查主动脉瘤的最好方法之一。

（五）MRI检查

MRI是一种无创伤性检查，可以得到冠状面、矢状面和横断面等任何断层像。

（六）DSA检查

比血管造影更为先进完善的检查方法，能测得各种血管口径，为动脉瘤腔内隔绝术提供准确的数据。

五、治疗

（一）非手术治疗

瘤体直径< 5 cm时，视各种情况可保守治疗，但应密切随诊观察。

（二）手术治疗

瘤体直径> 5 cm的患者应手术修复，对较小的病灶可进行修补，尤其是超声图显示动脉瘤有进行性增大且患者在其他方面是健康的应手术治疗。理想的治疗方法是手术将动脉瘤切除及血管重建手术，手术死亡率< 5%。血管重建可选用涤纶或真丝人造血管，效果良好。

（三）介入治疗

为微创技术，创伤小，患者痛苦少，只需在一侧腹股沟处行 5 cm 切口，游离出股动脉，另一侧行股动脉穿刺即可，用支架型人工血管行瘤体隔绝术。从而可消除腹主动脉瘤破裂及其他危险情况。

六、护理

（一）术前护理

1. 防止腹主动脉瘤破裂

对较大的或疼痛严重的腹主动脉瘤患者，要警惕随时破裂的可能，应嘱患者卧床休息，减少活动范围，减少引起腹内压增高的因素，预防感冒，防止咳嗽，保持大便通畅，避免用力过猛、屏气等；控制血压增高是预防动脉瘤破裂的关键，对原有高血压病史者应严密监测并控制血压。

2. 双下肢血运观察

腹主动脉瘤常伴有附壁血栓形成，造成管腔狭窄，有时血栓脱落，出现急慢性下肢缺血症状，因此应注意观察下肢有无疼痛、皮肤苍白、皮温下降、感觉减退、运动障碍和末梢动脉搏动减弱或消失等缺血症状。

3. 做好患者的术前准备

对有营养不良的患者，术前应补充维生素、高蛋白、高热量及低脂饮食，必要时输血浆，以改善其营养状况，提高对手术的耐受力；对有心衰，糖尿病患者应调整饮食，并给予药物治疗，待心功能改善，血糖控制在 8～10 mmol/L 以下方可手术；对于吸烟的患者，应劝患者戒烟，并教会患者正确有效的卧位咳嗽、咳痰方法；帮助患者掌握肌肉收缩运动的训练方法，预防术后肺部感染及静脉血栓形成。

4. 完善术前各项检查

常规完成三大常规，凝血 4 项，D-二聚体，3P 试验，乙醇凝胶试验，肝肾功能，生化，心血管功能及结构检查，肺功能检查，全面评估患者的脏器功能。

5. 术前准备

术前一周开始口服肠溶阿司匹林 50 mg，1 次/天，双嘧达莫 25 mg，3 次/天，术前应用抗生素。术前一日穿刺部位皮肤消毒，做碘过敏试验。术前留置导尿管，测量基础尿量，心功能不全者，术前避免使用阿托品，只用镇静药。

（二）术后护理

1. 呼吸道管理

患者术后常规气管插管应用人工呼吸机辅助呼吸，防止术后成人呼吸窘迫综合征（ARDS）的发生，应注意做好气道内的湿化和吸痰，保持呼吸道通畅。停用呼吸机后给予持续吸氧，有利于增加组织氧供，避免缺氧，二氧化碳蓄积。严密观察患者的呼吸动度，常规监测血氧饱和度，及时行血气检查，必要时拍摄肺部 X 线片。

2. 严密观察生命体征变化

持续心电、血压及氧饱和度的监测，观察动脉瘤术后早期破裂征象。

3. 下肢血运的观察

注意双下肢皮温、皮色、感觉及动脉搏动情况，观察是否有血栓形成及内支架堵塞现象发生。正常皮肤呈淡红色，有光泽，富有弹性，皮肤温度与通过皮肤的血流量成正比，双下肢足背动脉和胫后动脉搏动对称有力。鼓励患者早期下床活动可减少血栓发生率。

4. 预防肝肾衰竭

（1）术后留置尿管，在严密监测 CVP 下，持续动态观察尿量、尿比重、pH，使尿量不少于 50 mL/h。

（2）补足液体量，术后患者的血红蛋白应保持在 90 g/L 以上，贫血者应适当输血，维持稳定血压，血压应将其维持在 140～150/80～90 mmHg，必要时可使用硝普钠降压，但血压不能低于 140/90 mmHg，必须保持稳定的肾动脉灌注压。

（3）血压过低者可使用多巴胺静滴，以提高血压、扩张肾血管，并可口服妥拉唑林 25～50 mg，3

次/d，以防止肾动脉痉挛。

5. 术后抗凝药物的使用

为预防血栓形成，术中及术后应使用抗凝剂及祛聚剂，应使用输液泵静脉补液，以便准确调整抗凝药物进入人体内的速度。应定期检测有关凝血指标，注意有无出血倾向，发现异常及时通知医生，以调整使用药物的剂量及间隔时间。

6. 内漏及破裂的护理

术后内漏是目前腔内隔绝术后存在的主要问题，其原因主要来自复合体近端与颈主动脉壁之间的裂隙，复合体远端与主动脉壁间的反流，人造血管的微破损及腰动脉和肠系膜下动脉的反流等。部分内漏可发生血栓栓塞而自行封闭，继而腹主动脉瘤缩小，部分内漏如不治疗可逐渐增大直至破裂，对于可能诱发动脉瘤破裂者，应及时行传统的开腹手术治疗。护理中应密切观察血压和腹痛情况，及时发现病情变化，及时处理。

（三）心理护理

患者术前对手术能否成功治愈，手术后并发症及家庭经济条件等出现担忧心理，护理人员应关心体贴患者，加强心理护理，解除或减轻患者各种消极的心理负担，避免精神紧张致血压升高。详细介绍手术过程，着重强调手术的正面效果，积极配合手术。

（四）出院指导

（1）每半年复查B超1次。

（2）经常自我检查有无搏动性肿块。

（3）高血压患者应遵医嘱服药控制血压。

（4）注意有无下肢血栓形成的症状。

参考文献

[1] 韩雅玲, 张健. 心脏病学实践[M]. 北京: 人民卫生出版社, 2017.

[2] 何胜虎. 心血管内科简明治疗手册[M]. 武汉: 华中科技大学出版社, 2015.

[3] 曾和松, 王道文. 心血管内科诊疗指南[M]. 北京: 科学出版社, 2016.

[4] 马爱群, 王建安. 心血管系统疾病[M]. 北京: 人民卫生出版社, 2015.

[5] 王志敬. 心内科诊疗精粹[M]. 上海: 复旦大学出版社, 2015.

[6] 孟靓靓, 刘厚林. 心血管疾病中西医治疗[M]. 北京: 金盾出版社, 2015.

[7] 顾复生. 临床实用心血管病学[M]. 北京: 北京大学医学出版社, 2015.

[8] 任卫东. 心血管畸形胚胎学基础与超声诊断[M]. 北京: 人民卫生出版社, 2015.

[9] 臧伟进, 吴立玲. 心血管系统[M]. 北京: 人民卫生出版社, 2015.

[10] 马长生, 霍勇. 介入心脏病学[M]. 北京: 人民卫生出版社, 2016.

[11] 黄连军. 先天性心脏病介入治疗[M]. 北京: 北京大学医学出版社, 2015.

[12] 庄建. 心血管领域新进展[M]. 长沙: 中南大学出版社, 2015.

[13] 石翔, 王福军. 老年心血管病用药手册[M]. 北京: 人民军医出版社, 2016.

[14] 黄振文, 邱春光, 张菲斐. 心血管病诊疗手册[M]. 郑州: 郑州大学出版社. 2015.

[15] 郭继鸿, 王志鹏, 张海澄, 等. 临床实用心血管病学[M]. 北京: 北京大学医学出版社, 2015.

[16] 沈卫峰, 张瑞岩. 心血管疾病新理论新技术[M]. 北京: 人民军医出版社, 2015.

[17] 陈信义, 赵进喜. 内科常见病规范化诊疗方案[M]. 北京: 科学出版社, 2015.

[18] 葛均波. 心血管系统疾病[M]. 北京: 人民卫生出版社, 2015.

[19] 胡大一. 心血管内科学高级教程[M]. 北京: 中华医学电子音像出版社, 2016.

[20] 周玉杰. 经皮冠状动脉介入治疗术中球囊操作技巧[M]. 北京: 人民卫生出版社, 2016.

[21] 杨关林. 中西医结合防治心脑血管疾病[M]. 沈阳: 辽宁科学技术出版社, 2016.

[22] 郭继鸿, 胡大一. 中国心律学2015[M]. 北京: 人民卫生出版社, 2015.

[23] 李彦豪, 何晓峰, 陈勇. 实用临床介入诊疗学图解[M], 第三版. 北京: 科学出版社, 2016.

[24] 孙宁玲, 吴海英. 高血压专业诊治常规[M]. 北京: 中国医药科技出版社, 2016.

[25] 李艳芳, 聂绍平, 王春梅. ACC/ESC心血管疾病研究进展[M]. 北京: 人民军医出版社, 2015.